抗癌有道

80位卵巢癌患者
6年以上康复实录

主 编：邱 巍（网名：诗旋）

中国中医药出版社
·北京·

图书在版编目（CIP）数据

抗癌有道：80位卵巢癌患者6年以上康复实录 / 邱巍主编 . —北京：中国中医药出版社，2018.10（2020.12 重印）

ISBN 978 – 7 – 5132 – 5167 – 9

Ⅰ . ①抗…　Ⅱ . ①邱…　Ⅲ . ①卵巢癌—康复　Ⅳ . ① R737.310.9

中国版本图书馆 CIP 数据核字（2018）第 196836 号

中国中医药出版社出版

北京经济技术开发区科创十三街31号院二区8号楼
邮政编码　100176
传真　010-64405750
三河市同力彩印有限公司印刷
各地新华书店经销

开本 710×1000　1/16　印张 23.25　字数 364 千字
2018 年 10 月第 1 版　2020 年 12 月第 2 次印刷
书号　ISBN 978 – 7 – 5132 – 5167 – 9

定价　78.00 元
网址　www.cptcm.com

社 长 热 线　010-64405720
购 书 热 线　010-89535836
维 权 打 假　010-64405753

微信服务号　zgzyycbs
微商城网址　https://kdt.im/LIdUGr
官 方 微 博　http://e.weibo.com/cptcm
天猫旗舰店网址　https://zgzyycbs.tmall.com

如有印装质量问题请与本社出版部联系（010-64405510）

崔 序

癌症，是当前世界威胁人类生命的最大杀手之一。攻克癌症，已经成为世界生命科学和医学共同面对的世界性难题。据最近有关数据统计，2013年我国的癌症发病率为235/10万人，死亡率为144.3/10万人。我国每天新增的癌症患者数高达万人，几乎每6分钟就有一名新增癌症患者。防癌抗癌，刻不容缓。

近几年来，党和政府高度重视人民健康，将健康中国建设纳入了国家整体发展规划。为了加强健康中国建设，促进我国从医疗大国迈向医疗强国，我国政府不断加强医疗经费投入，深化医疗制度改革，加强医疗科学队伍建设及医疗设备技术开发和医药科学研究。在建设医疗强国战略决策上，我国政府在2017年9月正式吹响了攻克癌症难关的冲锋号，2018年李克强总理在政府工作报告中，再次明确提出要集中优势力量开展疑难高发癌症治疗专项重点攻关。

攻克癌症难关，抢占世界医疗科学发展的制高点，既是医疗大国建设的应有之义，更是惠及亿万家庭健康幸福的百年大计。发展医疗科学事业，攻克癌症难关，造福亿万家庭，既是政府的责任，也是医疗工作者义不容辞的责任。

我国的庞大医疗服务体系已经覆盖了全国城乡的每一个社区，一般常见病基本上得到解决，但是由于优质医疗资源的短缺和布局结构问题的严重存在，造成疑难高发癌症治疗难题相对集中在大城市的大医院中。例如，我一直在北京大学人民医院妇科肿瘤中心工作，这些年医院所接受的妇科癌症患者，70%以上来自全国各地。这一现象表明，治疗癌症，大医院已经承担着更多的责任，医生的临床实践与教学科研紧迫感与日俱增。

　　治疗疾病，是医生和患者对生命共同负责的事情。患者既要相信医生，配合医生，但又不能完全依赖医生。我从1978年初踏入医学院的大门，迄今已有40年。从事卵巢癌的专门研究和临床工作也有35个年头了。在与卵巢癌不断交手的过程中，我深深地感到我的责任重大，有喜悦也有无奈。到现在为止，我们还不能说在对抗卵巢癌的每一个战役中都可掌握主动。癌症的好转，有时是医生和患者及其家属共同努力的结果，但更多的却是取决于癌症本身的生物学特性。作为专业医生的职责就是用自己所掌握的专业知识及技能，为患者创造生存下去的机会，以及在此过程中尽量保持好的生活质量和生命的尊严。

　　医生必须对患者负责，患者也必须对自己负责。众所周知，任何疾病的治愈都需要一个过程。"三分治七分养"的千年古训告诉我们，患者的康复，三分治疗靠医生，七分调养靠自己。在治疗和康复过程中，只有患者对切身的感受更清楚。比如说哪家医院、哪位医生、哪种治疗、哪种药物、哪些食物、哪些运动，对自己治疗和康复更有效，更适合等等。患者根据自己的切身感受，学会综合调养，摸索康复经验，往往比医生开处方更重要。患者治愈康复了，把全部功劳归于医生是不合适的；同理，患者的病情进展了，把所有责任都推给医生也是不客观的。其实，医生的治疗是在关键时刻发挥作用，长期的康复之路还是依靠患者自己去走，尤其是癌症的治疗更是这样。

　　人们常说"心态决定命运"，我认为患者的好心态对治愈的作用很重要。癌症之所以可怕，是因为过去医疗科技不发达，治愈率过低，造成了人们太多的压力，所以谈癌色变。随着医疗科技的进步，癌症已经越来越向慢性病转变了，攻克它只是一个时间问题。恐惧、烦躁、焦虑、郁闷、猜疑等，都会导致意志衰败；勇敢、积极、乐观、开朗、放下等，才有利于精神健康。如果我们有了健康精神，以对待慢性病的心态，科学对待癌症的治疗和调养，就会积极地发现适合自己康复的路径。治疗需要放松，调养也需要放松，只有心态放松的患者，才会理智地将自己的聪明智慧和身体内在的康复潜能有效地释放出来，才会在康复路上与医生密切合作，才会找到最适合自己康复的方法。

　　大量的成功案例证明：抗癌有道，癌症不等于无治！之所以许多癌症患者能够活下来，表面看是个体幸运的奇迹，实际上是她们经过规范的专业治疗在先，随后又找到了适合自己的康复办法。相信人类总是在解决一个又一个重大疾病的实践中整体提高人均寿命的。任何事情都不是绝对的，一旦找到了破解癌症的办法，癌症也会像过去许多被定为不治之症的疾病一样，远离人类而去。对此，我们充满信心。

2017 年，我接诊了邱巍女士。她是一位达观而睿智的卵巢癌患者，在治疗过程中，我总能感到她身上充满正能量，不仅感染我们医生，也感染身边的病友。她曾经出版了《为爱而活——一个"女汉子"的抗癌日志》，以自己的励志故事激励了许多刚患病的姐妹。之后，她以自己的影响力和乐于助人的情怀，组建了一个"卵巢癌精英群"，将 200 多海内外卵巢癌精英姐妹聚集在一起，其中不乏康复 10 年、20 年乃至 30 年的抗癌精英。她们约定时间在微信中以公众群聊方式演讲，真实地叙述人生故事，交流抗癌经验。两年多来，这些演讲内容被编辑整理，以至于形成了这本《抗癌有道——80 位卵巢癌患者 6 年以上康复实录》。作为第一本专门总结卵巢癌治疗与康复成功案例的汇集，其学术价值不可小视，既表现了我国卵巢癌患者的聪明智慧，也显示了我国卵巢癌综合治疗实践的新进展。

我通读了全书的初稿，这些"久病成医"的众姐妹的抗癌经验，客观地叙述了自己发病的原因、治疗经历和复发治疗过程中的种种辛酸，认真地总结了宝贵的康复经验，包括中西医结合、饮食与运动结合、心理治疗与精神关爱结合、意志锻炼与心态改变结合等等，深度地探讨了"七分养"的诸多问题。对于这些貌似非专业的个体经验，其实对我这样的忙于做手术和开处方的医生，也颇有裨益。现在检讨起来，我因平时工作繁忙，没有时间和精力去了解这些患者的成功抗癌经验，甚至在很长时间内把这些经验排斥在医学科学之外，实属不该。其实，这些成功案例正是我们医院临床实践非常难得的数据，不仅有助于患者认真借鉴，而且可作为卵巢癌临床教学案例的参考资料。因此，我极力主张她将这部难得的好书找一家像样的出版社正式出版。

非常感谢邱巍女士对我的信任，几次提出要我写序。因为书中有些作者与我有关，所以不敢应承。但近日我在美国开会，她又发信息再次恳求。我想在国内外很少能见到像这样一本由患者群体撰写的经验总结，这是用心血，乃至生命谱写出来的生命赞歌。真心地为我们中国抗癌精英们感到骄傲和自豪，由衷地佩服邱巍女士的高尚情怀和超群的组织能力，我应该代表同仁表示感谢。略述所感，且作弁言。

崔　恒

2018年6月

　　注：崔恒，医学博士，主任医师，教授，博士生导师。现任北京大学人民医院妇科肿瘤中心主任。中华医学会妇产科学分会常委、妇科内镜学组成员，中华医学会妇科肿瘤学分会副主任委员，中国医药生物技术协会理事，中国老年学和老年医学学会妇科分会副主任委员，中国抗癌协会纳米肿瘤学专业委员会常委，北京市健康保障协会常务理事。沃医妇产名医集团联合创始人。《中国妇产科临床杂志》副主编，《中华妇产科杂志》等多家核心期刊的常务编委和编委。发表学术论文200余篇，获国家发明专利4项。美国专利1项。获省部科技进步奖5次。教育部科技发明一等奖、国家科技进步二等奖（第三完成人）各1次。精通普通妇科各种疾病和妇科肿瘤的诊治，尤其在卵巢癌和子宫内膜异位症等疾病的诊治方面具有丰富的经验。

编者的话

"伤高怀远几时穷，无物似情浓"，这是宋代词人张先的著名词句，在这本《抗癌有道——80位卵巢癌患者6年以上康复实录》即将付印之际，我也有此情此感。

一、编写本书的缘由

我今天能出版这本书，功归于"卵巢癌精英群"。我创建卵巢癌精英群，源于一次伤感的启发。

2016年2月我卵巢癌第三次复发，治疗后虽然CA125已正常，但还是非常焦虑。为了求教经验丰富的前辈，我把方玲娟、汪洋二位大姐请到家中为我纠正郭林气功功法。方大姐是1989年患卵巢癌的，当时已康复27年；汪洋姐是2005年患病的，已康复10多年。她们是卵巢癌患者尊敬的大姐大，也是郭林新气功的忠实传人。

女人本是感性的，在同病相怜时，脆弱的心灵很容易因外界不良悲伤情绪而伤感。在闲聊中，汪洋姐说最近她的微信群里又有几个姐妹离世，大家一片哀号，心情极度恐慌。我说，因加入了几个大的癌友微信群，几乎隔两天就能听到这种哀号。尤其是在早晨起床时，一看手机上一连串的"天堂没有泪水，妹妹一路走好"等刷屏的字幕，就能听到有人在悲泣，然后就有人向我哭诉心中的恐惧。这一天，我的心情就别提多糟糕了，无心练功。

汪洋姐劝我说："诗旋，这样可不行！你自己也是一个患者，尽管你有很强的正能量，但也不能成为悲观者的垃圾桶。我们必须正视**卵巢癌恶性程度非常高、复发率和死亡率占妇科癌症病之首**的事实。你天天听这些，必然会在伤感中消费正能量。你最好退出这些消极的微信群，建立一个达人群。"

　　是的，加入微信群本是为了获得经验，吸取正能量，而不是听人哭诉的。我想，如果真有一个满满的正能量的精英群，那该多好！要创建这样的精英群，我开始有一些顾虑。把素不相识的抗癌明星们组织起来，我哪有那么大的号召力？再说，即使组织起来了，分享哪些有效经验，才能彰显精英群的正能量？她二位鼓励我："建立一个充满正能量的精英群是一件利人利己的好事。因为只要患了这个病，康复永远在路上，所以互相借鉴对精英们也很有必要。我们相信你有热情，又有这种影响力，恐怕只有你才能办成！"

　　初生牛犊，无所畏惧。我觉得这是一个好主意，又有二位大姐的鼓励支持，于是就马上付诸行动。没想到后来得到这么多精英姐妹的鼎力支持！

　　如今有人要问，全国的卵巢癌微信群那么多，入群的"精英"标准是怎么定的？

　　"卵巢癌精英"，是我自己设计并征得部分姐妹认可的。入群要求6条：

　　1. 必须晒出5年以前的卵巢癌病历证明。

　　2. 必须在交流中彰显正能量，绝不倾泻情感垃圾，不散布悲观论调。

　　3. 必须在讲本人的治病经历和经验时，突出经验交流主题，不得抱怨医生或医院，不得做任何形式的商业性医疗、医药广告。

　　4. 必须抱定必胜信心，心怀感恩之情，有言必善，有问必答，在交流中积极互动，并有所感悟。

　　5. 服从群主的组织安排，主动报名将个人经验提出与大家分享。

　　6. 凡不符合上述条件者，一旦有人举报，即刻踢出，不准再入。

　　真没有想到，"卵巢癌精英群"很快发展到260多人。这些精英，有来自港台的姐妹，也有来自定居在美国、加拿大、新加坡等地的华人姐妹。这个自愿加入、精英荟萃、芳心相通的精英群，以抱团取暖、凝智聚力的共识，以丰富的经验、坚强的意志、真切的情感、豁达的心态、及时的指导等综合优势，享誉全国。如今，群中的许多精彩演讲录音和文稿以多种形式不断转载，传播广远，以至于一些正在5年路上奋力抗争的姐妹们，将加入这个群作为翘首以待的目标。

　　二、精英群的利好

　　一个200多人的"卵巢癌精英群"，有享誉全国的社会影响力，源于自身生成的正能量和快捷实用的指导价值。

第一，传递群体抗癌正能量。五年以上的精英，已经走过了艰辛的探索历程，病情相对稳定，心态基本释然，会有时间理智地总结自己的康复经验。她们的宝贵经验对于满足一些正在努力探索的初病者科学认识此病的特点，掌握治病过程中普遍存在的问题，以及平和心态，具有重要的指导意义。

绝大多数初病者，对卵巢癌特征及治疗问题，基本是无知的。无知是恐惧的根源，因为恐惧，会在反复挫折中失去斗志、失去理智而迷失方向。

像拥有财富的人不珍惜金钱一样，健康的人们往往不爱惜生命，直到患了大病才知道什么叫恐惧。我生病后，为走出心理恐惧，非常渴望能够得到有同类病种的抗癌前辈给予一些指导。为此我加入了不少的癌友群，结果一无所获，相反不少病友知道我出版了《为爱而活——一个"女汉子"的抗癌日志》，索要此书，并把我看成了她们心中的抗癌英雄，不停地向我倾诉痛苦感受，甚至家人的冷漠、抛弃等等，我只能做她们的垃圾桶，却无法满足她们的期待。如今我可以骄傲地说，有了这样一个聚集全国卵巢癌精英组合的集体，不仅让我彻底消除了恐惧感，能够理智认识和选择治疗方式，而且还深受来自精英们的富有指导性的经验和充满正能量的激励。其实，**康复者的经验和正能量是十分稀缺的康复资源**。

第二，积攒康复精神财富。精英群提供了许多真实的成功案例，其实都是患者用自己心血泪水乃至许多失败者用生命教训总结出来的抗癌经验。这些成功案例，对新生卵巢癌患者及家属、中西医妇科和主治肿瘤的医生与医院，都是一笔难得的财富。不仅可以帮助患者正确认识发病症状、特点，了解不同时期的病情变化，而且有助于医生提高对卵巢癌与女性更年期、妇科炎症，以及肠胃病等的鉴别能力，有利于提高手术后中药调理和复发后的科学治疗。

无数案例证明，卵巢癌误诊率很高。这是一个不争的事实，中外都一样。因为卵巢癌的发病症状，很容易与女性更年期、常见妇科、肠胃科，甚至内科的疾病相混淆。患者在最初求医时往往会走错科室，找错医生。医生有专业的局限性，非专业医生对卵巢癌症状的准确判断力都偏低。患者的误求和医生的误诊，往往是同时存在的。尽管患者习惯将耽误最佳治疗期的责任归咎于医生，但最终为误诊的沉重代价买单的还是自己。

我自己在求治、确诊的过程中就走了不少弯路。当年我身体突然不舒服，先在网上查，发现很多症状是卵巢癌。一个月内，我先后看了三家医院，医生都确认我患的是妇科炎症，还给我开黄体酮、抗菌素，耽误并促进了我的病情发展。尤其是北京一家著名医院的计划生育科专家，因他在 2012 年为我做过手术，我专门看他，问他为什么手术九个月后出现了这种症状？希望他为我确诊到底是否患了卵巢癌。可他说："卵巢癌不是你想得就得的，这是典型的反跳疼！是重度炎症引起的 CA125 升高，你这才 480U/mL，还有到 1000U/mL 的呢！为什么医院开的黄体酮你不吃？你是医生还是我是医生？"回家后我就开始吃黄体酮，一个星期后大出血，我又来到了第三家医院。当时 CA125 已经飙升到了 880U/mL，原本单侧的囊实包块已经发展到了双侧。可这家医院的妇科主任却说："大医院的名医都说是炎症，那就打针消炎呗。"

后来，我找到了第 4 家医院即北京军区总医院（今为陆军总医院），当时已经腹水。吴楠主任看过后当即确诊，让我住院手术！是吴楠主任的团队在最关键的时候救了我。我从 8 月 25 日看病到 9 月 26 日手术，一个月跑了 4 家医院，从"单侧囊实有血流"发展到"双侧并伴有腹水"，三家医院接连误诊，说明卵巢癌的隐藏性很大，一

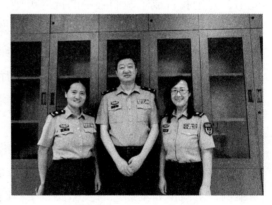

左起：赵玲、吴楠、高桂卿

般医院非肿瘤科医生包括中国顶尖级医院的知名妇科医生，对卵巢癌的症状是极易误诊的，而自己也不知道直接去看肿瘤医院。俗话"对牛弹琴"，我们总习惯嘲笑牛，其实弹琴人也该自省。

第三，基于个性经验认识共性问题。交流总结精英群体的个人经验教训，解剖一个个康复 6 年以上的案例，揭示卵巢癌的基本特征，有助于在黑暗道路上求生的姐妹提高科学认识，少走弯路。他山之石，可以攻玉。在治疗、调养和心理健康上，借鉴他人经验，有助于避免因错误信息误导而上当受骗；有助于避免因错误的内心纠结而有效提高治愈率；有助于避免错失最佳治疗时间和浪费金钱，有效减少因错误治疗而造成的身心痛苦。

其实，精英群姐妹也都是普通患者，之所以成为精英，不是她们多么神奇，而是在走过坎坷弯路后有了大彻大悟。尽管她们不少人有10多年乃至20余年的康复经验，但也经历了非人的折磨和纠结。生病时，谁也没有章程，或因无知而盲从，或因恐惧而任性，故在治疗道路上吃了不少苦头。比如说，卵巢癌初次手术后的化疗到底几个疗程为佳？是不是越多越好？不同类型的卵巢癌患者，怎样选择化疗方案？每次化疗之前是否都要做CT、PET-CT？在化疗无效时，可否考虑改用其他方法？在反复地复发时，应该选择继续化疗、放疗，还是手术？一些流行的新概念治疗方法是科学还是骗人的？按照西医原理，患者果真不需要忌口吗？诸如这些常见的问题，经常痛苦地纠结她们。精英们的可贵之处，是在各种教训中摸索到一些规律，总结出一些个性化的经验。她们成功地活下来，总被视为"奇迹"，其实这种奇迹是经验和教训的恩赐，只是没有人系统总结而已。

第四，真心诚意尊重医生。精英群的经验总结，对于建立中国医疗文化自信是很有价值的。我国医患关系紧张，根源是医患之间缺乏互信。比如说，中国医生在已确诊的癌症诊断书上惯用模棱两可的"疑似""可能""考虑"等字样。其实，这种现象的背后，原因是多方面的，关键是医患之间缺乏必要的信任和理解，医生或医院缺乏担当，害怕患者找麻烦。现代医学是科学，模糊的诊断语言，不仅是伪科学的表现，而且往往让粗心的患者放松警惕，甚至因"疑似"而错失诊治时机。此外，这种医患之间不信任的"疑似"，也严重造成了患者对医生能力的怀疑。相互防范，何以真诚合作？

我们精英群的不少姐妹，之所以在医治上获得成功，一个重要的原因是真心诚意、放心大胆地把信任交给医生，尊重医生，相信医生，配合医生，不执拗，不苛求，让医生放手发挥专业特长。许多精英姐妹清楚，当一位负责任的医生接受手术申请时，必须考虑有无随机处置的权力，因为B超、CT、PET-CT的检查有些只能描述腹腔内部的大概，真实病情只有打开后才能确认，如果在手术前患者提出这不能动，那要保留，再高明的医生也只好作罢。把信任送给医生，医生就可以根据实际病情处理。此外，患者出院后应与医生保持密切联系，让医生更多地关注治疗效果，给予更加科学而准确的康复指导。

精英群宝贵经验告诉我们，医患互信，心灵沟通，配合默契，是提高治愈 *11*

率的先决条件，也是医疗文化自信的重要表现。此外，还有一条重要的成功经验，就是在充分信任主治大夫的同时，一定要充分慎重考虑、选择、尊重由他或她组建的手术团队。手术团队有两种：一是由主治医生在本科室组建的固定团队；二是由主治医生跨科室组建的合作团队。单发的卵巢癌由第一种团队可以解决，但多发的或复发后多处转移的，则要靠第二种团队。有时候患者会遇到非常著名的主治医生，但如果他的团队有欠缺，或者该医院不能为他组建一个好的多学科专业团队，手术的成功胜算就只能靠你的运气了。

第五，理智改善医患关系。中国医疗的最大问题，与其说是优质医疗资源不足，不如说是医疗文化严重缺失，存在语言暴力。精英群的经验，对指导我们选择出国或跨境治疗也很重要。随着出国跨境治疗的选择机会日益增多，我们越来越感觉到卵巢癌精英群的经验尤其可贵。

因缺失人文关怀而表现出来的语言暴力，不亚于错误治疗对患者身心的伤害。大凡癌症患者，没有不恐惧的，加之语言暴力摧残，治疗信心就会丧失殆尽。如刚做完手术的患者，犹如惊弓之鸟，医生在此时告诉家属，甚至直接对患者说还能活多久，实属雪上加霜。我在一篇题为《医生的诅咒》的文章中说，一些患者似乎按照这种不人性的预期去生死，但这不是医生诅咒的灵验，而是患者胆小的悲剧。有的患者在化疗中出现指标反弹现象，个别化疗医生就会无奈地说："没有办法了，就这么一直打到死吧！"或者说："想吃点什么，就吃点什么吧！"

为什么医生要让患者仅存的一丝希望彻底破灭掉？为什么患者不去挑战医生的预言？答案只要一条：因为医疗文化缺失自信。不自信，加深了医患之间的不人性，由此导致一些患者将求生之路延伸到海外。

曾因看了一位名人的妻子在美国治疗乳腺癌的书，我在 2015 年、2016 年两次去美国治疗。虽然治疗的收获不多，但我发现美国的医疗文化自信，确有可取之处。主要表现在如下三个方面：

一是美国有攻克癌症的决心和计划，特别注重高危疑难癌症的专项攻关。国家支持著名大医院和医科大学设立专门的癌症研究中心，出资支持医疗产业发展。在科研中，一些高危疑难癌症的临床实验是对外开放和免费服务的，所以有些外国的患者抱着侥幸心理去参与实验。

二是美国将人文关怀落实到实际服务中。如充分利用互联网建立全覆盖的医院服务体系，患者在家即可预约医生，医生也会准时接待患者。患者还可以在家查看检查结果，甚至缴纳医疗费用，不像我们医院患者要一遍又一遍地排大队挂号、划价、缴费、取药。在美国医院，看不到满楼焦头烂额、唉声叹气的排队人群。

三是美国医院拒绝语言暴力。我初次到美国治病，有幸认识了国际部的周琦女士，她美丽善良，热情地接待每一位中国患者。一天，我们在医院行政大楼偶遇院长 Dr·Ronald A. DePinho，她就热情地把我们介绍给他。这位主管 2 万多名职员的大医院院长，居然情不自禁地夸奖我的主治医生专业如何优秀，并同我们一起合影。

因此，我在此特选了这张照片，是因为该医院将"癌症"打上了红色的删除号，表明要"让癌症成为过去"！在前天，我让周琦女士征求这位院长是否同意使用这张照片，他不仅同意了，而且还给我发来满满的祝福。看，这就是美国医院的文化自信。

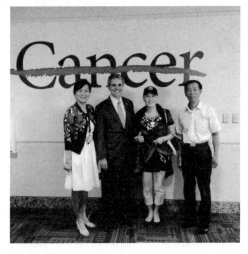

左起：周琦，Dr·Ronald A. DePinho，邱巍，毕诚

"良言一句三春暖，恶语伤人六月寒"是中国的古训，虽然我们淡忘了，可美国的医生很懂。比如我每次看医生，医生总是笑呵呵地说："没关系，一切都在可控范围。""像你这种情况，好办。我们这里有很多像你一样的患者，已经十几年了还活得好好的，你那么年轻一定行！"你想，我听了是什么感觉？压力全没啦！尽管化疗还是一个不落地照做。

其实，美国除了科研、药物、环境、服务比中国好些之外，至于手术水平、临床经验、治疗方法不一定比中国强。我国医疗有很多优势，医疗人口是美国的数倍，一个医生在一年的手术可达数百例，而美国有的医生手术一年也就几十例，美国医生的临床经验根本无法和中国医生相比。此外，中国还有传统的中医、中西医结合。美国的医生虽然有些话不真实，但无语言暴力，故让患者悦纳。

我在美国看到的中国患者，其中除了少数高危疑难癌症患者在国内真没办法之外，不少常见的癌症患者是因为接受不了医生语言暴力才去的。曾听一位病友说："国内医生说我只能活几个月了，没有办法了，只好在绝望中来到美国，死马当作活马医。"当然也有的是被骗子医疗中介忽悠了。由于监管有漏洞，骗子中介内外勾结，狼狈为奸，害人不浅。我亲眼所见一位山东的卵巢癌复发病友，在国内CA125刚刚超过50U/mL，本是可以治的，但因受到一家中介机构的忽悠，执拗地放弃了中国的治疗。她在国内停止化疗，傻等了两个多月才到美国，结果CA125上升到好几千，严重腹水且多处转移。此病在美国除了化疗就是化疗，别无良策，钱花完了，人也就回不去了。

在我们精英群中，去国外或跨境医治的姐妹很有几个，感觉都差不多。此外，我还认识几位美国本土的同类病友，她们一样有误诊，一样气得大骂庸医。其实，常见的卵巢癌复发治疗，在美国主要靠化疗。如果客观地比较一下，美国的医学科研、医疗文化自信是强于中国的，但中国医院的治疗办法却比美国多，所以不要轻信谣传，更不要听人忽悠，免得做出错误的选择。

建立精英群，对于改善心态，构建医患融洽关系很重要。患者要以安心治疗为主，对缺乏人文关怀精神的人和事多一些包容和理解；而个别人文关怀精神稍有欠缺的医生，也不要把自己看作仅仅是一个纯技术的操刀手，一个只会开处方的卖药人，一定要考虑弱不禁风的患者有多大的心理承受能力，多一点人文关怀。其实，多一份温暖，就多一份互信；多一份信赖，就多一个成功案例。我们生活在一个具有几千年优秀传统文化的国度，患者和医生本是一体的，为什么不想着给中国医疗文化自信建设贡献点什么呢？

三、精英群的魅力

历经两年的探索，我非常感谢志同道合的姐妹们为创建卵巢癌精英群所做的贡献。如今，这个卵巢癌精英群的魅力已经显现。

首先，为我们卵巢癌患者树立了信心，是一个强大的正能量交流平台。

世上无人不怕死，难道怕死就不死了吗？在我们这个群里，在许多抗癌达人演讲中，几乎听不到一句消极的语言。群中的分享交流，每次传递出去的都是正能量，都是鼓舞人心的成功案例，都是立竿见影的抗癌高招，都是抛却自卑的温情激励。在这里，**有眼泪但没有哀号，有同情但没有悲戚，有办法但没有放弃**。我们永不言败，永不言弃！"向死而生，生如夏草""活着就好""活在当下""快乐每一天",坚强、坚韧、睿智、理性、科学、放下、快乐、幸福、感恩等等充满智慧和坚毅的正能量词汇,将一次次的经验分享变成了鼓舞人心、激励斗志、寻求新路的精神大餐,让大家抬起头,挺起胸,信心满满地高歌在抗癌路上!

许多姐妹入群不久就说:"有了这个群,就像有了家,我不再害怕了!"是啊,群里的姐妹们,虽然抗癌过程很艰苦,但最终的结果都在勇敢地活着!

其次,不仅让宝贵的经验成为一笔财富,而且也动员和激励着精英姐妹们为探索卵巢癌患者走向康复提供了精神力量。

我非常感恩,有幸把一位又一位卵巢癌精英召集在一起。在短短的两年时间里,队伍日益壮大,人才济济,这说明抗癌精英们都有着共同的需求、共同的志向、共同的情怀,大家都乐于交流,也乐于奉献。

2016 年 3 月,精英群正式开展活动。每周有两次集中分享,均在周一、周四晚上七点开始。经验丰富、影响力大的汪洋、娥姐,被大家推举为主持人。果然不负众望,尤其是上海的娥姐,每次轮到她主持时,她总是提前与主讲人沟通好,把演讲人的独特经验了解得清清楚楚,然后在晚上七点整,底气十足、声音嘹亮地准时报幕:"卵巢癌精英群的姐妹们,大家晚上好!我是上海的阿娥,今天我们很高兴地邀请了……"分享活动正式开始,主讲精英就开始讲述她那不平凡的抗癌历程和用心血凝聚的宝贵经验,介绍抗癌期间有关治疗、饮食、运动、心理方面的调养方法,以及启迪人生智慧的心得体会。精英们的演讲,有时如泣如诉,有时如歌如咏,有时如教如海,让一种人间少有的天籁之音,穿越夜空,在我们的心灵深处久久回荡!让我们感悟,让我们思考,让我们振作。

2017 年 7 月,娥姐告诉我,她的第 130 次化疗快要结束了,因为去年演讲得早,现有一些新的内容要加进去,希望给她补一次演讲的机会。另外,她说100 多次化疗,让她十几年都没有头发了,这几天买到了一顶漂亮的短发,跟真的一样,她就照了一张大头照,希望我出书时把这张美丽的大头照放进来,还一定要给这发型搞一个大大的特写。可惜一个月后,她因为心力衰竭突然间离开了我们。我们都很伤心,所以在群里,她是我唯一破例发了悼词的人!

此后很长一段时间,只有汪洋姐一人主持。她本是一位女高音,又是擅长国画的高手,具有极高的艺术素养,所以她那富有磁性京味的声音非常感染大家。还因为她在十几年的康复路上，用组合拳打败了复发，多次涉险过关，并对卵巢癌的专业性问题、郭林气功等有较深的研究，所以她的提问和随机释疑也非常专业，一套一套的，被大家为奉为"资源宝库"。

演讲只是一个开始，为了让更多的姐妹分享经验和心得，我们决定将这些珍贵的经验记录下来，编辑成册出版，然后以公益性的运作方式传递到社会，所以就组织了一个记录整理演讲稿的秘书班子。

由于精英群的姐妹们来自五湖四海，有工人、农民、职员、教师、医生、教授、法官、警察、专家、会计、高管、企业家等等，文化水平参差不齐，说话南腔北调，有的会写稿子，有的只会讲不会写，有的会写但不会使用电脑，所以记录和整理文稿的工作量巨大。病情稳定的好心姐妹们，相继报名，由此成立了记录员小组。没有文稿的，她们就反复听录音，写过的稿子没有形成电子版的就发下去大家分别整理。这里"乐呵家"大姐，一直在美国，虽有时差，但她每次都在小组里主动要求做点什么。她的电脑水平很高，多次自告奋勇地承担打字任务。桃子、谣谣，两位可爱的80后小妹妹，经常整理没有文稿的演讲材料，在听录音整理过程中，一遍不懂就听多遍。董yg、齐齐是大学、中学老师，有时会把整理的稿子中错别字和语法错误改过来。伏玲、田玲、熙然也做了不少工作。大家的目标只有一个，那就是希望这本书可以尽快出版，让群外的更多姐妹受益。

近两年来，每周的卵巢癌精英群经验分享，都是翘首期待的精神大餐，从我们手机里传来天籁之音，穿越海洋，使远在中国台湾、中国香港、美国、加拿大的姐妹们，在凝神倾听中没了距离感，在天涯若比邻中互相交流和讨论，在分享经验中反省，在总结教训中感悟。有的姐妹在分享的过程中像找到了娘家，讲到伤心处，情不自禁地边讲边哭；有的姐妹刚好轮到化疗那天演讲，没有半点推辞，反而把演讲室搬到了医院。这一桩桩一件件，真的让我感动。

记得辽宁的小辉，有一天突然退群了。因为我们是老乡，私交很好，我就私下问她为什么退群。听声音，她很虚弱，哭着跟我说："姐姐，我快不行了，是我做得不好，没有给大家一个好的榜样，我不想影响大家的心情，与其删了我不如我自行离开，希望来世我们还做好姐妹。我的稿子行吗？不行就别放了，因为我不算精英。"其实，她真的很了不起，几年前医生就代表死神宣判过，她却挺过了好几年。

生老病死是人共有的生命过程。我们每一个人不论健康还是生病，其实都走在通往天堂的路上，只不过是走得快一点或走得慢一点而已。当死神来临的时候，我们应该视死如归，欣然前往。自建群两年来，尽管我们姐妹95%以上都还乐观地活着，但也有默默地承受患难姐妹离去的内心折磨。人非草木，孰能无情？但我们更需要正能量！

上海的阳光姐，她是第四个演讲的，准备有些不足。前不久，我在小窗口问她，能否在出版前往文字稿里加点什么？谁知她当时的病情非常严重，居然满口应承，并趴在病床忍着治疗的伤痛，断断续续地写了满满的五页。她喃喃地说："我写这些，是希望我走过的弯路，让正在路上盲目摸索的姐妹不要再走了。"一周后她静悄悄地离开了我们。看到她在生命最后的日子里发来的照片，让人揪心地疼！我真不知道怎样感谢她的这份大爱！

还有好运来姐姐，不善言辞，但在每天早上，她总让我收到她的祝福："早上好！"一天都没间断过。她说："我不知道用什么语言来表达我对你的感谢，只会说一句祝福！因为精英群给了我生命中最难得的精神享受，只可惜这个群办得太晚了！"2017年8月后，我再没有收到她的祝福。

精英群的姐妹，生命是这样的坚强，信念是如此的执着，她们心中装满了人间大爱，真诚地信任、期待我们把这个有益于姐妹们康复的事业坚持下去。我作为这个群的发起人，何德何能让大家如此信任？如此期待？这份沉甸甸的滴血厚爱，真的让我承载不起，诚惶诚恐！

再次，卵巢癌精英群，为常见的卵巢癌患者探索出一条以经验反省为主、以现场指导为辅的康复新途径。

我是精英群的创建者，也是第一个直接的受益者。2016年夏天，因为CA125居高不下，又去了美国。但在美国做了五次化疗后仍未降到正常值。我带着失望回国后，困惑彷徨，不知何去何从。如将化疗进行到底，有可能真的靠化疗消耗时日。后来我在分享"纪者"经验时，她告诉我一定要把最充分的信任交给中国医生，一定要选择手术！于是经过手术后的我才有了今天的康复。

个人经验看似个性，其实同类病的医治与康复存在许多共性问题，有规律可循。但认识这些规律，需要时日，所以有的患者来不及，有的稀里糊涂地活过来了，也不知道总结，结果让宝贵的经验蒸发了。所以总结工作，只能靠组织精英们来完成。我很高兴地看到，精英群在分享时，不只是聆听，而是根据案例，结合自己的问题，认真地向演讲者讨教。如有演讲者不能回答的，大家就一起研讨，因此一些疑惑在集体经验分享中得到及时解决。经验分享和集体指导，对于改正错误认识、终结错误治疗、有效提高治疗效率都有指导意义。

的确，精英群已经是一个名副其实的优质资源共享的集体，真诚的团结友爱，热情的互相帮助，执着的抱团取暖，不仅为不同地域素不相识的姐妹找到了最需要的药品、医生，还在改善饮食、养生、练功、旅游、休闲等方面，提供了很多的重要信息。

要让这些演讲稿结集出版，深度加工是必需的。我在2017年春节后做了一次大手术，现仍在康复治疗中。我知道在此时做结集出版的工作，对康复很不利，但一想到那些正在忍受疾病痛苦并在黑暗中匍匐前行的姐妹，这本书或许是照亮她们前行道路的一盏明灯，我为什么只考虑自己呢？所以这段时间，我对本书的结集出版很上心，也感谢各位姐妹的竭诚相助！我的小哥说："为了这份大爱，我和你一起把这本书编辑完成。"由此，他让我讲述每一个英雄姐妹的故事，仔细阅读一份份沉甸甸的文章，开始一字一句地加工整理。

大文豪苏轼"一蓑烟雨任平生"，在坎坷跌宕中成就了人生的辉煌。现在我也想通了，坎坷既是生命过程的一道景观，也是教人善待自己的良师。活在当下，精神支撑很重要。一个人如能传递一种昂扬的生命精神价值，也是一种情怀，它让人活着更有意义。我原计划在2018年年底出版这本书，但有了小哥的帮助，出版社的配合能够提前出版，多帮助一些姐妹，即使因为这本书的出版使我有些劳累，有些辛苦，但只要能慰藉那些茫然途中的姐妹，能对得起娥姐、阳光姐、好运来和小辉等逝去的姐妹们付出的大爱，我何须顾虑许多，何须患得患失！

最后，我要感谢为这本书付出辛勤汗水的主持人、记录员和所有分享经验的姐妹。感谢那些为姐妹们的生命延续付出了大爱的家人们。我还要代表精英群姐妹，感谢中国中医药出版社田少霞编辑为本书审稿、出版所付出的无私大爱，真诚地感谢那些为延续我们的生命而辛苦工作在一线的德高望重的医生们，是你们让我们很有尊严并快乐地活着！

目 录

29年我独步抗癌路

方玲娟（北京，网名老方，癌龄29年）

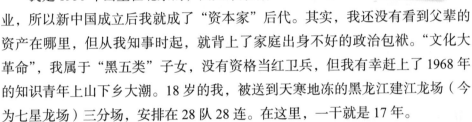

　　我是北京的方玲娟，是北京抗癌研究会的"老癌友"。

　　我是 1950 年出生在北京的，因父辈家有产业，所以新中国成立后我就成了"资本家"后代。其实，我还没有看到父辈的资产在哪里，但从我知事时起，就背上了家庭出身不好的政治包袱。"文化大革命"，我属于"黑五类"子女，没有资格当红卫兵，但我有幸赶上了 1968 年的知识青年上山下乡大潮。18 岁的我，被送到天寒地冻的黑龙江建江龙场（今为七星龙场）三分场，安排在 28 队 28 连。在这里，一干就是 17 年。

　　1974 年，我非常高兴地找到了一个出身贫苦的农民，当年就和他结婚了。1975 年大儿子出世，1978 年小儿子出世，生活虽苦但很开心。我开始在农场当农民，什么农活儿都干。当时的我，体力健壮，100 多斤的粮袋甩上肩膀扛着就走。有了儿子后，我就转做小学教员。1988 年，我作为最后一批回城的老知青，拖家带口返回北京。当时，知青回城高潮迅猛，让刚改革开放的北京无法安排知青的工作，大多数人只好自谋生路。我很幸运，通过朋友的亲戚关系"走后门"进入了二轻局北京电讯工具厂，当上了一名领工资的工人。

　　谁也没有想到，好日子没过几天，就在 1989 年的秋天，我开始发现身体不舒服。先是白带多，房事后就出血，月经频，来了不去，身体感到极度疲乏，没有食欲，肠胃也很不舒服。我的身板在农场磨炼得很结实，所以当时也没有想到会有啥大病，就没去看医生。到了年底，我参加单位组织的女工体检，医生根据病症判断，说我患了卵巢癌。1989 年 12 月 11 日我住进了朝阳医院，通过系列检查，正式确诊，并决定 12 月 16 日做卵巢癌切除手术。

　　给我做手术的主刀医生是张志贤大夫。卵巢癌手术与大多数姐妹所说的基本相同，该拿掉的基本拿掉，不同的是这家医院非常重视腹腔灌注化疗。我一共腹腔灌注化疗了6次。当时的腹腔灌注化疗是把管子留在腹部，然后灌注化疗药"顺铂"。为了让化疗药在腹腔内分布均匀，达到更好的治疗效果，医生拉着我的胳膊，抬起两条腿，来来回回地翻动我的身体。每次腹腔化疗，医生们都累得满头大汗，而化疗药的副作用——腹痛，让我痛如炼狱。在腹腔灌注化疗的同时，我还要进行静脉注射化疗，一共化疗8次，其中痛苦不堪回首！

当时，癌症患者很少，国内的化疗药品种很少，虽然也有进口药，但属于奢侈药品，很昂贵。因为我是一名普通工人，加上我在厂里的工作时间短，没有什么贡献，所以我选用的化疗药都很便宜，基本上都是12元一支的。有80元一支的阿霉素，我只用过3支，但想到给工厂增加经济负担，还是改用12元一支的国产药。

化疗药物的毒性很大，我在化疗期间，出现严重的呕吐，几乎把苦胆汁都吐出来了。用药一年多，白细胞一直上不来，用很多办法都未能提高到正常水平。此外，所用的化疗药不仅对心脏伤害很大，而且因为化疗时我不停地呕吐，满嘴的药物严重地伤害了牙齿乃至牙龈，没几年的工夫，牙齿开始松动。因为我使用国产阿霉素出现了药物性心脏病，8次化疗之后，实在坚持不下去，只得叫停。时至今日，阿霉素对心脏的损伤还很严重。按照治疗要求，我在治病中应该好好休息养病，但我非常珍惜来之不易的工作。因为按照当时的政策要求，我回城后只有坚持上班才有可能解决全家回京，特别是小儿子的回京问题。所以我在治病期间依然坚持上班。

生病后，我总对本不富裕的工厂有一种负疚感。上班没多久，就生病治疗花钱，心里很过意不去，就仗着身板好的老底子坚持上班了。上班时，我还像过去一样不管不顾地拼命工作，谁知化疗后的我突然变得很娇气，车间很浓的柴油味刺激了我的身体，出现了严重的浮肿，尤其是面部肿得厉害。更为严重的是，我的耳朵过敏，先是右耳中耳炎，然后右耳失聪。但我仍然坚持在工作岗位。

在农场时，我庆幸找到一位出身好的农民老公，政治上不再受歧视。但在我生病时老公还年轻，经常与我在夫妻生活问题上闹别扭，最后闹到不欢而散了。

没有办法，我只能作为一个单亲母亲，拖着两个儿子面对生活的艰辛，独自扛着一切生活的压力。就这样一年又一年，一天又一天地独步走在抗癌路上。

天下母亲，爱子之心是一样的。我依靠微薄工资将两个儿子拉扯成人。我为儿子所付出的一切，儿子们也都铭记于心。他们长大成人后对我倍加孝顺，这让我在老年备感欣慰。

1991 年 10 月，单位常规体检安排在北京积水潭医院。我在做女工常规妇科 B 超检查时，医生告诉我，在盆腔里发现有一个接近 2cm 的包块，明确诊断为复发。这让我非常感激，因为我当时的 CA125 还处于正常范围。医生建议我尽快转到原来做手术的医院医治，因为当时公费医疗制度很严格，不能跨区跨院医疗。我的公费医疗在朝阳区，北京积水潭医院属西城区，所以我就回到首都医科大学附属北京朝阳医院住院治疗了。

回到朝阳医院，找到了原来给我做手术的张志贤医生。当时，医院对二次手术，尤其是复发，非常慎重。经过研究，医院给我请来了医学会副会长曹大夫，这是一位知名度很高的专家，我的第二次手术由他主刀完成。

在实施肿瘤切除手术之前，先给我做了一个微创手术，并在腹部留置了两根硅胶管，先做了 2 次腹腔灌注化疗后，才进行了肿瘤切除术。手术切除了复发的肿瘤，术后又进行了 8 次腹腔灌注化疗，每次腹腔灌注化疗都疼痛难忍，但我坚持了下来。与此同时，还做了 8 次静脉化疗，所用药物与上次相同。严重的呕吐，让身体遭受了更加可怕的损伤。

现在看来，这次手术是很成功的。但是在化疗后，所有的副作用都开始显现。主要问题有两项：一是牙龈伤害很大，牙齿开始脱落。我 50 多岁时满嘴的牙齿只剩下一颗，其余都掉光了。我也问过医生，是否把剩下的这一颗门牙拔掉算了，医生说动不得，会伤害到神经。其实，我当时不知道怎样保护牙齿，应该学会每天磕牙，尤其是化疗后呕吐，一定要勤刷牙漱口，不能让化疗药伤害牙齿和牙龈。二是化疗后出现严重的肠梗阻。

我坚持使用便宜药化疗，并非政治觉悟有多高，而是不想给领导添麻烦。当时工厂的经济不景气，进人很难。我工作没几天就生病了，而且治病是要花大钱的，所以不少职工对接受我进厂的领导有意见。为了不让领导为难，尽管第一次手术后，白细胞只有 $2.9×10^9$/L，我仍带病上班，工作非常努力，群众也没得说。

谁想没过 3 年复发，又要花厂里的钱了，这就打破了当时的最低包容底线，连带着曾经帮忙让我进厂的领导也挨批了。当时国家穷，工厂也不景气，发生这种现象我是理解的。为了少给领导增加压力，我硬是咬牙用便宜的化疗药医治，直到自己实在挺不住才罢休。医生当时要求我化疗 20 次，可是每一次化疗的呕吐让我真的吃不消，要不是因为心中为了两个没长大的孩子，真想一死了之。所以，我每次打完化疗后，躺在病床歇一会儿，喘口气，然后还是坚持骑车回家为孩子做饭。

第二次手术后，我治疗了近一年时间。我想在身体康复之后，再去努力上班，以实际行动报答工厂。谁知，我出院后，身体大不如以前了。1994 年，我曾经几次硬着头皮去上班，但干不了一会儿就挺不住了，有时晕倒了。万般无奈，只得申请病退。

退休后，我发自内心地感谢改革开放，让我这个在边疆农场坚守 17 年之久的老知青回到北京，有了工作，有了房子住，感谢工厂给我出钱治病，保住了我的命，也救了我的两个孩子。退休后我能拿到 60 多元钱的退休金，三人的生活费有了保障。

不上班了，我除了照顾孩子上学与生活之外，开始把主要精力用于养病。1994 年，我跟田凤梅老师学习郭林气功。她深得郭林气功要领，在功法教学方面也是出类拔萃的。当时她才 50 多岁，教气功非常敬业，对我耐心指导，让我比较快地掌握了基本功。后来，我就帮她做些辅助教学的工作。在她的培养下，我从 1994 年开始接受新学员。从此后郭林气功就成为我调养身心、促进康复的重要支撑。我一边自练，一边教学，教学相长，相得益彰。

总体说来，第二次手术后，我的病情还是比较稳定的。手术留下了多种后遗症，最大的困扰是肠梗阻。二十多年来，几乎年年为此发愁。不过，我在实践中找到了一种适合我自己的办法。第一次肠梗阻时，肠胃胀痛，上下不通气，难受得满头大汗。由于肠道的东西排不去出，所以就出现上吐现象。我从下午 4 点一直吐到晚上 2 点。我住在医院里，医生建议手术，但我不同意，于是就口服马来酸曲美布汀片（舒丽启能），以调整胃肠道运动功能紊乱，缓解呕吐、腹胀等症状。后来医生推荐服用荷兰生产的杜密克（乳果糖口服溶液），没想到此药治疗我的肠梗阻特别有效。为了预防肠梗阻的发生，目前我经常服用芪蓉润肠口服液。

为了防止肠梗阻，我每餐饭只吃六分饱。饭后两小时，开始吃点比较容易消化的水果、速溶饼干等，尽量不让肠子空着。我认为肠子里没有食物了，就不会自己蠕动了，不蠕动的肠子容易出现肠梗阻。此外，我是一个闲不住的人，总在运动状态中，不是练习郭林气功，就是在家里帮孩子干点家务。一般说来，身体运动对于防止肠梗阻也是有辅助作用的，老坐着肯定不好。

我要告诉各位姐妹，抗癌路上没有一帆风顺。2014 年，我出现严重的痔疮问题。为了解决痔疮，结果在检查时发现肠子有一块息肉。开始医生建议做开腹手术，我想这肚子打开几回了，又没装拉链，哪能说开就开呢？没办法，医生只好给我做了微创手术，处理得还很好。

2016 年 5 月 31 日，常规例行检查中发现了乳腺癌，属于原发性的。由于发现及时，做完手术后，现在一直很好。现在年纪大了，开始病找人了。过去在插队时留下的 1～5 节腰椎弯曲压迫神经的后遗症，开始制造麻烦了，双手麻木，不太听使唤了。

唉，一个快七十岁的人了，有点这病那病的，也没有什么大惊小怪的了。想想我这一辈子，前半生上学读书、下乡插队、成家立业、为妻做母，后半生回京当工人，接着生病又离婚，做单亲母亲，从此一直跟癌症斗争。坎坷跌撞中，令我骄傲自豪的是，独步在抗癌路上走过了 29 个年头。尽管我总是生活在吃苦受罪受委屈中，但是我还是挺过来了。人生就靠一个"挺"字，挺住就好。你看，我还活着，不是活得好好的吗！所以姐妹们遇到困难别怕，一定要坚强，要树立必胜信念。

现在的我，生活在小儿子家里，带着小孙女，主要负责一些家务和辅导孩子的作业，其余时间我就出门给一些病友教习郭林气功，结交许多优秀的姐妹，心情很爽。我的两个儿子和儿媳，对我都很孝顺，吃的穿的，手机什么的，都是他们给买的，我衣食无忧，更无奢求的欲望，活着很知足，很幸福。

姐妹们，29 年的抗癌经历告诉我，人生最有价值的是生命，生命最有意义的是幸福，而幸福的本义是精神健康。人吃五谷杂粮，哪有不生病的。有病不可怕，怕的是精神不健康，意志衰竭。人的精神有了问题，意志就会衰竭，倒下去的人往往是意志先垮了。人活着靠的是精气神，再好的身体没了精气神，活着就像一个稻草人。在我看来，一个没有精气神的人，即使身体壮如牛也很容易对未来失去希望。一个绝望的人才是真正无可救药的。我之所以走到今天，除了要感谢医生外，我最应该感谢的是我的两个儿子，他们是我坚定抗癌意志，顽强生活下来的力量源泉，是保持我精神健康的兴奋剂，是活着的希望！

当然，我反省自己，在 29 年的抗癌过程中也有失败的地方，其中最大的败笔是我当时不会善待丈夫，闹矛盾不和解，导致生气、受累而致疾病复发。我生病后对他提出的不合理要求，没有从一个男人的角度去理解他的痛苦，没有予以有效开导，没有好好地转移注意力，相反总是恶言恶语地挖苦讽刺他，以致闹得分手。其实，一个健康的女人都需要身边有个男人呵护，何况一个生病的女人呢？丈夫给你爱，给你力量，给你安慰，给你照顾，都是促进康复必不可少的良药。因此，我总是奉劝一些生病后过多埋怨丈夫的姐妹们，一定要好好地珍惜你的丈夫，他也不易，不要提过高要求，只要在你身边就好。

姐妹们，癌症并不可怕，康复的路虽然艰辛，但只要你坚定信念，以达观的情怀善待你的亲人，用亲情和大爱强大你的精神力量，坚定意志，理智地探索适合你自己的康复办法和途径，生命之花将永不凋谢！

我的抗癌之路

肖亚平（山西，癌龄29年）

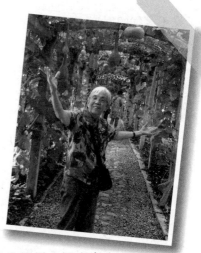

我是肖亚平，出生于战火纷飞、枪林弹雨的抗日年代——1939年。自幼就在父母的禀性纯厚、对人论事要善良真诚、自己要坚强自信等理念的影响和熏陶下成长。

我是一名职业医生。在工作中，我以父母为榜样，视患者和家属为亲人和朋友，做到了"痛患者之痛，急患者所急"，竭尽全力去履行一个白衣战士的职责。因此，在三十余年的职业生涯中，得到了患者及其家属的理解、支持和认可。事业上的成功，在我生命中留下了永久幸福的回忆。

人生并非都是顺利和坦途，我有幸福地回忆，也经受过坎坷与不幸，在我生命旅程中也有难以忘怀的痛苦记忆。1989年5月12日，我被确诊为晚期卵巢癌。顷刻间，犹如晴天霹雳、五雷轰顶。当时，我不仅思绪混乱，泪水也情不自禁地夺眶而出，难以自抑地悲伤、痛苦。

值得庆幸的是医生对我非常负责，为我制定了详尽、完整的治疗计划：首先是病灶切除加盆腔清扫术。术后一个月，开始化疗。盆腔留管灌注化疗4次，同时进行10个疗程的全身化疗＋盆腔放疗＋二探手术。我和家人的期望是通过积极治疗，使肉眼可见的癌肿消失，踏入康复之路。在化疗过程中，我没有惧怕表皮细胞的损伤，比如脱发，皮肤色素沉着，口腔溃疡及严重的恶心、呕吐和腹泻，以及一时性的白细胞下降。可是现实往往事与愿违，当我化疗完第4个疗程后，肝功能出现异常。我一咬牙继续坚持了两个疗程后复查肝功能，结果出现了可怕的异常。此刻，我自行毅然决然地停止了化疗。医生建议我开始用盆腔超低温放疗，通过放疗清除体内残存的癌细胞，但我已消瘦体弱，而且肝功能受损，加上放疗也可能产生放疗性腹膜炎、放疗性肠粘连，肝脏进一步受损。我经过两天的考虑，决定放弃放疗。当再一次与医生交谈时，却得到

了毫不客气的回答："你不按照方案治疗，后果自负，请签名……你就回家等着吧。"（等什么？我心里很清楚）

就在"等待"期间，我拜访了高文彬老师和于大元老师，同他们"话疗"，拜他们为师，认真学习他们抗癌的经验和体会。为了使自己有个良好的心态，变压力为动力，我为自己制定了"三乐"原则：**去除烦恼，自得其乐；淡泊名利，知足常乐；善解人意，助人为乐**。在这样的思想指导下，我开始了自己的抗癌之路。那就是——

在三晋大地　在迎泽湖畔

活跃着一个和死神抗争的群体——那就是我们

在我们之中

有辛勤耕耘　默默奉献的教授、专家、工人、农民

有风华正茂　朝气蓬勃的中青年人

不论我们来自何方　都是饱受病痛折磨的癌症患者

我们曾震惊　苍天的不公与无情

我们曾哀叹　可能离开心爱的事业和亲人

我们曾消沉地徘徊在人生道路的迷茫中

犹如漂泊于茫茫大海中的一叶小舟

岸在何方

为了求生

我们一次次承受着手术、放疗、化疗带来的创伤与痛苦

但求生的欲望　又爆发出无穷的力量

它　让我们在残酷的现实中挺起脊梁

人间的挚爱和真情　像寒冬的炉火

温暖了我们冷却的心　它让我们在绝望中看到了希望

新时代的辉煌前景　激励了我们的勇气和自信

它　让我们选择了与微笑同行

我们迎着风雨　迎着波涛　重新扬起生活的风帆

我们迎着朝霞　迎着春风　再一次谱写生命的乐章

内心永不消逝的激情　让我们勇敢地去——

追求生命的真谛　探索生命的价值

焕发生命的活力　享受生命的欢乐

在迎泽湖畔　在松柏树下

我们头顶酷暑严寒　脚踩风雨雪霜

日复一日　年复一年

脚跷　手摸　吸吸呼

啊——

生命之树重绿了　生命之花又红了

生命之路在我们的脚下不断地延伸

我们就这样

用自己与癌魔抗争的

苦辣酸甜的艰辛历程

讲述这个平凡而又真实的故事——

"癌症不等于死亡！"

迄今为止，我的癌龄29岁，我的生理年龄已进入了"80后"的老人群。在抗击癌症的历程中，我由一个从未下过水的人，学会了游泳。由一个不会发球的人，学会了打乒乓球。旅游时，我能和年轻人同步爬坡上山。我虽然是一个医生，但还不断努力地学习有关肿瘤的科普知识。现在我又有一个强大的、来自于全国各地的病友群，今后我的愿望就是和病友携手并肩向康复迈进！

我跟小癌说再见

杨美华（江西，网名曼陀花，癌龄26年）

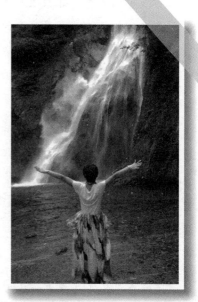

我是江西的杨美华，1968 年出生在江西省南昌县三江镇冈防大队肖庄村，是一个地道的农民。目前生活在湖南株洲。

1992 年元旦，小儿子刚刚 10 个月，因不来月经，我就到附近的医院去看病，医生说是吃母乳的原因，因此就没再去其他医院看。10 多天后，腹部开始疼痛，于是就到江西省南昌市妇幼保健院看病。医生开始怀疑葡萄胎，经过检查排除了。经医生会诊，怀疑是卵巢癌，要求马上住院。

住院后，医生在我的右大腿上开一个小口插管，做了一个化疗。化疗后，医生根据病情，于 1992 年 3 月进行了手术，切除了妇科所有附件，刀口缝了 9 针，确诊为卵巢癌。过了两个月，医生担心复发，要求做第二次探查手术，以便对第一次未做干净的地方做些处理。我自己不想再做，但在爱人坚持下，还是做了。这次手术的刀口缝了 13 针，医生对上次的手术给予了肯定。同时，还详细检查了腹腔，未见可疑肿块。术后，医生要求我做 8 次化疗，因经济原因，只做了 4 次。这次治疗后，我再没去医院复查过，因为感觉身体的哪个地方也没有什么不舒服的。家人对我很关心，四处打听治病偏方，各种偏方我也都尝试过，包括吃癞蛤蟆……

2009 年因腹痛，我以为是复发了，去医院经过检查，医生诊断为胆结石，做了一个胆囊切除手术。

我的康复经验，一共有 5 条。

第一，我是稀里糊涂的人，出院了就忘记自己是个患者。出院后我一直没有检查过，一直就帮丈夫做服装生意，照顾孩子，做力所能及的事情，每天忙忙碌碌。目前每天带孙女，做家务事，仍然忙忙碌碌，心满意足地过着幸福生活。

第二，多吃蔬菜，少吃肉。生病后忌吃鸡和鸡蛋、牛羊肉、狗肉、鲢鱼、鲤鱼等荤菜什么的，我最爱吃手撕包菜，不吃辣的和腌制的食品。

第三，心态要好。得病时因为自己年轻，内心有很多苦痛，有时难免也会难过，但时时提醒自己不能老想着病，还要想着父母和孩子，因此一直微笑乐观地对待生病，过好每一天。

第四，尽可能让自己身体免疫力充分发挥出来，让身体自强。生病后，我也没服用过中药。所以我不知道中药到底对治疗癌症有多大的作用。

第五，家庭温暖。26 年来，我老公的关爱胜过了许多药物。我非常感谢老公的精心照顾和不离不弃。因为有了老公的照顾，我才能跟小癌说再见。

抗癌之路任重道远

李秀芳（北京，癌龄21年）

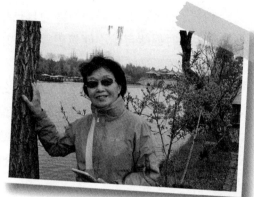

　　我是司法战线上的一名中层干部，因病提前退休，今年 67 岁。

　　1997 年我 46 岁，在司法局基层领导岗位上任职，负责指导全区的人民调解和基层法律服务，工作得心应手，成绩也很突出。本应在这美好年华为司法事业做出更多更好的工作成绩时，却突然发现右腹部有一个可触到的肿物。当时工作很忙，没有来得及到医院去诊治，但我已经感到身体极度虚弱和疲劳。忙碌了一阵后，发现包块生长迅速，虽然按之不疼，但我意识到情况不妙。当时正值年底工作头绪很多，我便将所有工作提前，包括年终总结报告及明年工作思路，并向局里做了汇报。由于工作已完成，疲劳之中带着一丝轻松，我就只身走进北京大学第四人民医院的妇产科病房。

　　由于思想麻痹大意，拖延了诊治，仅仅两三个月的时间，腹部包块已长到 13cm×10cm×8cm，大约有小气球大小了，初步诊断是卵巢囊肿，需住院手术。术前进行了多项检查，血液化验均在正常值范围，大夫们对包块的性质（良性、恶性）看法不一，决定术后切片做病理分析确诊，手术方案制定了两套。

　　1997 年 12 月 1 日上午 8 点，我被推进了手术室。手术进行了整整 6 个小时，诊断结果是恶性的。病理报告："上皮性卵巢癌，中分化，2 期 B，癌细胞近距离浸润。"术后，我被推进特护病房，不许探视，亲人、同事和领导带着沉痛的心情暂时离去。

　　第二天醒来，伤口还在剧烈疼痛。我从医生、护士、亲人、同事的眼神和态度上发现有一种异样的感觉，我感到一种不祥之兆，但我不愿问，也不敢问。几天后，我想不能掩耳盗铃，对自己的病情，要争取一个知情权。于是我很平静地问守护在我床边的姐姐手术结果怎么样？我的姐姐告诉我，结果可能还要等几天。她看我很平静，接着又说，其实无论结果怎样，你都要面对现实，咱们都受过高等教育，要用知识头脑面对眼前的现状。

我一切都明白了。我闭上双眼，伤口在隐隐作痛，心里泛起阵阵酸楚，眼泪夺眶而出，思绪万千，浮想联翩。

是啊，我还年轻，需要做的事情还很多。我上有老，下有小，任务都没有完成。我的儿子刚刚考上重点中学，读高一，他太需要照顾、太需要母爱了。我的父母还健在，我还要很好地报答他们对我的养育之恩，不能让白发人送黑发人，不能让他们悲痛。我的老公对我很好，他在家庭生活上对我依赖严重。我既是这个家庭的精神支柱，也是经济支柱，遇事爱人常常是帮不上忙的。想到这些，顷刻间，感觉这个家庭似乎就要土崩瓦解了，我的精神几乎到了崩溃的边缘……

姐姐说得对，我要面对现实，我不能垮，这个家不能没有我。这就是我要活下去的信念。就是这个信念，支撑我闯过一道道难关与死亡线。

很快，我从迷茫中清醒过来。术后第三天，我不顾他人的劝说和阻拦，挣扎着下床了，为了能尽快自理。我要自立、自强，尤其要在思想、意志上坚强起来，不能依靠谁。

术后，我进行了8个疗程的化疗。这8个多月对我来讲，简直就是黑色的人间地狱，饱尝了癌症化疗之苦。我和许多病友一样，经历了恶心、呕吐、脱发、乏力、白细胞降至极限等等常人难以承受的痛苦，紧接着医院方又请来协和医院专家为我做了剖腹探查术，病理结果呈全阴性，说明我对化疗敏感，所用药物有效。

自我手术以来，我的嫂子、小姑子、姐姐，以及同事、同学，还有单位领导，经常探望我，轮流看护我，日夜守护在我的床边。他们送来鲜花，营养品，局领导按时送来生活补助金，尤其使我欣慰的是，局领导还主动与孩子学校取得联系，对孩子倍加关心照顾，使我得以静心住院治病。我们局所在的崇文机关工委领导得知我患病的消息后，派人代表党组织送来补助金，北京市司法局领导亲自来医院，为我送鲜花和慰问品。关心、关怀像阵阵春风，直抵心房，令我非常感动。亲人的照顾，同事、朋友的关怀，党组织的温暖，激励我与病魔做顽强地斗争，是他们给了我第二次生命。我的精神振奋起来了，我要顽强地活下去，我要报答关心、照顾过我的所有人。

患病初期，去医院治疗是单位派车接送，后来体质稍有恢复，我便自己骑车往返医院住院化疗。我自立自强的行为感染了许多病友。在我的影响下，有的病友不再怨天尤人，有的病友克服了依赖思想，努力自理自立，与我一样热爱生活，积极治疗。

在化疗期间，我走出医院来到天坛公园散步。在此听说有一个抗癌乐园，练习郭林气功（健身疗法）可以辅助治癌，而且很多人取得良好效果，我便逢人就打听。功夫不负有心人，几天后，终于在七星石旁找到他们，从此我开始学习新气功。不管严寒酷暑，我都坚持不懈。整日的做"吸吸呼""一、二、三步点"，大量吸氧气抑制癌细胞生长，杀死癌细胞。练功使我食欲大增，精神饱满，体质增强了，顺利地完成了8个疗程的化疗，身体恢复得比病前还好。

然而，由于自己在取得初步成绩后，有些得意忘形，尤其对癌症是终身性疾病、容易复发转移这一点认识不足，使自己麻痹大意，错误地认为手术了，又完成了足量的化疗，就万事大吉了。殊不知，这只是万里长征刚起步，后续保健治疗的道路还很长，真可谓"任重而道远"。就在这个阶段，病情刚得到一些稳定，我就返回工作岗位，而且是超负荷地工作，想借此来报答关心照顾我的领导和同事。虽然他们仍然很照顾我，局领导说，你的康复就是对组织的报答；同事们说，你能上班我们就很高兴了，千万不要这么累！

据说，得这种病的女人，大都很要强，我又何尝不是。于是我拼命地工作，天天工作到极限，完成的业务量遥遥领先。这样坚持了一年半的时间，在此期间，由我捕捉撰写的业务信息近20余篇，其中5篇获奖、转载。撰写两篇业务工作调研，其中一篇荣获市局优秀调研二等奖。

2000年6月我去北京协和医院复查时，发现原位复发，肿块为4cm×6cm×2cm大小。随即进行了6次大剂量化疗后，又做了第三次开腹手术，肿块切除，无转移。

我这次手术之后，为了防止肠粘连和肠梗阻，第二天便下床活动，之后又进行了6次化疗。我的心态依然如故，依旧面对现实，化疗往返依旧骑车，认真对待复发，认真总结经验教训，保持良好心态，坚持体能锻炼。早上练新气功，晚上打太极拳，积极参加抗癌乐园文艺演唱队，唱歌跳舞自娱自乐，积极参加抗癌乐园和康复会的各项活动，广交朋友。与癌友们说笑聊天，善待自己善待他人。同时注意休息，生活有规律，注意适当营养，定期去医院复查，中西医结合治疗。因此，至今我还健康地生活着，而且活得很潇洒、很乐观也很充实。

在我过癌龄"五整生日"时，参加了抗癌乐园举行的"五整生日"会，光荣地戴上了大红花。至今，我与癌魔抗争了21个年头。

21年来，我曾经迷茫过，也振奋幸福过。在坎坷的抗癌道路上有经验也有教训。我要将教训告诉癌友，让她们少走弯路，早日康复；我要将经验传授给癌友，使她们抬起头，挺起胸，义无反顾，勇往直前，战癌魔。

今后，我还要向老癌友学习，学习她们的抗癌经验，学习她们持之以恒坚持体能锻炼的精神，学习她们乐观、积极向上的良好心态，继续与癌魔抗争下去，一直抗争到我国的医疗科学技术彻底征服癌魔，根治癌症。

我想，这一天在不远的将来一定会到来，也一定能够到来！

战胜自我　战胜癌魔

孟庆珍（北京，癌龄21年）

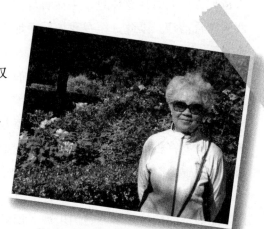

我是来自北京抗癌乐园的一名双癌患者，肺癌 21 年，卵巢癌 20 年。

1997 年，59 岁的我，从事妇产科工作已 35 年。正满怀雄心壮志，欲攀登医学高峰，攻克医学难题，为更多患者解除痛苦时，厄运降临了。

1997 年春，在例行常规体检中，发现肺癌。当听到这一消息时，我脑子顷刻间就炸了，灾难怎么就落到我的头上了呢？一切美好的前景就要断送，美满的家庭就要面临支离破碎。作为一名医生，我太了解癌症患者的痛苦，太了解如何一步一步走向死亡的全过程。所以医生得了癌症是最难治的，尤其是在病情反复时，我的精神彻底崩溃了。

在最无助时，经人介绍，我走进了抗癌乐园。北京抗癌乐园，使我扬起了要活下去的风帆，在这个集体中我看到了出路。虽然过去已经 21 年了，回想起来犹如是一场与自我、与癌魔你死我活的战斗。

一、走有中国特色的抗癌之路

1997 年 4 月 11 日发现右下肺结节的 3 天后，我住进医院，5 天后做了手术。病理诊断为低分化腺癌。术后 28 天接受了化疗。术中切下的肿瘤制成的肿瘤组织特异性转移因子，用在了我的身上，它可以减少复发和转移，达到延长生存期的目的，我享受了最佳的医疗。然而就在第二个化疗结束后，复查的 CT 片又发现对侧下叶肺出现了同样大小的圆形结节。经多方会诊，多数专家认为是复发或转移，仅有少数专家认为不排除炎症或陈旧性结核。

这突如其来的噩耗，对已饱受磨难的我打击太大了，犹如天要塌下来，也失去了活下去的信心。怎么办？在这走投无路的情况下，经人介绍，来到了北京抗癌乐园。

第一天我就见到了癌症患者的另一片天地，这是一个群体抗癌、自强不息、自娱自乐、自救互助、欢度人生的集体。他们年复一年地习练郭林老师的"抗癌健身法"。在这里，我亲眼看见了许多抗癌明星的事例，尤其是患肺癌的刘伦德对我的影响很大。他是一位因病情太重开胸后未能切除肿瘤的肺癌患者，认识他时他已经存活了4年多。群体中还有活了10年、20年甚至更长的癌友。他们走的是"以健康的精神为统帅，以自我心理治疗为先导，首选西医，结合中医，坚持抗癌健身锻炼，讲究饮食疗法，注意生活调节"这条有中国特色的抗癌之路。虽然第二年又发现了卵巢癌，当时我的心态平和了许多，因为我有抗癌乐园这个集体，相信我会战胜它的。21年中，我坚持半年复查一次。2015年复查中又发现盆腔有囊实性肿块，确定是卵巢癌复发，经手术切除治疗，现已3年多。现在我仍坚持与癌抗争到底。

二、个性化的治疗

在患双重癌期间，我深深体会到恶性肿瘤一定要采取综合治疗，在这场战斗中，自己既要当战斗员，又要当指挥员，绝不能人云亦云，治癌要个性化。1997年手术和化疗后又发现对侧肺有同样大小圆形结节时，常规方案是手术确诊。经多方会诊分析，我决定不手术，观察10个月后结节消失了。第二种癌手术前，根据当时的体质尚未恢复、血象低等情况，术前我作了交代，如果术中冰冻切片为卵巢癌，我不做大手术（卵巢癌细胞减灭术），因为我太了解这种手术，它对我的伤害极大，术后恢复也太慢，对我的身体将又是一次大的打击，会进一步降低免疫功能。术后本应常规化疗6个疗程，我当时将国内外近5年的资料进行了搜集分析：我是卵巢癌2期患者，是高分化浆液性乳头状腺癌，对化疗不敏感。结合我的具体情况，决定不化疗，保留一点战胜疾病的本钱。

三、寻找病因

从医学角度讲，恶性肿瘤的病因到目前为止，其致病的真正机制尚未阐明。我现在来讲这个问题，是否为时过早？是的，但寻找我自己得癌的可能有关因素，如何改变它，还是有必要的，对我的康复还是有用的。

得癌无外乎外因和内因两大方面。大约80%的恶性肿瘤的发生与外因有关，但外源性的致癌物质的影响，是通过内因而起作用的，癌症的发生是多种综合因素作用的结果。得癌也不是一朝一夕说得就得了的，有一个漫长的过程。

在性格方面，我特别要强，总想把任何事情都做得很完美。做事特别认真，我从事的又是紧张、责任很重而且风险大的工作，一天到晚思想上的弦绷得很紧，经常是两点一线，忙完工作忙家里，遇事不如意容易急，一急不免就要生气，所以急、气、累经常发生。

在环境方面，工作和生活都在室内，得病前三年，我搬进了刚装修好的新房子，那时又是12月，天冷不开窗，有味无味的污染物都未散尽。我家还养了小猫，排泄物经常使屋内空气污秽，气味难闻。我爱炒菜，一日三餐，加之油烟机功率小，经常是满厨房都是油烟。

在生活习惯方面，不注意锻炼身体，饮食习惯也不好，高油脂食品、方便食品、腌制食品太多。经常便秘也不去调理，这样体内的毒不能及时排出。从中医讲，大肠与肺是相表里的，所以肺出了毛病。在生病前，就知道我血硒低，却没有重视它，没有有效地去纠正。我还经常接触染发剂，已有报道染发与白血病有关系，这些化学制剂通过呼吸道吸入、皮肤吸收，对我是有影响的。

分析了这些因素后，对不利于我康复的，均坚决一一纠正。

四、温馨的家庭

患癌症的心情是复杂多变的，什么委屈、绝望都会涌现，尤其在病情有反复、病痛加重时，更为明显。对一个家庭犹如晴天霹雳，顷刻间好像天要塌了，家属同样要承受难以承受的压力。在我手术期间有老伴、女儿、女婿陪在身边，这对我的心灵是莫大的安慰。当第一次手术、化疗后，又出现新的病灶时，我陷入了绝境中，是老伴从抗癌乐园买回了《新郭林气功》一书让我阅读，又是老伴陪我去学功、练功。自从到了八一湖，我老伴就成了我的专车（自行车）司机，天天接送我从不间断。我是家庭的主心骨、主妇，生病后一切家务都落在老伴身上，他无怨无悔，还对我说："前半辈子是你操劳家务，这后半辈子就交给我吧。"这是多么大的欣慰啊。得病后的第一年，要每天给我榨胡萝卜汁，多年来是老伴给我煎中药，每半年一次的复查也是老伴陪在身边。在这样的家庭中，我是幸福的。

五、奉献爱心、帮助病友康复

我是北京抗癌乐园的园民，是郭林老师抗癌健身法的受益者。在这个集体里，我结识了许多新朋友，常在一起"话疗"，相互关心，相互鼓励，很快成了知心朋友。我除了在八一湖坚持锻炼外，利用本人所学的医学知识，还接待了许多癌友的咨询。我和其他几位癌友成了义务咨询员，常年活动在抗癌乐园八一湖的"生命绿洲"处，不管严冬酷暑，只要有病友来咨询，我都热情、耐心地回答问题。记得有一肺癌患者，不愿做手术，怕引起癌的扩散，只想吃中药，听完我给他讲的科学道理，解除了他的顾虑，欣然到专科医院接受了正规的医学治疗。咨询工作，使初得病的人不走弯路，使病重的人增强了信心。每天都会有新、老病友来问问题，还有外地病友打电话到家里咨询。有的病友，因得病心急，在我午休时打来电话，我也不厌其烦地回答。常年向我咨询的癌友不少，对他们树立信心、勇斗癌魔、科学治疗、合理治疗都有一定的帮助。因为我的康复也给本单位的同事们一个惊喜，认为是奇迹，不免经常也有咨询和取经的，这也成了我一项为人民服务的新任务。今后，我更要多学些抗癌的知识，为抗癌事业贡献我的微薄之力。

百化成蝶的"娥姐"

徐翠娥（上海，癌龄20年）

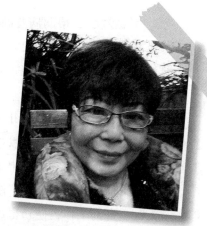

我是一名幼儿园老师，患卵巢癌 20 年了。在上海癌友圈子里，我是一个喜欢张罗的女人，加上我的特殊的治疗经历，"久病成医"，对姐妹们的有关咨询，基本上是有问必答，所以大家都叫亲切地叫我"娥姐"。

生病前，我没有发现身体有什么异常、不适。1997 年，突然月经不正常了，去医院检查发现，只是子宫肌瘤而已，所以也没有当一回事。

1998 年，检查出卵巢癌。在上海第一人民医院做第一次手术。病理结果显示：子宫内膜样腺癌，淋巴有转移，3 期 C。

术后化疗，用药为环磷酰胺（CTX）、阿霉素、顺铂，静脉化疗和腹腔灌注同时进行，共 6 次。自此之后 4 年，尚算稳定，体力恢复，开心生活。

在这 4 年中跟郭林老师的嫡传弟子具本艺老师学习郭林气功，每天练功两小时，快功、定步功、升降开合、吐音功、一二三步点，晚上练手棍、脚棍功。在此期间，我参加上海市虹口区抗癌康复俱乐部合唱队、腰鼓队，经常演出，是文艺积极分子。

2003 年，我儿子考上青岛大学。我们夫妇送儿子上学，在青岛玩了一个暑期。1080 米高的崂山，我爬上爬下，一点也不觉得累。白天忙忙碌碌，晚上睡一觉，第二天跟没事人一样，照玩不误。

在忘乎所以的旅游中，我万万没想到卵巢癌这么凶险，我的身体脆弱到如此不堪一击！

自从这次旅游劳累之后，CA125 开始逐渐上升，从 50U/mL 一下跳至 143U/mL。CT 检查盆腔有肿块，遂进行了第二次手术。之后就是化疗，用药为紫衫醇、丝裂霉素、顺铂，化疗共 8 次。然后，全腹放疗、盆腔放疗，出现了许多后遗症和副作用。

我的继续治疗，吓得老公都不敢签字了。我想，与其坐以待毙，不如奋起努力，我自己签字继续治疗。

放疗过后，血小板骤降。医生给我输血清，打聚合粒针剂治疗。这些全都是自费的。治疗完休息一周，又开始化疗，用的是 CTX、VP16、NVB、拓僖。化疗期间，做血常规检查，发现全血下跌，白细胞指标更跌至 $0.8×10^9/L$。在此情况下，医生告知病危，安排住院治疗。此次治疗过后，停止了化疗，让我休息了 5 个月。

生病的前 4 年中，我是非常注意忌口的。只要听人说哪种食物癌症患者不能吃，即使是我以前最喜欢吃的，就坚决不吃了。4 年过后，我不再忌口了，只要能吃的无所不吃。因为，治疗对身体伤害很大，我要补充营养。

时间到了 2006 年 2 月，发现锁骨淋巴结肿大。一个月后穿刺检查，提示腺癌细胞。于是又采用多西他赛注射液（多帕菲）、泽菲、卡铂进行了 7 次化疗，之后又做了颈部放疗 40 天，再化疗，用的是 VP16、CTX 每月一次，共 8 次。后改为两月一次，共 4 次。共计 12 次。

一年过后，CA125 又上升了，我就用口服化疗药物托泊替康胶囊治疗了 12 个疗程，CA125 检查正常。好景不长，过了没多久，CA199 上升至 200U/mL，好在检查结果显示无病灶，就又接着化疗，奥沙利铂、紫杉醇、卡铂轮着用，终于 CA199 降下来了。

停了半年，CA125 又开始上升了，别无良策，只好又化疗。从 2006 年到 2014 年的 8 年中，只要指标上升就化疗，正常了就停。打打停停，停停打打，晃晃荡荡地走过了 8 个春秋。

2012 年又发现肺部有一个 0.7cm 的小结节，我一直遵照医生的建议，坚持随访，没有马上治疗。2013 年复查长到 0.8cm，仍随访。

起先，我并不在意。因为影像表明边缘光滑，没有毛刺。在此期间，我去澳洲旅游。到 2014 年结节长到 1.6cm，此时 CA125 增高，医生建议做微创手术。据医生说，这次手术及时，再晚就不适宜手术了。术后病理检查提示为腺癌。手术后出院休息一周，又开始化疗，用药有紫杉醇、卡铂、奈达铂、阿霉素，一直用到现在。从 2014 年 7 月到 2016 年 7 月共化疗 21 次。今后还要根据病情继续治疗。

我在患病期间，一直服用中药并苦练郭林气功。每天按照要求做够功时，即使有一天因为有事打扰了，晚上都要将耽误的功时补回来。

我喜欢唱歌，沪剧、越剧都喜欢，还喜欢打腰鼓，不过现在不打了，最喜欢打牌，我曾经获得上海市抗癌康复俱乐部的打牌比赛第一名。

以上是我这些年来的抗癌经历。能够坚持到现在，唯有一种信念支撑，生命不息，化疗不止，坚持抗战，直到胜利！

注：娥姐，是卵巢癌精英群的金牌主持人，她的精彩主持让众多病友喝彩。2017 年 8 月 10 日因心力衰竭溘然去世。自她生病以来，多病连发，先后做小剂量的化疗 130 多次，延续生命近 20 年。其坚强的意志和毅力，面对困境的达观态度和乐于助人的情怀，让患友们由衷敬佩。

慢病慢治对沉疴

张　波（北京，网名波波，癌龄20年）

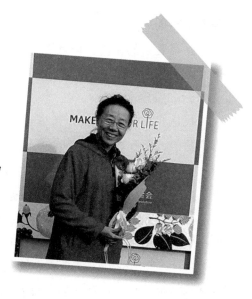

穿越绝望，划过夜空，即便转瞬即逝，也愿做那颗最亮的星星——题记

在我分享我的抗癌经历之前，我先给大家讲一个我的小故事。

时间：一个周末。

地点：北京大学人民医院妇科病房。

故事：傍晚，昏暗的灯光，空荡荡的病房，只剩两个同样昏暗心情的患者——我和小余。两个同患卵巢癌，同是转移复发，同样等待化疗，同怀忐忑心理，不知治疗前景如何的姐妹。

总得给自己找点什么事儿，说点什么话。我对喜爱唱歌、小我一轮的小余说："咱们唱个歌吧。"观众就是我俩的护工。

一曲《青藏高原》打破了病房沉寂，高亢的旋律，虽然气力稍显不足，却使人精神振奋。此时此刻，我们彼此能有什么安慰的话呢？

"你走了再没有回头 / 思念开始在分别的时候 / 人生苦旅要扛起多少行囊 / 思念却永远压在心头；你走了再没有回头 / 思念开始在分别的时候 / 人生往复几多愁 / 思念是最后的一杯酒"。

这首韩磊的《思念》虽然有些伤感，《突出重围》却是荡气回肠的悲壮！人生难免沟沟坎坎，今天的我们也还没有到山穷水尽的时候！

"鸽子啊 / 在蓝天上翱翔 / 带上我殷切的希望 / 我的心永远伴随着你 / 勇敢地飞向远方；风啊考验过你的意志 / 雨啊冲刷过你的翅膀 / 飞吧飞吧 / 我心爱的鸽子 / 风雨里你无比坚强"。

还未唱罢，我们姐妹二人已是热泪盈眶。多年前病房傍晚的一幕，刻骨铭心，难以忘怀！不甘向顽疾屈服，心怀"重飞蓝天"的梦想，做最坏的打算，我们要亮剑一搏。

我是北京的张波，1951年生人，今年67岁。1998年7月开始在北京大学人民医院手术治疗。

一、发现卵巢癌

我是在1998年初，单位体检妇科B超中发现子宫有2个小肌瘤，体检大夫很负责，要我3个月后去医院复查。因为我当年47岁，正是病找人的年纪，3个月后我去了北京一家三甲医院做B超，结果发现卵巢有了肿瘤，但医生并没有提示我这是不好的东西，只让做了阴道涂片。

又等了3个月，我因为胃口不好、大便不好，就去了北京大学人民医院看消化科，消化科大夫腹部检查时，我感觉右侧腹部有点疼，大夫一定要我预约B超检查，并给我开了消炎药。第二天我做B超，大夫问我怎么才来？他说已发现我的卵巢两边各有一个大瘤子（8cm×6cm×3cm、10cm×8cm×5cm），要我尽快去看妇科。

北京大学人民医院的大夫很负责。妇科大夫在看完B超检查报告后，一脸严肃地问："家属来了没有？"我第一感觉是检查结果不好。医生马上给我开了化验单，并叮嘱我在第二天查血的同时，再去另一家医院确诊一下。另一家肿瘤医院确诊后却没有床位，但让我尽快化疗。

二、卵巢癌手术

我选择了北京大学人民医院妇科治疗。入院检查后，大夫很快就给我安排了手术。手术时腹水5200mL，做了双卵巢、子宫切除术，盆腔淋巴结和腹主动脉淋巴结、大网膜清扫术。术后诊断："双卵巢浆液性乳头状腺癌3期C，G1-2。"

当时我对卵巢癌并没有什么认识，只听人说癌症"三分之一吓死，三分之一治死，三分之一能够活下来"。我住院前，去单位交接工作时，当时就有同事对我说："一定要创造奇迹！"

其实到现在，我对病理也不是很清楚，只是前些日子我去北京大学人民医院复查，看妇科专家老主任魏丽慧门诊，才看到病历上这样写了。

1998年用TC方案（紫杉醇＋顺铂）化疗7次。2001年CA125升高，发现脾转移，有约5cm×4cm包块，再次做了8次TC方案的化疗，病灶减小。
在等待治疗脾转移的化疗药期间，2002年6月我自检发现左侧乳腺有一硬块，检查确诊为乳腺癌，于是开始乳腺癌术前化疗，化疗 4 次效果不错，左乳腺肿瘤缩小。在准备左侧乳腺癌手术过程中，发现脾转移的癌肿再次长大。于是决定先做卵巢癌脾转移切除手术，接着做左侧乳腺肿瘤切除术。根据我的病情，制定了联合化疗方案，共化疗 6 次（长春瑞滨＋卡铂），放疗 35 次。2013 年乳腺复查时，又发现右侧有一 0.3cm×0.5cm 的肿块，为小叶性乳腺癌。遂做了保乳手术，术后放疗 30 次，并用内分泌治疗（三苯氧胺、芙瑞、依西美坦）至今。

三、卵巢癌转移复发

我在卵巢癌手术、化疗完成后开始定期复查，第 1 年是每 3 个月复查 1 次，第 2 年是半年复查 1 次，再后来就 1 年复查 1 次。开始，我的 CA125 都在 10U/mL 以下，两年半以后慢慢升高，CA125 从开始 17U/mL，到 35U/mL，甚至高达 70U/mL，有了翻倍增长的趋势。每天有缺氧的感觉，早起就打哈欠。后来就发现了脾转移，化疗了 8 次，但实体瘤缩小到一定大小不变了，可能是耐药了吧。在医生准备换化疗药期间，我又发现了左侧乳腺癌。两种癌症"此起彼伏"地轮番向我进攻，按下葫芦起来瓢。我分析原因，有可能是原来身体里就有癌细胞，也有可能是化疗多了造成免疫力低下给了癌细胞"可乘之机"吧。

四、卵巢癌脾转移手术和左乳腺癌手术及其治疗

我的乳腺癌术前化疗，用长春瑞滨＋表阿霉素，效果很不错！术前 4 次化疗，乳腺肿瘤快速缩小，都摸不到了，但在准备乳腺手术时，脾转移肿瘤又反扑长大！

后续治疗是先切除了卵巢癌脾转移肿瘤，接着手术切除左侧乳腺肿瘤。两次手术后，针对我的病情，采用的联合化疗方案，药物改成了长春瑞滨＋卡铂，化疗了 6 次，接着做了 35 次放疗，卵巢癌和乳腺癌的肿瘤标志物指标一直比较平稳。以后每年的复查，我都留有记录，CA125 在十几到二十几，CA153 也在 10 以下。

五、阴道炎的治疗

卵巢癌术后，阴道一下子缺少了雌激素，瘙痒干涩，阴道炎很长一段时间困扰着我。开始时用消炎栓剂，效果不太好，后来北京大学人民医院妇科崔恒主任让我用眼药膏试一试，效果还不错。因为我还有乳腺癌，还要服用进一步减少雌激素的内分泌控制药，卵巢癌术后 20 年后，最近又有阴道出血，看了医

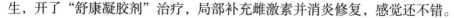

生，开了"舒康凝胶剂"治疗，局部补充雌激素并消炎修复，感觉还不错。

六、四次癌症手术及治疗总结

1998 年卵巢癌 3 期 C G1–G2；2001 年卵巢癌脾转移；2002 年左乳腺浸润性导管癌；2013 年右乳腺浸润小叶癌（复查发现早，0.3cm×0.5cm，保乳手术，前哨淋巴结清扫，放疗 30 次）。从 1998 年起，我做了 4 次癌症手术，4 个疗程25 次化疗，2 个疗程 65 次放疗。到 2018 年，我已经进入病后第 20 个年头。康复之路就在脚下，抖擞精神，与癌共舞，快乐生活。

七、康复期的药物

我患卵巢癌时，术后没有口服药物。卵巢癌脾转移 8 次化疗＋乳腺癌术前4 次化疗期间，最初我找过有名中医院的老大夫，但我吃他的汤药不舒服，没吃完 14 副就停止了。后来因为两年间卵巢癌脾转移手术＋左乳腺癌手术＋连续化疗、放疗，感觉元气大伤，同时因为肺部放疗后遗症，肺条索状改变，特别容易咳嗽、感冒，我就换了离家近的西苑三甲中医院。这家医院的中医大夫很负责。他说："化疗期间，如果你连饭都吃不下，就不要吃中药了，在能吃饭、有食欲、有气力时再吃汤药调理吧。"我觉得很有道理。我的汤药品种并不多，也没有太多禁忌，我吃了近 10 年的汤药。

我看中医的经验是，规范完成手术、化疗，定期复查。后续的康复阶段，用中医调理。我以为，根据个人情况进行，不舒服，才去看医生。"个性化"的汤药有针对性，对症下药才有效果。中药的调理需要长期性，我的经验：就近看病为宜，不要迷信。为此，我总结出如下体会：

正规中医院，大夫正当年，调理需长期，就近才方便。

几回换方剂，应与大夫谈，疗效怎么样，自己细品掂。

正规中医院的肿瘤患者开药，汤药可以开 14 副，但初次看大夫，最好医患相互多沟通，相互了解。开药宜少，宜勤调整。个人经验，仅供参考。医患沟通，切记重要。

八、康复期的饮食

康复期的饮食，我重点是改变以前挑食的毛病，食物多样化，注重健康饮食观念。

我的健康生活标准：食物新鲜，五种颜色，粗茶淡饭，不挑不拣。

我的饮食观点：大米白面，粗粮细粮；传统饮食，葱蒜生姜；萝卜青菜，均衡有方。

对于世界性的难题——癌症治疗，大家都希望医学早些研发出"神奇的灵丹妙药"，但我们只能期待。反思检讨、改变不健康的生活方式，是我们每个人可以做到的，我们都有属于自己的康复之道。因此，规范治疗，复查定期；均衡饮食，增强免疫是正道。

九、康复期的运动

我最初卵巢癌术后，在玉渊潭碰见一位学习郭林气功的病友，就跟她学习了一个月左右，个人感觉郭林气功限制禁忌太多，自己性格活跃，喜欢自由自在，觉得郭林气功不太适合自己，就停止了练习。后来参加了北京的抗癌组织，参加了艺术团，开始唱歌、跳舞，并参加了全国癌症康复者文艺会演，就有了病后唱歌、跳舞这两项"副业"。偶尔外出旅游，主要是每周在艺术团排练和公园散步之类。

在康复期间，因为要手机发短信，为了少打字省事，原来就喜欢诗歌朗诵的我，对有韵律的句子很感兴趣，就又添加了诗词写作这项"副业"，学诗填词，唱和对句，构思创作，陶醉其间。我感觉诗词写作是个很好疏解个人情绪的窗口，下面献拙作一首与姐妹分享：

《自度曲·归去来兮》
人生自有诗意，
残缺不乏诗情，
有感而发话盈胸，
脱口而出动容。
幡然醒。
半生积蓄俭省，
一朝流水无终。
记取点滴镌墓铭，
挥洒轻飔随风。
休道空。

——2016年生日留记

　　我本喜欢花草，因为绿色象征蓬勃的生命。康复期间，有了大把的闲暇时间，在花花草草的培植中，看它们生，看它们长，阳台一年四季生机盎然。冬春雕刻水仙，夏秋茉莉米兰，四季如春，花香弥漫，白兰阳台开！住院治疗期间，家中阳台的一盆白兰花是我最放心不下的"惦念"；阳台上白兰花开了，摘下几朵带到病房，送给可亲可爱的白衣天使！病后养花种草，又添一项"副业"，多了无限乐趣。

　　我经历了 4 次癌症手术，感觉还是因为自己心态不好、休养不够，尤其是乳腺癌患者都有癌症性格——争强好胜，追求完美。要求自己过于完美，同时要求别人也完美，这种癌症性格会造成心态不平和，容易着急、生气、求全、不自量力、过于劳累。因此，不急、不气、不累、不逞强很重要。

　　如果正常人得癌症，身体好，可能能承受第一次巨大打击；但是对于已经患癌症的人来说，如果癌症复发，对身体的第二次打击会更大，虚弱的身体将不堪承受，所以我们一定记住下面的"三不"：不能急、不能气、不能累，不要把自己当正常人！不管你已经痊愈了几年，不管你是否还会去工作，一定记住这个"三不"，这是我四次癌症手术血的教训。

　　可能很多姐妹都遇到过复发转移的情况。我个人感觉，卵巢癌一般发现就是晚期，治疗过程又漫长，有复发转移情况也正常，没有复发转移那是幸运。碰到有转移、复发不要慌，活着就是硬道理！随着新的药物、新的治疗方法的出现，只要坚持我们就有康复的希望，以后的日子会越来越好！

　　1998 年得病时，我的病友要么是治疗好了，要么就是复发、转移人走了。但是现在，你看群里 200 多人 5 年以上的姐妹大有人在，大家都在坚持。癌症就是个慢性病，和高血压、糖尿病一样，慢病要慢治，不管哪种癌症，什么类型，都是需要不断调整治疗方案的，用平和的心态坚持治疗。与癌相伴，带癌生存，是现代人癌症治疗的新观念。

　　对于面临两种癌症，又此起彼伏"按下葫芦起来瓢"的我，医生也觉得我手术后情况不可知，五次三番询问我是否一定要做脾切除手术！可当时的我已是别无选择，想起毛主席在《抗日游击战争的战略问题》中说的："往往有这种情形，有利的情况和主动的恢复，产生于'再坚持一下'的努力之中。"当时我的回答是一定坚持手术，想来也是医生高超的手术与合适有效的治疗方案，把我从悬崖边又拉回来了，余下的大概就是我的幸运和老天眷顾吧！

困难问题交给医生，铁路警察各管一段；吃好喝好心情调好，时刻准备迎接战斗！

两强相遇勇者胜，"老战士"新姐妹我们都能行！

送给正在治疗中的姐妹：

第一，不要思虑过多，放下包袱，"困难问题"交给医生。

第二，一家人各负其责，你管好自己的情绪，鼓起最大勇气，吃好休息好；家里后勤事交给老公、家人负责；医护负责治疗方案，我们给予医生最大的信任。"铁路警察，各管一段"，我们各路友军协同"作战"。

我们患者的笑脸，是家人、医护的晴雨表。你高兴，你有信心，大家才都放心，医生护士、患者、家属共同携手，一定能够战胜疾病。

生病虽然是坏事，但是在生病后20年的康复期，我觉得比生病前的生活好了很多倍。我在康复期开发了很多"副业"，唱歌、跳舞、养花、写诗。"每天日程安排满，没有闲心思病痛。阳光灿烂心情好，家庭美满笑重生""康复期圆梦志愿者，康复期学习新技能，康复期修养人提升，康复期踏上新征程""生一场大病，做四次手术，却要五（舞）出多彩人生。六六大顺，顺其自然；九九归一，随心所欲；人无完人，不能十全十美；难得糊涂，吃点亏是福。"

《七律 回归》（四次手术后有感）

再次回归自在闲，风和日丽百花鲜。

梅园漫步幽幽谷，柳岸寻舟道道澜。

醉诵湖光绝色美，感怀崎路豁然宽。

天荒地老穷期末，四进四出添笑谈。

《七律 老瘟酌句》（开启病后二十年）

酌句吟诗夜不眠，重生廿载泪潸然。

梦中渴望缤纷景，雨过云开两重天。

不是康者唯谨慎，沉疴慢治有天怜。

蜗居陋室心恬淡，韵律徜徉自在篇。

我的分享到此结束。祝愿我的病友姐妹们：病后调整好心态，健康知识共学习。目标一致都康复，一个不少在一起。

活着就好

李继恩（湖北，网名李继恩，癌龄18年）

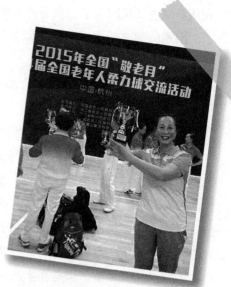

我叫李继恩，是湖北省恩施州咸丰县建设银行的一名职工，患癌18年。

2000年元月，我陪同学到医院做体检，顺便做了个腹部彩超，结果发现有个小肿块。医生告诉我，先观察一下，过两个月再来复查。

我当时感觉身体很好，不痛不痒的，没有什么不舒服。再说，我在42岁以前，只是在生两个儿子的时候住过院，平常就没有去医院看过医生。我想，这么棒的身体，没有必要去理它。

3月16日，我按照医生的嘱咐去医院复查，又做了彩超，结果发现肿块长大了一点。在医生的指导下，开始打消炎针。一个疗程，用药10天，月经也正常，自己没有感觉到身体哪儿不舒服。

虽然本县医院的医疗条件落后，但也没有想到要进一步检查。直到5月1日劳动节休息，我想着去医院彩超复查，复查结果肿块又长大了，要手术。家人让我在恩施州进一步检查后再说，我很任性，自己决定还是在县里做检查。心想，腹部长个小包块，大不了是个小手术，没有什么大不了的事情。

因我在1974年知青下乡时学过医，还在医院学习了一年多，略知一些医学常识。我以为大医院和小医院的医疗设备性能大体差不多，自己身体也还好，没必要像赶集一样去大医院检查身体。再说，恩施崇山峻岭，道路曲折艰难。所以当时自己决定就在县医院住院，做个手术算了。

2000年5月8日，我在县医院手术。上午8点进手术室，在半麻醉下开腹探查。没想到这一刀下来，就改变了我的人生。术中见腹腔内有2000多毫升的血性腹水，子宫稍大，表面有转移结节，双侧卵巢有明显的菜花状团块，两侧卵巢肿瘤约 7cm×6cm，大网膜两侧韧带及输卵管广泛粘连，肉眼看有转移结节。

在探查过程中，急查腹水，可见癌细胞，因此诊断为卵巢癌晚期。接着开始做手术。切除了子宫、两侧附件、肿瘤及大网膜，术中出血 1000 多毫升，输血 400 毫升。病检送往恩施州医院，11 日病检结果报告为：①双侧卵巢子宫内膜样腺癌；②转移腺癌。

由于县医院条件差，医生建议到上级医院进一步治疗。当时我是在手术中的，我的病情家人和医生都瞒着我。5 月 11 日，医生告知我，送上级医院的病检出来了，子宫有点问题，建议我到湖北省肿瘤医院去进一步检查。家人决定在 5 月 12 日上午，由救护车送我到恩施机场，再转湖北省肿瘤医院继续治疗。

当天下午 3 点多钟，我到省肿瘤医院住院后开始全面检查。7 天后，伤口顺利拆线。主治医生制定了我的治疗方案，15 天后必须化疗。直到这时，家人才告诉我病情。

医生决定的治疗方案是化疗，必须完成 8 个疗程。前 4 个化疗为腹腔化疗，化疗药是紫杉醇＋顺铂。当时进肿瘤医院复查的 CA125 是 1600U/mL，第一次化疗后降至 1100U/mL。这时医生会诊决定给我做第二次手术。

6 月 12 日上午 8 点 30 分，我在全麻下做了第二次手术。一场腹部大清扫，包括清扫盆腔淋巴结节。手术进行了 7 个多小时，输血 400 毫升，到下午 3 点多手术顺利完成。病检报告：双侧卵巢子宫内膜样腺癌，淋巴结转移。术中腹腔直接用药。

因第二天伤口液化，直到第 15 天伤口还没有长好，但化疗还要按时做。第 2 个疗程，用药紫杉醇＋卡铂，静脉化疗和腹腔灌注化疗同时进行。第 3 个疗程结束后，白细胞开始下降了，只好打升白细胞针，但伤口还是长不好。这时医生抽我静脉的血注射在我肚子周围，叫自制输血，就这样，伤口不好化疗还不能停，接着继续化疗。在第 4 个疗程前化验肝功能，转氨酶、转态酶都高。医生主张马上护肝，将化疗推迟了 8 天。4 个疗程后，继续护肝。

这时我整个人都被折腾垮了。白细胞低，肝功能不好，伤口也没有长好，加上失眠，医院告病重。5 个疗程后血小板下降，就这样一直住院升白细胞、血小板，护肝。到第 6 个疗程时，医院告病危了。那时，伤口还没有长好，真是急死人。家中的亲人忧心忡忡，都建议我回家，想别的办法，不做化疗了，但我没有同意。

从 5 月 12 日住进肿瘤医院，到 12 月 8 日才出院，近 7 个月的住院生活，使我整个人全变了。住院期间，我没有心情看电视，不愿接任何人的电话，只想到自己剩下的时间不多，精神紧张、失眠。

为了医治失眠，医生和护士介绍了多种催眠方法，但都不起作用。这时有位病友给我介绍郭林新气功，并把书借我看。于是，我每天早晚都在医院的院子里练习"吸吸呼"。为了精心护理我，爱人一直陪在身边，7 个多月没有上班。我心中总牵挂、担忧着两个年幼的儿子，在家没有父母照顾……

11 月 28 日，我的 43 岁生日是在肿瘤医院过的，没有接任何人的电话。父母很惦念我，看到当时的情况提出要我回家，不要化疗了，但我爱人还是坚持完成化疗。最后的两个化疗，完全是靠药物升白细胞、血小板的。化疗任务完成后，12 月 8 日出院。在医院总共花了 9.8 万元的医疗费，当时政策规定，职工大病 10 万元包干，余下的自费。

12 月 8 日回家后，我的同事、朋友们来看望我，纷纷议论"病来如山倒"，都没想到原来如此坚强而健康的我变成这个样子。看见我这副模样，都私下议论活不了多久。其实，我一点也不怪他们，因为我们大山里人就是实在，心里想啥就说啥，这对我来说反倒是一种激励。

因为我明白，完成了化疗，要活就要靠自己。我在家休息了 20 多天，认真学习了郭林新气功。2001 年元旦，正式开始康复锻炼，在家的阳台上学"吸吸呼"。恢复期 5 年，我早晚练郭林新气功，从不间断，哪怕是过年、过节都未曾间断。开始两年基本上是一个人认真地练自然行功，在第三年就开始学太极拳、击剑，还参加集体活动，跳广场舞、拉丁舞，做健身操，打腰鼓，练瑜伽。2008 年开始学太极柔力球至今，参加全国中老年柔力球大赛取得了不错的成绩。

治疗结束后，我服用了两年多的中药，调节肝功能。18 年来，我没有吃任何保健性的药品。在出院时，医生曾经告诉我，要坚持勤复查 CA125。当时的恩施州、县医院还不能查这个指标，所以我每个月要到武汉去复查。尽管山区交通不方便，但按月、按季、按年复查，我都坚持做到了。

　　说实话，**大病是人生最好的老师，教会我过上了新生活**。刚开始得病，我不敢面对生活，5 年没有买一件新衣服，总有一种"说走就走"的感觉。在恢复期，姐妹们介绍的各种方法我都试过，如杨桃树根、核桃叶，喝碱性水，胡萝卜榨汁，加起来我可能吃了 500 多斤。芹菜汁、各种果汁，到现在我还坚持喝。我有今天，这点很重要。

　　我学会放开心态，学会淡忘过去，对不好的事情反过来思考，意念中自己没有生病，更没有患癌症，只不过是生活给我开了个玩笑而已。真的，尽管是一种阿 Q 精神，但是一种有益的心理疗法。还有一点，我从生病至今从不忌口，什么都吃。因为恩施是世界硒都，各种食物都含有富硒元素。

　　最后，和姐妹们一起分享一段我的心里话：

　　活着就好，因为我们是特殊的群体。

　　人生的磨难太多，我们经历了几回生死，

　　更懂得活着的意义，更明白什么是生命的真谛。

　　回想起来，在如此的困难中还能活到今天，

　　靠的是我们心中有爱，还有，在爱中学会了坚强。

　　真的，我们都很坚强！

　　只要我们活着，我们人在，家也同在。

　　我们的一切努力，都是为了亲人的期盼，

　　活着，就是力量，就是阳光，就是希望！

　　活着，就是送给亲人的最好礼物，

　　活着，就是一种彰显生命的能量！

　　姐妹们，一起加油努力吧，活着就好。

我的命运我做主

纪连平（北京，网名纪者，癌龄18年）

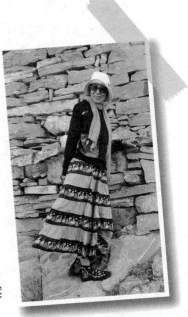

我是来自北京的纪连平，网名"纪者"，有着18年的病史，属于卵巢低分化腺癌3期C的老癌友。

下面是我的病史流水账。

2000年10月，开腹探查发现盆腔、腹腔广泛转移，大量腹水（2800mL），无法行切除手术，就在腹部内置了一个化疗泵，同时打了化疗药。活检病理报告：卵巢低分化腺癌3期C。经过2个疗程的TP方案（紫杉醇+顺铂），疗效很好，腹水消失。

2001年1月又进行了肿瘤细胞减灭术。这次手术把全子宫、双附件、大网膜、阑尾全部切除，二次手术后用化疗TP方案2个疗程，PC方案9个疗程。

2003年7月11日，进行紫杉醇+卡铂5个疗程化疗及腹腔灌注化疗。这次化疗发生了液体外渗，右上肢水肿，皮肤暗红，白细胞低到 0.64×10^9/L，血小板也低，因此下了病重通知。

2004年1月，CA125升到149.9U/mL，在2月份用健择+表阿霉素化疗一次。

2004年3月16日，发现CA125又升到329.7U/mL，这是术前的指标检测。

2004年3月30日肠转移，在北京协和医院进行开腹探查术+粘连松解术+残余大网膜切除术；回音部+部分回肠切除；肠系膜部分切除；回肠和升结肠端吻合+腹部疤痕切除+化疗泵取出。当时肠管切下有70cm。

2004年4月，开始紫杉醇+表阿霉素化疗，一共化疗6个疗程。

2005年8月，CT检查时又发现肝转移，做PAF肝动脉插管（泵）CAF化疗，术前CA125是53U/mL，做完一次化疗就下降了，术后就正常了。

2006年3月，做肝动脉泵去除术。这中间有过气胸，有4次肠梗阻，其中2次住院，通过胃肠减压吸出胃肠道的气体和液体，2次门诊。

你们看看，自得卵巢癌以来，历时 18 年，经历过这么多的磨难，这么多的打击，我依然能够和大家在一起，这说明卵巢癌给人的痛苦虽多，但只要你坚持治疗，你就能活下去。

报完流水账，我想说说我的经历。

在去年年底的一次联欢会上，有幸遇到真人诗旋妹妹，是她把我带进这个精英群里，十分感谢诗旋妹妹带我认识了大家，听到姐妹们的精彩演讲。

一般人认为，演讲是讲个人在抗癌路上是怎么战胜癌症，怎样从迷茫、忧愁、恐惧中走出来的，而对于我来讲，因为我是属于比较另类的那种人，对什么事从不往心里放，对于死看得比较淡，本来嘛人有生必有死，总有一天要死的，只是早晚的区别，这是不以人的意志为转移的客观规律，所以自打我有病开始至今，我都没为得病这个事掉过一滴眼泪。

今天，我先讲一段我自己的故事吧。

2000 年 8 月，我带孩子去云南，飞机上吃的是盒饭，当时米饭比较硬，吃下后胃就不舒服，不但身上带的吗丁啉吃光了，还吃完了在当地药房买的药，一路上胃部不适都没缓解，回到北京一直吃药，也不见好转。肚胀，吃不下东西，心想吃点白萝卜熬汤通通气呗，于是晚上到家就喝它。但是，一天两天不管用，一个星期两个星期也不见好，而且还慢慢地发展严重了，出现了胃痛。胃痛时夜里睡不着觉，有时睡着也会被痛醒。这个事我一直瞒着家里人，白天正常上班。

到 9 月中旬，发现自己胖了，肚子大了，而且月经没完没了的老有，就把这事跟我的一个闺蜜讲了，我俩到门诊妇科做了一个检查，抽了血。此时马上就到国庆节了，闺蜜把情况直接跟我老公说了，让他千万别透露给我，在等结果的日子里我就预感不好，因为闺蜜没联系我，是老公说咱们过了"十一"就住院吧，一切我都明白了。

因为，我平时身体很好。自打 8 月到 10 月的两个月里，晚上睡不好觉，白天吃不下饭，这就不是什么好事。国庆节后，我就住院了。从住院到手术前的 20 来天，白天都在做各种检查，院内外大夫会诊，尤其是手诊，说实在的，很痛苦。这段时间一口东西都吃不下了，连病床都上不去了，当时肚子水肿很厉害，家里人一直陪着我。

为帮我治病，姐姐辞掉了工作，24 小时陪护我；老公推掉手头上的所有工作，天天从西二环接上老妈到南四环来陪我，不管刮风、下雪，从不间断。虽然病是不幸的，但有家人的关爱就够了。

手术前，院里在传说我活不到 3 个月了；当术前签字时，大夫又说我可能下不了手术台了。家里老公不敢签字，说我父母大人都在，主意老人拿。老人呢胆子小，不敢签，姐姐也不敢做主。这时只有我弟弟了，他提出手术一定要做。他说："大家谁都不敢签我来签，死马当活马医，我就要赌一把！"

多亏了胆大的弟弟，勇于担当呀，于是才有了我的今天，所以我要感谢傻弟弟给了我第二次生命！

我不想多说治病的事，那些像女人生孩子一样，情况差不多。我想说的是心态问题，要想癌症不复发，首先要有好心态。

说心态好呢，我还是与别人不同，我所在的单位是有关医学的，每天听到、看到，尤其是死亡的人比较多。说个笑话吧，我家住北京西二环，单位在南四环和五环中间，每天需要乘班车上下班，有意思的是班车停在院大门口公告栏前，每天有许多信息，也经常看到××单位×××的讣告，年龄和死因都能在这里看到。当班车停好，我这个另类人呢就第一时间跑到前面看看，这又是哪一位去了，年龄多大了，我认识不认识呀，时间一天两天，一年两年，看得多了，时间长了对于"死亡"二字就淡了。

在 2000 年得病时，我是我院第二个得癌症的人，当时还叫"不治之症"，大家对癌症还是有恐惧的，认为一旦得上就必死无疑。所以当我第一次手术回到病房时，大家都知道我是活不了了，手术都不能做了，腹水有 2800mL，虽然下了手术台，但也活不了几天了。当同志们来看我时，看见我还是有说有笑的，认为我傻了，都病成这样了，自己还不知道呢，够二的了。

有位知己朋友，关切地问我："你知道你得的什么病吗？"我说："大不了就是癌呗。"我心里很明白，她是提醒我要注意休息。因为这段时间我比国家的大领导还忙，从上班到下班，全天都接待正在排队"瞻仰"我的同事，有熟悉的，还有一些不是很熟悉，可能出于尊重或好奇的，我是一个一个地"亲切接见"，说得口干舌燥。

有一天，主任和护士长来到我的病房说把我安排到一个独立房间，并从原来最外的病房调到护士站对面房间，房门贴有通知，白纸黑字写上了"禁止外人人内"，这样一来，白天看我的人少了。但你不知道，我们单位位于家属大院里，单位离家比较近，要想看我也比较方便。白天不让看，那就下班晚上来呗。主任得知后，把情况反映到院里，院里召开早会，下令任何人都不能到病房看小纪。可笑吧，听起来好像是我在讲故事，编瞎话，其实这全是真事。

术后 3 年多，2004 年 3 月，CA125 升到 128U/mL，复发了。医院里因为上次发生了液体外渗事故，就再也不敢接纳我了。老公找到北京肿瘤医院专家，想在他们这里看，但专家了解完情况后对我老公说："回去吧，该吃就吃，该喝就喝。"这不是明摆着说我就没戏了？在回家的路上，当时车里还有老妈和姐姐，我提出不回去，去北京协和医院找潘大夫。见到潘大夫，把情况说了后，对她讲："肿瘤专家看不了我了，不敢收我了，我只有来找您救我了！"潘大夫讲："你敢来我就敢收，你敢签字我就敢手术！"但家里人还是没一个人站出来为我签这个字，生怕这一签，就真的把我送回姥姥家了。

第一次手术签字过程是在我病好后才知道的，这次签字是我亲眼所见，想起第一次就明白这次签字要比第一次更为慎重了，说不定真的就回不来了，但这回我也要赌一把，只有自己救自己了，我自己签！老天爷可怜我，又一次从死亡边缘把我拉回来了。在这里我要感谢北京协和医院的潘大夫，同时也感谢我自己。哈哈哈！！！

经历了生与死，病与痛的过程，爱美的心并没有减弱。我在病房里总想，等有一天像笼子里的小鸟飞出去，我一定要去商场买我想要的衣服。这天终于来到了，刚从医院出来，和老妈、姐姐就直奔复兴商业城买了毛衣、羽绒服。可笑的是，这件羽绒服到今天我也没穿过一天，其实穿不是主要的，对我来说玩才是更为需要的。人生在世，何不潇洒走一回！

2004 年 5 月底，我还做化疗呢，到 12 月份我就和老妈、姐姐去香港、澳门及海南玩了一圈。几年下来，国内玩国外玩，游三峡，爬长白山、华山，游九寨沟，只要身体能行，想去哪儿就去哪儿，家人非常支持我，也时常陪我一起玩耍。

我的故事告诉大家，当某一个权威医院、某一个权威专家，认定你都不行了，甚至说最多只能活几个月了，你可千万不能放弃自己，不能认输，更不能认命。我这次的自救，也许就是心态强大的缘故吧。

关于饮食方面，也是大家比较关心的话题。我的观点是，不管马上能治好，还是过一段时间才能治好，都要把心放正，人活着是要吃饭的，没病的人不吃饭也得饿死，只要你能吃，想吃什么就吃什么。我老公有句名言："既然吃也得死，不吃也得死，那么活着就要有质量。"乍一听来很不是滋味，什么死呀死的，但细琢磨还是有一定道理的，话糙理不糙，意思是说只要人活着就应该想吃什么就吃什么，谁生病不是要吃点好的呢？与其好活着吃它5年，也比赖活着不吃10年要值！

我是非常赞同老公观点的，所以手术后到化疗期间，连水都不能喝的我，居然有一天我非常怀念北京王府井东安市场里卖的酸辣粉，于是就让老公去买。当拿到我眼前吃一口时，又不是我想要的味道。我说："这个不好吃，我要吃公主坟翠微大厦的酸辣粉！"老公第二次去翠微大厦买，当然，我还是吃不下的。大夫跟我们讲，不能吃辣，不能吃发物，不能吃无鳞鱼，不能吃甲鱼，不能吃蜂王浆，可我是北京人，就爱吃涮羊肉，尤其是冬天、下雪天，一家人围坐在桌上吃顿涮羊肉，喝点红酒，那是多么惬意的一件事呀！这些所谓的禁食，在我这里都统统被毙掉了。当然我是个例，是另类，千万不要模仿我，还是因人而异吧。

目前，我每天吃海参一个，冬虫夏草一根，阿胶一块。

还有就是中药，我吃中药12年。当时吃的是广安门中医院孙桂芝的方子。她的号非常不好挂，要头天晚上就去排队，在医院坐在小椅子待一宿。后来我就找号贩子了，就是这么难也要坚持吃下去。出远门就带中成药，反正不能停，多吃几年是有好处的。

最后我要说，我经历3次全麻手术，27次化疗，两次险些放弃医治，但我挺过来了，还活得好好的，能吃、能走、能玩，**这说明癌症已经不等于死亡了**。延长我们的生命，改善生活质量，是我们患者的目标，难道不是健康人的目标吗？我们生病以前，不也是自以为是一个非常健康的人吗？世间的每一个人，生老病死是生命过程的四大问题，谁也逃避不了，坦然面对就好。

喜欢吃就吃一点吧，喜欢穿就穿一点吧，喜欢玩就玩一点吧！人生最大的追求是快乐，人活着就要追求快乐。活一天，快乐一天。天天快乐就一生快乐！

抗癌路上永不言弃

杨志义（四川，网名杨姨，癌龄17年）

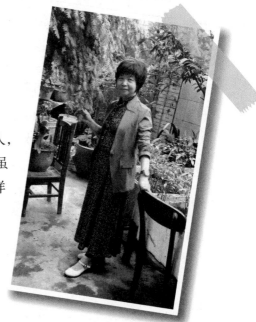

我叫杨志义，是四川省眉山市东坡区人，今年59岁，也算是苏东坡先生的邻居了。虽然没有东坡先生的文采，但与东坡先生一样有着同样悲惨的人生经历。

2001年8月，我感觉肚子有些坠胀和增大，去我们当地的县医院做了一个B超。检查结果显示，肚子里的肿块已经非常大了，而且有大量腹水。

当时县医院的技术和设备都比较差，一直给我输液。后来，我的一外科医生同学来看我，一看病历就跟医生吵起来了，叫我转院到四川大学华西医院。

第二天一早，我就赶车到了四川大学华西医院，抽了血。罗园林教授检查了一下就问我带家属没有。此时，我已感觉到病情的严重性。我对罗教授说，我没有带家属，但我不怕，有什么重要的事情请您直接告诉我。

我一边和他说话，一边看着他在病历本上写出的"卵巢癌"三个字。2001年8月29日，我做了肿瘤切除手术，卵巢、子宫、附件全部切除，淋巴、大网膜清扫。术后做了第一次腹腔灌注化疗。

手术前，我的主刀医生杨延林教授告诉我，发现太晚，病情太严重了，不知道手术能否正常做完，如果打开不行的话就封口不再做了。没想到我顺利地做完了手术。此后，共做了8次腹腔灌注化疗，用的是环磷酰胺和顺铂。那时候的化疗条件差，不能跟现在相比，太痛苦了，吐到最后只能吐胆汁了。

回家后，在朋友的陪同下，我就去西藏旅游。再回来后，我就办了退职，自己做点餐馆生意。治疗后的十年，我都在平安中度过。

2011年1月13日，我在四川大学华西医院复查时，CA125升高到了103U/mL，增强CT结果提示，原位有2.8cm的肿瘤，肝上有1.3cm的占位，而且甲胎蛋白也高了很多，已达到40U/mL。无奈之下，1月18日，我又开始了化疗，用的是紫杉醇和顺铂。化疗了5次，CA125指标下降了。

从这年开始，噩梦随之而来。2011年至今的每年，我的CA125都会上涨，不断地接受化疗。其中：2011年化疗了5次；2012年化疗了4次；2013年化疗了3次；2014年化疗了4次；2015年化疗了5次，那次耐药了，CA125怎么也下不去，不得不做了6次异体CIK-T细胞（在吉林省人民医院做的）。两个月后，2016年6月3日，我的CA125又升到184U/mL，我又开始化疗，这次用的吉西他滨和奥先达，又做了两个大化疗，一个小化疗，CA125终于从184U/mL降到了7.7U/mL。

在四川大学华西医院，做了这三个化疗后，教授又让我再做一次巩固化疗。8月3日我又化疗一次，在中旬还有一个小化疗需要我再做，做好了就可以暂时休息。

四川大学华西医院的教授说，我属于生化复发。指标高了就化疗，低了就休息，化疗对我来说就是家常便饭，遥遥无期，让我苦不堪言。这7年来，我个人认为只要复发过，不管吃什么土方和毒药都降不了CA125，只有化疗才行。为了不化疗，我吃过了我知道的所有的毒药和土方，曾经几次差点把自己毒死，但都不行。我吃过红豆杉、猕猴桃根、斑蝥虫，这些对降CA125不见效果。

中医中药，对保肝养肝是有效的。我肝上的占位，怎么化疗也消除不了，结果我三年半连续服用一个老中医的中药，硬是把肝上的占位全消掉了。我这次做增强CT，也没发现占位了。

2014年我老公也患了肾癌。照顾他成了我的日常事务。我每天6点左右起床，买菜、洗菜、洗衣服，家里的事很多，要认真做的话真是做不完的。所以我得不到较好的保养和规范的锻炼。我喜欢唱歌，一边干活一边哼哼，一天大概可以唱半个小时，可以缓解压力。我喜欢跳舞，但没那个福，没有时间啊。但在抗癌这条路上，我一定会坚定不移地走下去，永不言弃。

与癌共舞 精彩人生

田　玲（四川，癌龄16年）

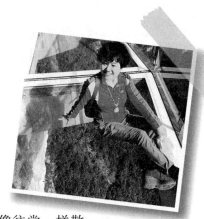

　　我叫田玲，今年60岁，在抗癌道路上已经走过了16个年头。16年来，由于科学治疗、合理调养、保养得当，从来没有复发或转移过。

　　话从2002年5月份说起。一天晚上，我像往常一样散步，回家坐在沙发上，不经意地摸了一下腹部，感觉左下腹有一块硬包块但不痛。我想，难怪近半年来月经很不正常，每月的经量时多时少，为此我还在药铺里买了一些妇科千金片吃了，好像症状好多了，加之工作太忙就没时间理会它了。

　　同年10月，由于腹部包块越来越大，每天解大、小便无数次，腰围越来越大，最后裤子腰部，只能用小绳拴住两端的扣眼才能使用。每天感到很疲倦，下班回家吃晚饭后，还不到8点就在客厅的沙发上睡着了。我老公发现我的问题，催促我去医院看看什么原因。在2002年11月初，我在四川省人民医院妇科挂了一个专家号。他检查了一下，让我做CT再来找他。等我拿着CT报告给他时，他马上就给我开了住院单，让我马上去办入院手续。从他不安的眼神里，我看到了问题的严重性。

　　11月11日，我请假两周，住进了医院妇科病房。第二天医生开了番茄叶处方，让我吃此药。第三天早晨7点半钟，我被推进了手术室。8点半，手术正式开始。在麻药尚未完全发挥作用的时候，我听见手术室的医生说："这个女的是癌症啊。"我的病理报告为"大网膜转移腺癌——符合乳头状卵巢囊性腺癌特征"，术后确诊为"低分化卵巢浆液性乳头状囊性腺癌3期C"。

　　由于肿瘤为15cm，而且粘得十分厉害，医生无法实施肿瘤切除手术，只能把腹腔粘连部分、大网膜等部分切除，而包块至今仍然在身体里。因为肿瘤没法切除，只好改用"姑息治疗"，即采用化疗和放疗的治疗方法。那年，我是一个刚满45岁的女强人，在工作上颇有一些成就感，人生路刚刚走了一半，许多梦想没有实现，感觉到天要塌下来了。

在这种情况下，亲人担心医院误诊，把我的切片拿到了华西医院和四川省肿瘤医院进行复检，两周后两家医院的结果与省医院结果一致。

为了家人，为了自己，我下定决心一定要好好地治疗、勇敢地活下去。手术后的第二天我被转到肿瘤科，第三天就开始了漫长地腹腔灌注化疗，用的是进口的顺铂；静脉化疗用的是紫杉醇＋多西他赛＋顺铂，也是进口的。然后实施放疗。还好，我的体质对药物敏感，尤其对放化疗药物相当敏感。

因为没有做切除手术，所以化疗用药量很大。这使得我在每次化疗中痛苦不堪、生不如死。睡眠不好，胃口不好，人消瘦、憔悴，头发、眼睫毛、眉毛全部掉光，而且呕吐特别厉害，化疗后的白细胞也降得很低。

老公听一位病友家属说过，他们当地有个土方子，说是野生甲鱼、鲫鱼加虫草炖汤能使白细胞快速提高，于是，他开车到附近郊县的农村寻购野生甲鱼。此外，我还喝了自创的升白汤，白细胞果然上升很快，收到了很好的效果。

由于大剂量的化疗，加之吐得太厉害，每次化疗后都要不间断地打止吐针和止痛针，在最后一次化疗期间，还并发了败血症，以致我心力衰竭，血压为零，人也晕厥过去了。医院下了病危通知书。

休克期间医院对我实施了积极抢救，大剂量的肾上腺素流进了我的身体里。当时的我高烧不止、非常疲倦、双眼无法睁开，只想好好睡觉，但此刻我心里很清楚，死亡之神已经向我招手。

在此时，我为了亲人，为了自己，为了不能睡过去，我咬紧牙关。心想还有好多事都需要我去做，我一定要活下去！

强烈的求生愿望，驱使我只要能听见亲人们的呼喊，都要拼命眨眨眼睛，表示我还尚有知觉。经过医生们不放弃的治疗，加上我对生命的渴望，感动了老天。两天后的早晨，当我醒过来睁开眼睛时，我第一次感觉到又活过来了，原来人活着，真好！

经过两次的腹腔灌注化和半年的化疗后，我又开始了两个月的放疗。开始，我以为放疗要比化疗轻松，谁知道这放疗的副作用也厉害，才做了十几次放疗，副作用就出现了，每天上厕所，大便裹着鲜血，痛得我汗水和泪水一起流，简直是苦不堪言。

　　我要活下去，要让身体尽快恢复，就必须多吃，多吃就会造成多便，就要多受罪。尽管如此，我仍咬紧牙关，终于完成了两个月的放疗。通过 CT 检查，肿瘤由当初的 15cm 缩小至 3.5cm，取得了非常好的治疗效果。肿瘤科的医生们既高兴又惊喜地说，能把我医治这样，真是个奇迹！为此，当年的成都市《都市新闻现场》频道和《上海卫视》频道，都对我的病情和医治做了特别的采访和报道。

　　住院 10 个月，包块缩为 3.5cm。未再缩小了，家属又不同意再开刀切除，医生只能让我回家休养。

　　俗话说"三分治，七分养"，癌症的康复必须坚持治疗和调养相结合的原则。我康复是按照自创的"三期康复办法"：

在治疗期间：以治病为主，静养为辅；

在恢复期：以调养为主，饮食为辅；

在康复期：以保养为主，锻炼为辅。

　　当我回到了离别 10 个月的家中，格外亲切和珍惜，开始吃中药调养身体。刚开始回家走路都觉得很累，但我仍然坚持每晚在小区慢慢地散步。在饮食上，各种水果和蔬菜都吃，从不忌口；各种汤，也坚持喝；鱼、鸭、兔、猪肉、鸡肉、牛肉也都吃；太辛辣的食物、油炸食物，在恢复期不吃，在康复期少吃；街上的各种火锅，在康复期很少吃；蔬菜没有忌口的，什么都吃；每天坚持吃鸡蛋、牛奶及水果；每周都要吃一次豆制品；海鲜也吃。由于食补得当，我走路时不觉得累了，开始在小区学打太极拳。坚持了两年，体力有了明显的改善。回家休息了两个月，因单位工作需要，我又重返了工作岗位。

　　我从患病至今，已经 16 个年头了。由于良好的心态、规律的生活、合理的饮食，加之循序渐进的身体锻炼，所以带瘤生存的身体，也能一天天地得到康复。开始两年，我以静养为主，每晚只有 1 个小时左右的太极拳锻炼；两年后至 5 年内我改为每周一次乒乓球锻炼，每次 2 小时；5 年以后我增加了每周游泳一次，每次 1.5 小时；8 年后又增加每晚快步走 1 个小时锻炼。此后，我还经常参加本市乒乓球比赛，前年获得了成都市国企职工运动会女子乒乓球单打第6 名。

我每天坚持喝自创的"养生水"。十几年来，我出差、出国也喝这养生水，从未间断，收到了意想不到的效果。至今的我，满头黑发，精力旺盛，充满活力，睡眠很好，在同龄人中显得年轻。这 16 年来，我身体免疫力得到了提高，几乎很少感冒，白细胞常在 $5.5 \sim 8 \times 10^9/L$ 之间。

2008 年，我开始参加成都市抗癌协会爱心乐园组织，结识了许多病友。我用自己阳光的心态和健康的精神面貌去感染病友们，以做公益、为病友服务，奉献自己的爱心，实现自身的价值。2015 年 7 月，我参与爱心乐园管理层。

2016 年 4 月 15 日，我荣获"四川省十大抗癌明星"称号。当我站在领奖台上，那种感动和感恩的心情无法用语言来形容，我决心用感恩之心回馈社会、回馈病友，在爱心乐园更好地为肿瘤患者服务。患病了，是人生的不幸，但能与癌共舞，人生也很精彩。

附：田玲的养生方

方法一：食补——提高自身白细胞

主材：甲鱼 1 只（野生最好，升白细胞效果最快）。

辅材：3 条鲫鱼（不要太大，手指一卡长即可，鲫鱼只除去鱼鳃和鱼腹），3 根虫草。

做法：放入电炖锅（里面一定要陶瓷的），什么都不放，用清水炖一天一夜，起锅后放一点点胡椒粉和食盐即可，每天喝 3 次，一次一小碗。

主材：老鸭子半只（太小的就 1 只）。

辅材：3 条鲫鱼（不要太大，手指一卡长即可，鲫鱼只除去鱼鳃和鱼腹），3 根虫草。

做法：放入电炖锅（里面一定要陶瓷的），什么都不放，用清水炖一天一夜，起锅后放一点点胡椒粉和食盐即可，每天喝 3 次，一次一小碗。

两个主材一定要轮流换着炖，辅材不变，切记鲫鱼千万不要除鳞。炖好后的汤也千万不要放入铝锅和不锈钢锅里，否则会使整个汤变色、变味，导致患者很难喝下去。煲的汤一锅要吃 3 天左右，每天 3 次，一次一小碗。

这个土方子效果非常好，帮助我在化疗及放疗过程中快速提升了白细胞，使医生都刮目相看。

方法二：日常养身之道——好好喝水

1. 夏季：柠檬（2片），胎菊或菊花少许，石斛（2颗），西洋参（2片），虫草（1根）。每天早晨放在一起用开水泡，晚上睡觉前，把虫草夹出来吃了。

2. 冬季：枸杞（少许），石斛（2颗），西洋参（2片），大枣（2粒），虫草（1根）。每天早晨放在一起用开水泡，晚上睡觉前，把虫草夹出来吃了。

柠檬片泡水的功效：化痰止咳、生津健胃、洁肤增白、美容减肥，提高免疫力，它是碱性水果之一。

胎菊或菊花泡水功效：它含有多种对身体有益的营养物质，在进入身体之后能够起到清热解毒、抵抗病毒，以及延缓衰老等等的作用。但菊花性寒，如果长期服用或者是大量服用会增加脾胃的压力，导致脾胃的阳气受到损伤，身体会出现肠胃不适、腹泻或者是肠鸣的情况。

枸杞泡水的功效：具有滋肾润肺、抗肿瘤、保肝、治虚安神、明目祛风、延年益寿等作用，既是植物型滋补品，又是营养性食品。

石斛泡水的功效：滋阴清热，润肺益肾，明目强肾。国际药用植物界称其为"药界大熊猫"，被民间称作"救命仙草"。

西洋参泡水的功效：具有滋阴补气、宁神益智、清热生津、降火消暑的作用。胃有寒湿者忌服。

虫草泡水的功效：具有益肾补肺、止血化痰的作用。治疗肾虚阳痿、肺虚久咳、病后体虚，能增强机体免疫力，辅助起到抗癌的作用。

大枣泡水的功效：具有补气养血、益肝明目、健脾和胃、养肝补血、益气生津的作用。

方法三：提升精力汤的做法

1. 根：带须的植物根和以根类为食物的，如红薯、山药、甜菜根等。

2. 茎：茎类蔬菜，如：芹菜、莴笋、胡萝卜等。

3. 叶：所有叶类蔬菜均可，多种最好。

4. 花：新鲜可以食用的花朵或者干花，如木槿花、金银花、玫瑰花、茉莉花等。

5. 果：①水果品种可以多样化；②生的坚果种子类，如催芽的葵花籽、芝麻、腰果、松子。

我自己平时常用的材料：生姜、芹菜、大叶生菜、小油菜、西红柿、青笋、紫甘蓝、苹果、香蕉、菠萝、火龙果、猕猴桃、红薯、柠檬、橙子、玫瑰花、金银花、松子、黑芝麻、腰果等，所有带须的根都行。

最后，希望更多的姐妹可以走向康复，与癌共舞，获得精彩人生。

想活好就别怕死

代聪玲（北京，网名代姐，癌龄14年）

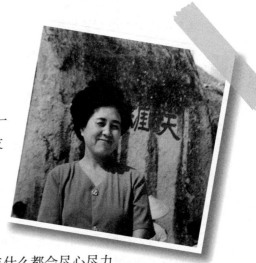

我是北京的代聪玲，因为我住在北京八一湖抗癌乐园附近，常到乐园练功，认识的病友大部分是来自全国四面八方的姐妹。初到北京看病治疗或者到这里学习郭林气功的，如遇到困难都愿意找我。我一直在北京生活，地面交通熟悉些，加上我今年68岁，年龄稍大一点，又是一个"老癌"了，所以能做点什么都会尽心尽力，家成了免费旅馆，所以大家都客气地叫我"代姐""代老板"。后来，为了大家联系方便，我的网名就干脆叫"代姐"了。

我是1950年正月生人，属虎，一名铁路退休职工，在单位从事行政机关工会工作，一辈子为单位职工服务，勤勤恳恳地工作，身体也特别好，除了生孩子我没有住过院，可是我退休了一天也没有耽误，天天往医院跑，把前半辈子的补回来了，有时候想该享受生活了，偏偏生病，真倒霉。

我是55岁那年的1月份退休，2月份生病，3月份手术。生病后，一天也没有耽误地去医院。

其实，我53岁就内退，虽然班可上可不上，工资照拿，但我还是隔三岔五去单位做点工作。其余的大量时间，我忙着装修两套房子，因为过去工作忙顾不了家里，这次是孩子要结婚，自己住的地方也要整干净点，所以两套一起装。2003年，孩子结婚，大事办完了。

2004年小姑子在深圳上班，她得了乳腺癌，家在东北也没有啥人帮得上忙，她和爱人不住一起，孩子又在美国，真是缺人照顾。见此情况，我儿子说："妈，您去深圳照顾小姑吧。"于是，我就请了假去深圳住了大半年。当时老头子也退休了，我们俩一块去了深圳。在那里我每天送饭，陪着小姑子去医院放化疗。整个过程都是我一个人忙里忙外，有点太累了。

当时我肚子也痛过，但没有想那么多。后来我想起来就后悔，为啥不去体检下，还整天地守着医院。

2004年底，小姑子完成治疗，我回到北京时大家都说我瘦了很多。我说是在深圳累的，没有想那么多。春节期间，我还回了一趟太原的娘家，又给一大家人做饭，又累了。当时肚子胀，以为是着凉了，还恶心，认为是吃的不合适。

过了年回北京去看病，看的内科。我邻居说你该去看看妇科，我就去看了妇科。查B超提示有腹水，还有两个包块，一个直径为10cm，一个约为6cm。CA125是2670U/mL。我也不懂这些，大夫让我住院，还问我家族史中是否有人得癌。

当时，我脑子嗡的一下，才明白啥是家族病史。我爸爸肺癌去世。我妹妹乳腺癌，我妹妹病了，我还去照顾了几天。难道这一下摊在我身上了？我是医盲，早知道了就早检查了，身边好几个得癌的都没有引起我重视。

怎么办？只能面对，住院治疗呗。肚子胀得难受，抽腹水5瓶。查CT、B超，折腾了一个月，最后3月份做了手术，然后开始了漫长的治疗。

手术把所有的附件切除了，术后确诊为浆液性乳头状囊腺癌，低分化3期C。化疗6次，用紫杉醇和卡铂。半年化疗结束，吃中药，练郭林功，每天在八一湖做功半天。吃了午饭，有时间还去八一湖做功，这样老老实实地练，还不到3年。

2007年底，CA125上涨，我一直观察。2008年春节后，做CT看不出来，后来做了一个PET-CT，发现直肠有肿块。于是我去了北京协和医院找专家。大夫让我住院，我又做了第二次手术。因为瘤子小，做了切除术。接着化疗了6次，又是卡铂和紫杉醇。

2010年夏天，CA125又高了，放疗了25次。在别的医院，好像没听说有卵巢癌放疗的，不知道北京协和医院为啥让我放疗？我只能听大夫的。

2011年夏天，CA125又高了。大夫让我口服化疗药"欣泽"，口服了两个月，CA125下降了点，CA724，变化太大。我又做CT检查，没发现东西，可是CA125已经上涨到2353U/mL了，又改用静脉化疗。化疗了4次大夫不让化了。因为我对卡铂过敏了，就打了4次紫杉醇单药，反而CA125正常了。我共计在北京协和医院治疗4年，一次手术，一次放疗，化疗了14次。

在北京协和医院治疗期间，我在武警北京市总队第二医院做了2次生物治疗，去沈阳做了中药贴敷。现在看来，真是有病乱投医了。

2013年指标又高了，大夫说要改道。我怕了，因为我CA724也高，还是肠子问题，也不做肠镜，上来就改道，我接受不了。后来我又回北京铁路总医院，现在叫北京世纪坛医院。

我又找到最早给我手术的大夫。当时我的大便不正常，做完肠镜做病理结肠手术，有一个5cm大的瘤子，病理报告是恶性中低分化。后来我在外科进行了手术，切除了乙状结肠。手术后指标正常。我出院后也没有化疗，到了年底发现CA125又高了，我只能化疗，又化了4次，指标正常。这是2014年的事情，化疗结束是2015年8月。

又耗了一年多，2016年底指标又高了，CA724也高，做肠镜说我吻合器有炎症。大夫还让我化疗，我正准备住院检查，结果在去医院的路上把脚崴了，真是祸不单行！在家休息了一个月。

2017年3月用吉西他宾＋顺铂4个疗程指标正常。2018年3月CA125 300U/mL又用吉西他宾＋顺铂二个疗程，指标正常。

回顾这些年，磕磕绊绊地走过来了。我想一定要有个好的心态，再一个就是不要累。国家、单位离了咱们都行，小家没有咱们就不行了。但是，我们不能累。好比说，我是2005年病的，到了2006年，我家喜添孙子，把我高兴得不行。虽然家里有保姆，我就搭把手，做点很少的事情，可就这样还是不行，就买点菜也累了，到2007年底还是复发了。

我当时就想，我们的病5年是个坎儿，我在这5年内要有个目标：第一得孙子，第二看奥运会，第三就要过60大寿。一个一个的目标，都一一实现了：孙子有了，2008年奥运会看了，2010年过了60岁生日，抗癌乐园还给我过了5岁整生日，尽管我的病老是复发，但还是过了10岁整生日。我是幸运的。现在，我要为15年、20年整生日奋斗。

回顾这3次手术，24次化疗，5次复发我都扛过来了，还有啥放不下的？！好好地过好每一天，只要我们能活着，就是全家人的幸福。我也是喜欢旅游的，原来上班期间，经常出差，有机会就到处玩一下。只要放假，我就自费出去玩。我和同事说，退休了出国玩。结果退休后一天也没有耽误，全往医院跑了。有时候我想，这也是命吧。

现在，我也想通了，老天啥时候叫咱们到别的地方去玩，咱们就走；不叫咱们去，那就在家里好好活着，活好每一天，快乐每一天，还是活着好啊！

阳光总在风雨后

陈惠珍（上海，网名阳光，癌龄14年）

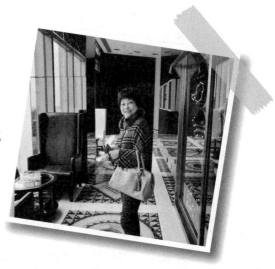

我叫陈慧珍，生病前在上海自动化仪表九厂工作。现将我的抗癌经验与大家分享，希望能让一些姐妹少走弯路。

下面，我将从三个方面来讲述患癌的经过和治疗。

一、病情发现与手术

早在 2003 年以前，我每年都要做一次妇科检查。当时的检查很方便，我家门口就有一家中医院，每年的检查结果都让我开心。

2004 年 7 月，我总是感觉特别的累，有白带增多的现象。当时，我认为是更年期的反应，或者是太累了，所以没及时去检查。

期间也与家里突发了一件大事——我二哥突发心梗去世了有关。当时，我儿子刚考上大学，正在军训，老公被外派到北京工作，家里只有我一人。所以，只有我在此时为哥哥守灵，三天三夜的悲痛与熬夜，心力交瘁到极点。我很累，特别不舒服，总想躺下休息。等处理完哥哥的后事，我才到医院检查。医生为我做妇科检查后，马上开了一张阴道 B 超的单子，神情焦虑地告诉我快去检查。

看到医生的表情，我有一种不祥的预感。果不其然，阴道 B 超显示有包块。医生建议我马上住院手术。听到这一消息，我当时头脑一片空白，不知道怎么是好。一会儿，住院单也开好了，但我仍心存疑惑，再次询问医生："是否搞错了？"我说，肚子又不疼又不胀的，每月的例假如期而至，肚子也不见疼痛，就是白带比以前多了些，不至于严重到要住院做手术吧。医生说："不疼不痒一定不是好东西。"当时，我很固执，不相信医生的判断。医生也没有办法，认真地对我说："你自己考虑清楚，要不你去条件更好的医院复查一下，抓紧时间！"

回到家之后，我马上给姐姐打电话商量。她也认为一个医院的检查说明不了什么问题，万一是误诊呢？还是多走一家为好。当天下午，我又去了上海第一妇婴幼保健院。对于我们女人来说，妇科病还去这样的医院合适。通过一系列检查，确定我的卵巢上长了包块，的确需要马上手术，但需要等床位。

什么时候有床位？我还等得起吗？当时心急如焚，就托人疏通关系，住进了医院。

2004 年 10 月 22 日进行了肿块切除术，术后病理报告：卵巢癌 3 期 C，低分化浆液乳头状腺癌。大网膜、肠管都有粟米粒状转移灶，所有的妇科附件，包括盲肠、阑尾都被切除。手术中腹腔化疗了 2 次。

术后进行了 10 次静脉化疗，用进口的泰帝和卡铂。出院后的三年半，CA125 指标一直维持控制在 6U/mL。在此期间，我用了两年左右的干扰素，以注射胸腺法新（日达先）来提高免疫力。体力日益增强，自我感觉良好。

二、复发后的治疗

想到身体已康复，旅游的想法悄悄萌发。于是，我带着十分快乐、彻底放松的心情走出了家门。先后去了泰国、九寨沟，心情大好！旅游回来后，我想也该检查一下了，如果仍然良好，还可以再去一些地方散心。

谁知，乐极生悲，CA125 指标不正常了，我感觉这不是一个好苗头。观察了半年，每月的检查报告显示缓慢上升。于是我就去找当年为我医治的主治医生。偏巧，这位医生去国外就职了。我只好来到复旦大学附属肿瘤医院，找到了妇科主任王华英。当时 CA125 超过 100U/mL。影像显示髂血管上有结节，乙状结肠上有结节，大网膜上也有。诊断结果，复发了。

2008 年 10 月，我进行了二次手术，腹腔化疗二次，静脉 6 次，用的是多西他赛＋卡铂。经过这次治疗，病情稳定了两年。

2010 年 7 月，噩梦又来了。肿瘤标志物又慢慢地往上升。我问医生是否可以手术治疗，医生说："不能开刀。因为肠粘连很厉害，而且离肛门太近，如果手术改道，生活质量会下降。你还是化疗吧！"

从 2010 年下半年开始，共化疗了 6 次，CA125 恢复到正常值。用药为紫杉醇＋顺铂。但是，好景不长，过了半年，CA125又慢慢地上升了，超过了50U/mL。我只能口服化疗药依托泊甘。数值虽有下降，但只要一停药，又会升到100U/mL。就这样连续3年，化疗半年，好半年，反反复复。

2013年7月，发现肝上有两处转移结节。又开始了化疗，用多西他赛＋顺铂＋环磷酰胺。

在医生明确不能手术的情况下，2013年12月开始了乙状结肠放疗，共放疗22次，效果不理想。2014年，又进行肝脏放疗18次，效果也不理想。我做放疗后就一直没停止化疗，化疗药用2次就出现耐药，换药后，还是未能控制CA125的上升。

2015年3月，出现了肠梗阻，20天不能吃喝，依靠静脉输液维持生命。在极度的绝望中，医生答应再给我冒险开刀手术，说得很明白："这次手术风险非常高，不能保证我安全下手术台！"我也只有绝地一搏了，最后家属签字同意进行肠道造口。没想到捡回了一条命，活到了现在，非常感谢医生的再造之恩！

2015年5月，CA125还在不断地上升，化疗也扼制不了CA125的上升趋势。

2016年1月，肝上的结节又增大了，治疗方案为介入加射频消融手术。两个月后复查，CA125升到1200U/mL。2016年3月，改用依托泊甘、环磷酰胺、耐达铂"三药合一"化疗方案，化疗后复查，CA125升至2500 U/mL。此时，PET/CT检查发现，肝上又长出了新的结节。2016年5月，方案改为白蛋白紫杉醇，进行了4次化疗后，CA125降到了1000U/mL，但第5次化疗时CA125又变为1500U/mL。2016年6月停止了化疗，改为肝介入两次。

从2016年12月出院到现在每月都在化疗，这就是我与癌魔抗争到现在的经过。病病歪歪的我，如今走过了14年，前前后后化疗70多次，其中的放疗、腹化都不包括在内。

亲爱的姐妹们，治病需要坚强，需要坚持加油啊！只要活着就是王道！听说新药马上就要上市了，我们就要看到希望了。

三、中药和锻炼

从2004年10月开始，我坚持吃中药。直到2014年12月因每月化疗，我就没坚持吃中药汤剂了，但有时吃点中成药。

身体锻炼，我从 2011 年开始，参加抗癌俱乐部学习班，坚持做郭林气功。因化疗的摧残，身体虚弱，我没有毅力坚持下来。

饮食方面，我从 2004 年 10 月生病到 2008 年 10 月复发，我都注意饮食上的忌口。如中医所说的发热性食物，海里的鱼、蟹之类，鸡、羊、狗肉我都不吃，每天以素食为主。因为忌口仍然复发，到后来也什么都吃了。抗癌之路任重道远，但我相信阳光总在风雨后，亲爱的姐妹们加油吧，让我们一起迎接胜利的曙光。

幸遇良医过难关

刘秋凝（北京，癌龄14年）

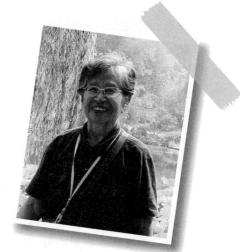

　　我是北京的刘秋凝，1945年6月出生在北京。

　　2004年6月患卵巢癌，时年59岁。当时的病情为：原发子宫内膜癌和原发卵巢癌。病理报告：卵巢癌（透明细胞癌）。于2004年6月在北京大学人民医院妇科手术治疗，术后两次腹腔灌注化疗，8次静脉注射，共10次化疗。化疗期间及化疗后接受中医中药治疗5年。主治和主刀医生是北京大学人民医院妇科崔恒大夫。

　　转眼14年了，回顾病情和治疗过程历历在目。

　　我在轻工业部塑料加工应用研究所工作，主持某产品国家标准的研制修订工作。工作很忙，国内国际会议不断。发病前连续几年，单位体检都要求我到医院做妇科的进一步检查。由于工作繁忙时间有限，每次都是去人民医院挂一个普通号，做一个简单的检查敷衍一下。自己并没有什么不适感觉，只是在更年期大约是53岁前后，间隔三四个月有一次例假，出血量比较大。后来去医院预约了门诊宫腔镜检查，我自己如约前往，可能因没有家属陪伴，医生说观察一段时间再做检查吧。

　　那时我先生工作很忙，承担一项973项目，担任首席科学家。我也很忙，真是没有时间生病。

　　直到有一次我出差在外时，出现了粉色白带，量比较大，需要使用卫生巾。我自觉情况不妙，急忙赶回北京去北京大学人民医院。医生检查后告知，需要住院手术。我们请求崔恒大夫主刀，手术当天我先生因无法分身，单位派人在手术室门外等候。崔大夫发现情况不好，又无法跟家属商量，那一周我进了两次手术室。

　　原本宫腔镜发现子宫内膜癌，准备做子宫癌切除手术，但妇科彩超显示卵巢有一个 2.9cm 的肿物，我听见崔大夫念叨，规定 3cm 应手术切除，它只有2.9cm。术前，肿瘤标志物 CA125 正常。他跟我先生商量，提出将卵巢一并切除的建议。术后病理报告：（卵巢）透明细胞癌。这是一种很凶险的癌症，对化疗药物不敏感。术后 CA125 指标逐渐上升，必须及时化疗。比较幸运的是，切下的 5 个淋巴结病理检查没有发现转移。

由于事情来得突然，没有思想准备，我的情绪有些失控，不吃饭，不说话。当时血常规检查血色素只有 7g/L，达不到化疗要求。

此前我们不认识崔恒大夫，只知道他是科主任。在医院工作的朋友说他的水平是可以信赖的，所以我们请求由他主刀。我们只见到他特别忙，患者很多，他总是被患者和家属围着。

他注意到我手术后的表现，怀疑我发生了心理问题，就跟我说："你得好好吃饭呀，你看别的患者都不像你那样，血色素太低怎么化疗呀！"

北京大学第六医院心理科专家，每周来北京大学人民医院特诊一次，他让我看看心理医生，自此我便开始了抗抑郁症治疗。为了能及时进行化疗，崔大夫提出输血提高血色素，征求患者家属意见。输血是有风险的，崔大夫说北京大学人民医院的血源问题不大，权衡利弊还是选择输血。我先生也咨询了这个领域的专家，都说现在救命要紧！

输血 400mL 后血色素升至 9g/L，达到要求，开始了化疗。事后检查各项指标正常，没有发生输血意外。

崔大夫说："透明细胞癌对于化疗药物很不敏感，治疗不能耽搁。"在此期间，白细胞一度降得很低，只得使用升白细胞的药剂，提高白细胞指数，以满足化疗要求。化疗就这样艰难地进行着。

我当时好像完全失去了思考能力，在医院被推来推去接受各种治疗。崔大夫跟我先生说如果化疗压不住，CA125 继续升高，恐怕就不好办了。我先生的工作和家庭的压力几乎让他也支持不住了，前列腺肿瘤标志物检查超标。大夫说别着急，一个月后再检查一下，有时候抵抗力下降会发生前列腺炎，指标也会上升。有惊无险，果然一个月后指标恢复了正常。

我们一家就这样像大海中被飓风冲击的小船，随时面临灭顶之灾！

当时，一位长年照顾我妈妈的四川小阿姨，跟我们关系很好，她把姐姐接过来照顾我妈妈，她全力照顾我。这小阿姨聪明能干，很快学会了打针换药，升白药都是她在家里给我肌内注射，静脉的预留针也是她换贴膜。家里买菜做饭全由小阿姨打理，住院准备工作和护理也全部指望她。我先生仍然肩负着自己的责任，没有停下工作。他曾经半夜从医院回家等出租车时，坐在马路边上睡着了。

我的 10 次化疗总算坚持下来了，还算不错。每次化疗前的 CA125 检查结果都在下降，CA125 逐步降到 10U/mL 以下，大家都看到了希望。整个过程我几乎是一个行尸走肉毫无感觉，只想赶快死。我先生也没有思想准备，加上我们两个多年来都在忙于工作，他一时也乱了方寸，重要的事情基本都是依赖崔大夫。

化疗期间发生很多身体不适，化疗结束后我的 CA125 指标降下来了，但人也非常虚弱了，不仅走路困难，连续坐着也直冒冷汗。小阿姨虽然尽力，可也不懂饮食该如何调理，最大的问题是大便不畅，肠胃几乎停止了运动，要靠灌肠解决。

经人介绍，我先生请来中医张京安大夫，经他中药调理，肠胃运转逐渐改善，食欲也逐渐好转，体力一天天恢复。当我体力有所好转时，他们张罗打扑克牌，先生和小阿姨都设法让我赢，让我开心。逐渐地我可以在家里步行几十步，进而下楼晒太阳。

后来我又参加了一些气功、公园散步等锻炼活动。这期间定期复查，各项指标都比较稳定，但是抑郁和焦虑症状还时有发生，有时候表现很隐匿。我曾经呼吸困难，心率不正常，24 小时内早搏 16000 次。做了各项心脏方面和肺功能方面的检查均没有发现器质性病变，去崔恒大夫那里复查时，崔大夫建议再去看看心脏科"双心门诊"。许多心理疾病都有心脏不适而无法解释的症状，经过心理医生参加的会诊，认为还是需要进一步做心理治疗。之后转至北京大学第六医院，诊断为焦虑症，进行药物治疗，配合生活环境和建立健康的生活习惯，症状明显好转。

病情得到了控制，我的心情也逐步好转，参加了气功学习，每年春夏秋冬都坚持去公园活动，调整情绪，锻炼身体，还拍下了一个个美好的瞬间。

这段时间我开始写些文章，回忆往事，整理照片，学习制作 DVD，让自己

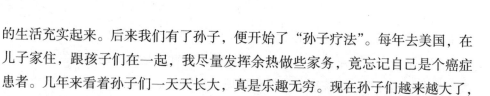

的生活充实起来。后来我们有了孙子，便开始了"孙子疗法"。每年去美国，在儿子家住，跟孩子们在一起，我尽量发挥余热做些家务，竟忘记自己是个癌症患者。几年来看着孙子们一天天长大，真是乐趣无穷。现在孙子们越来越大了，我很有成就感。

去年我们还跟儿孙们一起去海边钓鱼，那可真是能治病的活动，晒着太阳，看着日落中飞翔的海鸟，海豚跃出水面，还有大大小小的各种鱼上钩，与一起钓鱼的从不相识的人合作，从水中把大鱼弄上来。渐渐地癌症好像忘记了我，一转眼十多年过去了，我忙着买菜做饭，照看孩子，尽做奶奶的义务，过着正常人的生活。

我的经验和教训如下。

1. 定期体检，发现问题及时就医。现在单位都安排每年体检，其实我在手术前好几年体检就发现有问题需要进一步检查，由于没有明显的感觉，就忽视了。如果早期发现早期治疗，情况会好很多。生病后才知道，卵巢癌非常隐匿，没有明显症状，一旦发现往往就是晚期。因此，应当格外警惕。

2. 已经得病，应当冷静应对，特别是应当把握好自己的情绪。我只知道癌症是要命的，不知道它是能够治疗的，配合医生积极治疗还是大有希望的。如果我能够稳定情绪，情况会好得多。

抗癌需要组合拳

王改凤（北京，网名汪洋，癌龄13年）

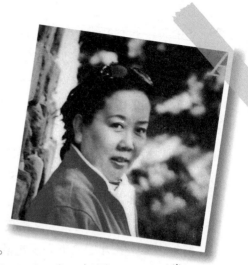

我叫王改凤，是一个有着 13 年癌龄的卵巢癌康复者，曾是一名从事绘画工作的美工，现在的时光多以传授郭林气功为主。回顾自己的抗癌之路，感慨颇多。

2003 年、2004 年，我虽然发现妇科有些不正常，但因 CA125 正常，两家医院均诊断为卵巢囊肿，视为良性。直到术前 CA125 也只有 27U/mL。

2005 年 12 月 27 日，医院决定为我切除卵巢囊肿，采用微创手术。没想到此次手术持续了近 14 个小时。在术中，大夫很快发现腹腔内肿物为恶性，冷冻快速病理报告确诊是恶性。于是请来外科等科室会诊，重新制定手术方案。手术摘除了大网膜、子宫、卵巢、宫颈，清扫了淋巴。因为本人曾做过盲肠手术及剖腹产，腹腔粘连严重，手术过程艰难，术中因失血过多输了 2 袋备用血。术中两次报病危。早上 8 点手术，醒来后已是晚上 10 点。遭遇人生第一次惊心动魄地手术，是不幸的，我活了下来，倒是万幸。

手术的最终病理报告："左侧卵巢子宫内膜样腺癌，中分化、浆液性"。切除的实体瘤大小为 6.0cm×4.5cm×5.3cm。术后，大夫对我家属讲，我的生存期大概是半年至一年左右。

大夫和家属一直对我隐瞒病情，直到第 22 天才透露是癌症，需要象征性地做几个化疗。于是术后第 23 天开始化疗（术中体内装了化疗泵），一共做了 4 次腹腔灌注，6 次静脉化疗。静脉用药为：紫杉醇＋卡铂。由于每次化疗后的白细胞和中性粒细胞指标太低，下次化疗常常要拖延到 30 天左右才能开始，并且要注射升白针。在这种情况下，我坚持了 6 个疗程。

我是上班族，因怕失去工作，在第 6 个化疗结束后的第 2 天，我就开始上班。每天下班之后，练郭林气功、喝汤药。练功时间，根据上班需要，上午练

2～3 个功，下午 4～5 点后再练。

2008 年 11 月，术后已近三年，有一天我突然咳血不止。以前我并不咳嗽，如此咳血使我意识到可能肺部出了问题，于是在输了三天止血药后，就从急诊转入北京朝阳医院肿瘤科。经 CT、痰化验等检查后，确诊为继发性肺癌，为双肺多发微小病灶。

突如其来的二次打击，让我突然间感到了从未有过的恐惧，不寒而栗。

惊恐未定，科主任让我立即接受化疗。我已有过化疗的经历，担心化疗的诸多副作用和痛苦。在和大夫商量后，我决定口服化疗药。两周后，我的咳血终于彻底止住了。出院时大夫又给我开了口服化疗药"替吉奥"。

回到家里，我开始放下心里包袱，重新树立信心，又开始了新一轮的抗癌历程。每天做好三件事：吃饭，练功，喝汤药。归结为 9 个字："心放下，严忌口，勤行走。"为此，我毅然办理了退休手续，把工作彻底放下，安心养病，由此心理压力减轻了许多。在日复一日的抗癌日子里，我寻找了多位卵巢癌的抗癌明星，诸如林永萍、李秀芳、方玲娟等老师，向她们学习抗癌经验。

她们的宝贵经验告诉我：抗癌道路艰辛，不能走弯路。要专心抗癌，就得把一切放下；饮食上要以粗、杂、淡、鲜为标准；每日专心练郭林气功，风雨无阻，即使是雷雨天也不忘走功；中药配方，两周调一次；要快乐抗癌，多和心情快乐积、极向上的人交流，不要接受那些负能量。

在肺部转移后，我采用多种形式的立体抗癌办法。集中起来，主要归结为以下几点：

1. 运动。自从患癌后，我开始习练郭林气功。"二进宫"后，我将练功调整为每天走两个特快功，先练自然行功，然后练特快功，升降开合、中快、点步。我在每次出公园时，加了一个特快功。当时觉得不错，瘤子也练下去了，但现在心脏不太好，方知特快功会伤心脏，有利有弊，这需要个人根据自己的情况不断调节。多年来，我每天保持练功 4 小时，"功时等于治疗量"也是有道理的。

2. 中药。西医治疗后换成中医保养，坚持服中药。我每天喝中药，方子两周一换，喝 27～28 天停 2～3 天，以免伤肝肾。

3. 心疗 / 念佛。治病先治心，我在不练功时就念佛。我每天都对自己说：

"我的身体呀，我爱你！阿弥陀佛保佑你，我身体每个部位、每个器官都是正常的，你们要互相协作，好好工作，愿我的身体健康，延年益寿。"然后口念十遍阿弥陀佛，最后回向。

4. 做雾化。因为是肺部的问题，我特意买了雾化器，把白花蛇舌草20～30g煮水，滤出渣滓后把水放入雾化器。每日2次，每次20分钟。多年实践证明，雾化效果非常好。

5. 食疗。各种杂豆粥，每天至少喝一次。吃菜，我喜欢吃烩菜，至少6种菜一起烩，少油少盐，类似东北乱炖，诸如土豆、胡萝卜、香菇、黄瓜、木耳等，各种颜色的越杂越好。在头8年，我基本不吃肉，现在虽吃，但少量，有节制。

成功的抗癌，需要组合拳。我坚持多方位的立体抗癌治疗，效果比较明显。2009年3月的CT检查中显示，双肺病灶未见明显变化；2009年9月，CT检查，双肺结节，变为微薄小片。至此，病情得到控制，我开始停止吃口服化疗药，又找回了健康。这一经历告诉我，世上没有人会随随便便成功，只有风雨之后，方能见到彩虹。

2014年8月18日，我的直肠上出现了两个良性小瘤子，虽被微创手术拿掉，但落下了腰痛的毛病。我的教训总结是，不应在小医院做手术。这是个教训。

2014年，我在北京抗癌乐园，已过了两个五整年的生日。在我抗癌的第11个年头，有幸获得了"全国最杰出抗癌明星"称号。2016年1月18日，中国教育频道e视界栏目，专门到家中，到团结湖，采访了我。病情稳定后，我开始做义工，主要是为癌症患者服务，如在团结湖抗癌乐园教授郭林气功等，每天的生活充实而又忙碌。

无数抗癌明星的事例证明，成功的抗癌是全方位的立体战争，只有运用组合拳，才能打赢这场生命保卫战。抗癌需要辨证施治，不断总结摸索自己的生理、心理变化，让自己能够保健康、有质量地活下来，这是硬道理。

其实，经历过许多生死考验的人，也不再害怕了。癌症是肿瘤的一种，没啥了不起，摸到了它的规律，也是一种可防可治的慢性病。只要你精神振作，做到综合、科学、规范地治疗，控制癌症并不是那样难。我坚信自己，会在抗癌路上走得更远一些。

总结我的抗癌体会，主要有如下几点。

1.CA125是卵巢癌的一个重要的指标，所以不能只关注CA125。但高或不高，都很难说一定就是癌，有时一定不是。尤其不高时，不一定就不是癌，这容易判断失误，千万要注意。如果生病或者有问题了，不能只看一家医院，要看2～3家医院再做决定，否则耽误了最佳诊治期不值得。

2.腹腔灌注对这个病确实有好处，如果所在医院可以做，尽量去做。

3.治疗后的前3年，是卵巢癌复发的高发期，提醒各位病友要时刻警惕，及早预防注意，以免第3年出问题；第4、第5年要提前注意，以免第5年出问题，以保证3年关和5年关安全渡过。过了5年之后，复发率会降低很多，但依然要坚守警戒线。

4.在头5年里，我哪里都没有去，只待在北京的家里。生病了尽量不要再去像以往一样工作，即使工作不累，也难免会遇到不高兴的事情，影响心情，影响病情。

我的复发和我2008年的一次生气有关。"气、急、累"是我们患者的三大忌，我们要尽量接触正能量的人，远离负能量，为自己健康自私一点，尽量做个快乐的二百五，不要精明、眼里揉不得沙子。多一事不如少一事，毕竟自己没有那么大的承受力，有什么不如意的，随它去吧。

5.关于忌口问题，众说纷纭。我是忌口的，基本不吃肉，但我的白细胞一般都在$6～7×10^9$/L血液指标都很正常。不过忌口因人而异，不要一概而论。身体弱的可以适当吃点肉滋补，但是要避开热性的羊肉和大发的螃蟹。我从小生长在北方，南方水果我是不吃的，只吃北方水果，我相信一方水土养一方人。

6.汤药问题，因各种原因我换了8～9个中医医生，其实这是不对的。中医中药一定要服用，建议固定一个适合自己的大夫，不要频繁更换。看中医，最好选择年龄在50～60岁，有20～30年经验的比较好，中药对稳定病情是很有必要的。现在我的中药是隔天吃，以保护肠胃。

我还吃过金龙胶囊，因为自费太贵我直接买金龙的中草药打粉后装胶囊服用。我还尝试过狼毒，但是毒性都太大了，没有坚持，也不建议大家学。

7.其他的保养方面。我一直坚持饮红景天汤。因为红景天是给细胞补氧的。

我还偶尔会用一些灵芝片泡水。我长期服用金水宝，保护肾、肺；吃辅酶Q10保护心脏，其他保健品不吃。雾化我一直坚持做。

8. 平时如果需要应酬，在外面吃饭，我会尽量使用公筷（力戒吃他人带口水筷子夹过的菜），避免交叉感染，只吃第一筷子。

9. 免疫类针。我一直打核糖核酸2，每年打3个月。立春前，立秋前，每逢换季打3个月，然后停3个月，以预防感冒，增强免疫功能。每年定期复查，不敢大意。免疫针有一定效果，可以选择其一坚持用。

抗癌路是自己走，大夫只管手术，剩下的全靠自己。抗癌是一个长期复杂的过程，是条漫长的路，只有用组合拳才能奏效。大家加油哦！

附：食疗经验方

六和果菜汁

食材：

1. 生菜（广东A菜）2片。有益于肌肉、骨质、筋和肺。

2. 细芹菜2支。促进血液循环，使血管更健康。

3. 红西红柿1粒。使血细胞健康。

4. 大洋葱（白色）1/4个。益于心脏。

5. 蜂蜜2～3匙。提供总能量。

6. 青柠檬1/2个（连皮、子）。可恢复免疫能力。

7. 苹果1个（连皮、子）。给脾储备很高的能量。

8. 饮用水（500毫升）。

做法：

1. 用两汤匙酵素对1升水，泡45分钟（去除农药、重金属、细菌、寄生虫卵）。

2. 用果汁机打成果菜汁，于6小时内喝完。

功效：

六和果菜汁可以帮助身体排毒、净化肠道，减轻、改善各种不适应症状。例如：腹泻、肌肉酸痛、肩颈酸痛、头痛、高烧、身体虚弱、失眠、打鼾。饮用果菜汁时，身体会有一些自然的代谢反应，帮助身体各种机能恢复到正常的

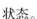

状态。

自然代谢反应情况：

1. 腹泻——清理肠道。

2. 呕吐——清理胃。

3. 发高烧、出汗和经常排尿——清理血液。

4. 呼出臭气，并从体内排出痰状物——清理肺。

5. 全身疲软——身体正在排除废物和毒素，细胞开始恢复健康。

谷物奶（米浆）配方

材料：

薏米，莲子，糙米。

注：每种材料用手抓一把即可。

做法：

1. 把所有材料放在碗中，加入水和两汤匙饮用酵素泡两个小时。

2. 把材料放进果汁机打碎。

3. 打碎后加入水煮沸后，熬成粥状，即可饮用。

功效：

强化骨头，强化肌肉，强化肌腱，强化神经。

喝谷物奶可以得到身体需要的营养，很适合那些对牛奶过敏或喝牛奶后会腹泻的人。可以从莲子和薏仁中得到很高的钙质，以恢复和增强的骨质，而不需要依靠钙片。孕妇、老人、小孩、大人都可以喝。

一切都是最好的安排

贺清莲（湖南，网名清莲，癌龄13年）

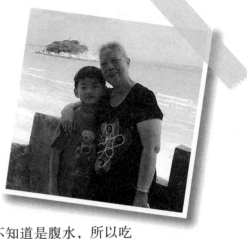

　　我叫贺清莲，是湖南株洲玻璃厂的一名退休工人，今年62岁。家住在株洲玻璃厂响石四村。

　　2005年9月，我感觉腹部不舒服，肚子一天比一天大，人总是懵懵懂懂，一直以为肚子不舒服是因为肚子里有气，根本不知道是腹水，所以吃了很长时间的顺气药，不见效果。

　　当时，我的父亲一直在住院，所以每天我就负责给父亲送饭，一直送了11个月饭。11月16日，那天是我女儿24岁生日，我们去给父亲送饭，但走到途中，我身感不适，实在走不动路了。

　　当天，我找了父亲的主治医生咨询。当时医生看到我肚子那么大，就立刻开了住院单，收我住院并亲自带我去做了彩超。彩超主任说我的腹水特别多，但没有看出来其他问题，所以回到病房，医生就安排抽腹水，但穿刺两次都没有抽出腹水。第二天医生在彩超引导下抽出腹水4升。在我住院45天中，做了6次腹水癌细胞检测，都没有发现癌细胞。

　　我的腹水，每次抽完，隔几天就又涨起来。反复抽腹水、打白蛋白。后来医生诊断我的病为"肋膜腹腔结核"。住院到第45天时，彩超检查显示，只有少量腹水。医生说可以慢慢吸收，让我办理出院回家了。

　　回家后肚子慢慢又长大了。没待几天，又返回医院，还是找到当时的医生。医生又给我抽了腹水，但这次抽出来的是血色腹水。当时就意识到，我的病可能不那么简单。我沉默着注视着老公，无助的我瞪着大眼睛用眼神向老公求救。我女儿还没成家，我还不能死。

　　后来医生建议我到最好的医院去检测，我老公即刻表示赞同，一定要给我找最权威的检测机构。第二天我们来到了株洲铁路医院进行核磁共振检查。磁共振检查结束后，一向诚实的老公选择了对我隐瞒病情。由于床位紧张，即便是托关系也没能住进西南大学湘雅医院，无奈我们选择了株洲市肿瘤医院。

2006 年 1 月 28 日，我在株洲市肿瘤医院做了手术。因为老公知道我的痛感神经特别敏感，所以没有选择医生的"半麻"建议，选择了全麻。主任亲自主刀，术中输血 9 袋，手术进行了 8 个多小时，切除了子宫、双附件、大网膜、阑尾，并进行了淋巴清扫。术后医生对家属说手术很成功，但病情很严重。术后病理诊断为：卵巢癌低分化 3 期 C。

术后一周，老公偷偷地背着我，让医生给我开了个假的诊断证明，目的是对我隐瞒病情。他只是对我说，如果不做化疗，病情会向恶性方面发展。我就似信非信地开始了化疗。因为术中，在腹腔里留了管，做了一次腹腔灌注化疗，效果特别好。而拔了管子以后，第二次再做腹腔灌注时，无论如何管子都插不进去了。无奈，腹腔灌注化疗只做了一次。化疗两次后，我就不想再做了，可医生说："贺清莲，你不做不行啊！"听了医生的话，我一再追问老公，并表明自己可以坦然面对病情，老公这才慢慢地把实情跟我和盘托出。

当时一想到"癌症"这两个字，要和 49 岁的自己联系在一起，眼泪就止不住地往下流。但反过来，我很快就调整好心态，准备迎战病魔。

关于化疗用药，当时的主刀主任建议先不用紫杉醇这样太好的药，所以选择了环磷酰胺和卡铂（或者顺铂，记不清了）。医生建议要做 8 次化疗，但在做完 6 次化疗以后，身体实在吃不消，我就不肯再做剩下的两次了。女儿跪在门口哭着求我说："妈妈，我们不能没有你，你坚持做完 8 次化疗吧！"我对女儿说："妈妈是真的受不了了，真的不想做了。"当时看到女儿跪在我门口的时候，我的心非常非常的痛，看到我的女儿那么孝顺，我答应了女儿，坚持完成了 8 个化疗。所有化疗结束后，我瘦的剩下 98 斤。

感谢老公，在这 13 年里从将军到奴隶般对我的关爱与照顾。出院后半年，我的体重就长到 120 多斤。病情稳定多年后，老公才跟我说，当时医生告诉他，我这个病也就活 3 年，最多活 5 年。但是术后 6 年内我一直病情平稳。结束治疗后我就开始喝中药，喝了将近 3 年，每 3 个月 1 次检查 CA125 都是正常的。

2012 年 8 月做了 MRI 和骨扫描，当时医生说我的肋骨、肝脏上都有肿瘤。

后来我们把 X 线片拿去湖南省肿瘤医院找专家诊断，结论是没有问题。回到我们当地的医院，鉴于 CA125 高，我就做了 3 次化疗。但结果也不是特别好，CA125 从 50U/mL 降到 30U/mL，我就选择了停止化疗。

到了 2013 年，CA125 高到了 100U/mL，我们去湖南省肿瘤医院开始化疗，用药是紫杉醇 + 卡铂，6 次化疗结束以后，指标正常。这之后就每年都复发，每年都打 4 ～ 5 次化疗。

2015 年 12 月我还做了一次由大腿动脉进入肝部的介入治疗，但效果不太好，CA125 反而还升了 20U/mL，后来就没有再继续介入疗法。

2016 年 3 月份检测 CA125 是 380U/mL，5 月份，影像学显示肝脏多发小病灶，最大的直径 3 ～ 4cm，于是我选择了肝脏射频治疗，效果很明显。射频结束后，CA125 降到了 175U/mL。射频结束后，考虑到 3 月份用紫杉醇 + 卡铂后的效果不好，可能耐药了，所以改为吉西他滨 + 顺铂，CA125 降至正常后中药调理至今。

运动方面。2014 年我练了将近半年的气功，因为没有跟老师系统学习，所以并未收到成效，CA125 反而上升。后来我就选择晚饭后出去散步半小时，保持一定的运动量。

饮食方面。公鸡、鲤鱼、羊肉、狗肉、牛肉、海参不吃，香菜、扁豆、茭白不吃，有病友说应该忌辣，但作为湖南人，没有辣椒我是吃不进去饭的，所以我每天都会吃点辣的。但病了那么久，有些东西比如油炸花生米、花生、瓜子、蚕豆、油条我都偶尔会吃一点。发物、海参建议最好不要吃。

孝顺的女儿考虑到我的病情，听取了她爸爸的建议，与她相处了几年的男友结了婚。当时，她的男友是上无片瓦，下无寸土的，她爸爸认为男孩有人品，值得信赖。婚后不久，女儿就怀上了宝宝。自从家里有了宝宝，满屋子就增加了一种祥和的气氛。我的身体也日见好转。征得医生意见后，从外孙出生到现在 9 年了，一直是我在带着，感谢女儿让我享受到了天伦之乐！

这么多年走下来，我想说我没有什么保养的心得，唯有一个一心一意默默付出的好老公，他每天给我煲汤、做饭，无微不至地照顾着我，不离不弃。感恩上苍派他来到我的身边！

姐妹们，我们这些女人，大多有要强的个性，在以前的人生经历中，总是争强好胜，不屈不挠地拼搏，不知道照顾自己的身体。现在生病了，虽然不服输，但还是要面对现实。为了调整自己的性格，有时我很相信命，似乎命中注定该你怎么来，你就怎么来，该你怎么走，你就怎么走，不要做无谓的挣扎，更不要怨天尤人，自寻烦恼。所以，每次面对复发时，我都很坦然地去接受治疗，这样的结果也还都不错。

通过这场病，我也悟出一点道理，有了快乐。其实，人生真正的喜乐来源于对痛苦的领悟。因为，一个没有经历过痛苦的人，不可能感受到真正的快乐，也难以理解人活着的价值到底在哪里。我们都是在病魔手中摸爬滚打、从手术刀的锋尖上滚过来的人，活着就是一种幸福，一种快乐。

姐妹们，让我们一起加油，创造属于我们每个人的无悔人生！

十二年抗癌路

那秀玲（北京，癌龄12年）

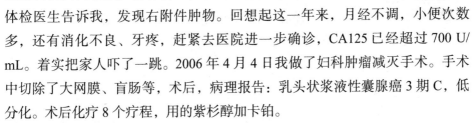

我叫那秀玲，来自北京市海淀区。在抗癌路上走过了12年。

我在单位上从事材料会计，工作干得不错。每年三八节前后，单位都会免费给我们女同志做妇科体检。2006年3月8日妇科体检医生告诉我，发现右附件肿物。回想起这一年来，月经不调，小便次数多，还有消化不良、牙疼，赶紧去医院进一步确诊，CA125已经超过700 U/mL。着实把家人吓了一跳。2006年4月4日我做了妇科肿瘤减灭手术。手术中切除了大网膜、盲肠等，术后，病理报告：乳头状浆液性囊腺癌3期C，低分化。术后化疗8个疗程，用的紫杉醇加卡铂。

经过近一年的治疗，在家人、单位的帮助下，我开始走上了康复路。

首先我选择不再上班，然后找抗癌组织！我通过各种渠道，知道北京有八一湖，有练功的，我就开始学郭林气功。练功结识了病友，聊天！诉苦！我怎么成癌症患者了？当初化疗的副作用，使我有点抑郁了，自己不觉得，但随着时间的飞逝，参加各种乐园活动，明白了许多。伴随着练功我每天都去颐和园和乐园的大姐们交流，在这期间我又吃中药调理，坚持吃了5年中药，练郭林气功、和病友聊天、玩、旅游，就这样开开心心过了5年。

5年过去了，我觉得自己好了，放松了，中药不好好吃了，功也减了。家里的事管多了，脾气也大了，出事了。

2013年复查，CA125超标了。我急忙找医生，做PET-CT检查，结果显示，右髂血管结节，可疑转移。咨询几位专家，意见也不一致。有的说化疗，有的说做手术，有的说这么小的东西开腹不值，一个月升十个点。北京协和医院说做手术，但住院排不上队。我就查资料，访病友，有人说吃口服化疗药，我想可以试试，但医生不给我开。刚好我认识一位患乳腺癌的姐姐，说是雌激素和孕激素有一个是阳性的就可以吃它莫昔芬，正好她有剩的，还是进口的，快过期了，送我吃，吃了两个月，指标还是升，一直涨到超过70U/mL！

于是，赶紧住院准备化疗，化验结果CA125指标下来了。我想，是它莫昔芬起作用了？我一查这个药是两月起效，时间对。我一吃就是三年半，指标正常。后来我问专家，他说我是瞎猫碰上死耗子！

2013年至2016年我一直在吃它莫昔芬，在这期间，我父亲生病，自己又着急，没怎么练功，中药也没好好吃，大意了。到了2016年9月复查时，CA125指标又上升了，升到200U/mL！现在治疗中。

康复的路很多，要选择适合自己的。自从自己知道患了这个病，我就让自己尽量缩短不开心的时间，多与朋友在一起，放宽心，调养为主。多参加社会活动。外面的世界很精彩，没心没肺的快乐生活，让心中永远开着花，不要让花蔫了。改掉坏脾气，用大爱对家人！

自信 让癌魔却步

王金凤（宁夏，网名玉洁冰清，癌龄11年）

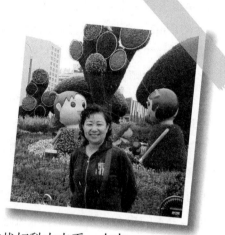

我叫王金凤，是宁夏电力公司吴忠供电局的一名普通退休职工。我热爱生活，喜欢旅游、唱歌、打篮球、打羽毛球。

2007年6月，当我搬进新楼房半年，女儿当兵半年后，我感觉身体出现状况了，先是下腹部有时感觉有针刺感，腹部有些胀，下身有下垂感，于是就去当地医院找妇科大夫看。大夫说不要紧，吃点药，再放点药就行了。

我也没当回事，以前从未流过鼻血，但那个阶段却流了两次。特别是6月底的一天夜里，两侧腰酸、胀痛，很不舒服，一晚上没睡着，本打算第二天去做B超，结果单位有事未去成。第三天，我一人去医院做B超，检查结果是子宫上方有9.7cm×7.1cm的包块，腹腔有液性暗区，也就是说有腹水了。当时我就明白是怎么回事了。因为我母亲有病时，我陪她做过B超，当时也是腹水，我母亲是腹膜癌，现已病逝。我当时吓坏了！感觉天都要塌下来了，那种恐惧绝望、忐忑不安的心情，常人是无法想象的。

我赶紧给弟弟打电话，他立马联系上了我们宁夏医科大学附属医院妇科的大夫。住院后检查CA125数值为1000U/mL，短短几天时间，包块又长到13.4cm×9.2cm，大夫尽快安排了手术。手术切除了子宫、双附件、阑尾、大网膜。病理诊断："左卵巢乳头状腺癌，低分化2期A"。

我在术后腹腔灌注化疗了3次，用的药是顺铂和卡铂。静脉化疗4次，用的药是紫杉醇和铂类。化疗使我的头发全部脱落，无法进食，呕吐极其严重。一度使我差点丧失继续生活下去的勇气，但想到两个可怜的孩子。女儿当兵刚走，我没有把生病住院的事告诉她，怕影响她。心想，如果她知道了，跑回来怎么办？我只好咬牙继续坚持和病魔抗争，希望尽快康复回到他们身边。

从 2010 年 1 月开始，CA125 指数慢慢上升，从 44U/mL 升到 76U/mL，但 B 超检查都正常。在此期间吃中药，指数降了一点。2011 年 3 月，CA125 指数为 63U/mL，B 超显示左肾门处有实性占位（肿大淋巴结）。我去西安西京医院做 PET-CT，结果是腹主动脉左侧肿大，淋巴结转移，于是化疗了 4 次，用药多西他赛和顺铂，配合全身热疗。

2014 年 8 月 4 日，CA125 指数又上升到 97U/mL，我又住进了宁夏医科大学附属肿瘤医院，诊断为 3 期 C，化疗了 6 次，用药紫杉醇和卡铂。2015 年 6 月开始，CA125 指数又慢慢上升，到 2016 年 2 月，CA125 上升到 387U/mL，做 PET-CT 显示，后腹膜多发肿大淋巴结，包绕左肾血管和局部腹主动脉。2 月 16 日，我去复旦大学附属中山医院，找臧荣余主任看。他说，我错过了两次可以手术的机会，现在做手术风险大。但后来，他给我检查腹部和肠道后说还不错，让我回去做 3 次化疗再来。

我回家做化疗用的药是：恩度、紫杉醇、卡铂，做完后就去找他。他问了我 CA125 指数后，让我回去再化疗 3 次，并对我家属说手术风险仍然太大，做不了。当时，什么检查也没有给我做，这让我都快崩溃了。我抱着一线希望去的，没想到这个结局。唉！心都碎了！为了一双儿女，强打精神，又做了 3 次化疗。7 月 19 日化疗全部结束出院，我回到家中，回想我得病这几年的辛苦，真是感慨万千。

2009 年，我开始学习平衡养生技术，每天做操，也就是自己给自己做全身穴位按摩，效果也不错。2012 年在网上学习郭林气功，感觉动作不到位，后来又去北京找专业老师学习，学习一周回来天天练功。去年又去旅游了，北京、长陵、西山、海南都去过，又找老师系统学习了郭林气功的功理功法。

在学习班和全国各地的功友们一起学习交流练功，感觉太好了！2012 年我在养生堂节目中看到上海的医生讲治疗癌症的讲座，联系后去上海找他看病，他研制的抗癌药太贵，也不能报销。2016 年，我又去中国中医科学院广安门医院找林洪生主任看病，一直吃她的药。

在异地看中医也存在弊端，就是不能按时调方。一般在 8 个月才能预约看一次中医，时间太长了，请姐妹们借鉴！

　　我觉得我们这种病，第一，要有信心，凡事想开，心情一定要好；第二，饮食生活一定要规律，手术放化疗结束后，一定要尽快把身体调理好；第三，找个好中医，尽快把中药吃上；第四，要坚持锻炼，每天早晨到公园有树有水的地方大量吸氧，因为癌细胞是厌氧细胞。天天坚持锻炼，人也精神了，抵抗能力也强了。

　　我回想这一路走来的经历，有喜悦也有教训。喜悦的是学习郭林气功以来，认识了全国各地的癌症病友，特别是最近加入我们这个"卵巢精英群"，感觉特别好！听着姐妹们诉说自己的抗癌经历，大家一起喜一起悲，谁有困难姐妹们都给出主意，想办法。不是亲人，胜似亲人，在这里我有家的感觉了！

　　我的教训是：我练功还好，但2015年太过于劳累了，一年外出三次学习，没有好好休息，主要是学习结束后，又去旅游、爬山等，身体超负荷了，使病情严重到无法手术。请姐妹们一定参考借鉴。

健康 我的追求

魏君慧（湖北，网名未老，癌龄11年）

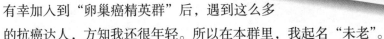

我叫魏君慧，是湖北省赤壁市第一中学的语文老师，任教师 35 年，当班主任 35 年，在三尺讲台辛勤耕耘 35 年退休。我虽已步入老年，但不服老。此外，我除了教师身份外，因抗癌十多年，本以为是个"老癌"，但自从有幸加入到"卵巢癌精英群"后，遇到这么多的抗癌达人，方知我还很年轻。所以在本群里，我起名"未老"。

我患卵巢癌前的症状是胃疼。记得从 1994 年到 2001 年间，我一直感觉胃疼，在市医院做过多次胃镜均被诊断为：浅表性胃炎，部分萎缩；十二指肠球部溃疡（2007 年手术后再做胃镜，排除此说）。

因为我做班主任，把工作看得特重，放不下学生和教学工作，只在胃疼时买些三九胃泰和吗丁啉等药，吃吃就缓解一些，犯病了，又再吃点，一直未治愈，也从未到省城专科医院看过。

2007 年退休了，因胃部疼痛，有时按摩胃部可触到包块，这才引起我的警觉。于是，我立即去武汉大学中南医院求治。医院检查诊断为妇科问题。

7 月 30 日入院，8 月 1 日，实施了 8 个多小时的手术。病理报告为：双卵巢浆液性乳头状腺癌，中分化。瘤体为 6.5cm×4.9cm。盆腔内多个淋巴结肿大，癌细胞浸润直肠，又实施直肠吻合术。

手术后 20 天开始化疗，用 PC 方案。自 2007 年 9 月到 2008 年 2 月，共做了 7 次化疗（原定 8 次化疗，因肢体麻木减少了一次）。术前 CA125 为 396.16U/mL，化疗结束后 CA125 正常。

今天，是我肿瘤切除第 11 个年头的日子。这 11 年来的苦涩味，真是一言难尽。今天，我还能健康活着，真是庆幸。我感谢苍天给了我一个体贴的丈夫；感谢苍天赐给我一双孝顺的女儿；感谢苍天给我安排了一个可亲可敬的医生；感谢苍天给了我一种顽强的精神；感谢苍天给我送来了可贵的郭林气功。

那年，大女儿李琴在武汉大学博士毕业，孝顺的她为我操心劳碌。听说我在门诊昏厥，立即赶到现场，忙着给我办住院手续。她可能知道我的病情凶多吉少，四处电话联系朋友，联系医院，联系医生，最后选定武汉大学中南医院卢玉兰教授。她放下手中的工作，为我转院，替我缴费，陪我检查，和医生切磋方案（后面的一切事宜都是瞒着我的）。可以想象她当时有多么紧张，承受着多么大的精神压力。到我手术那天，她和家里所有成员一直守候在手术室门口寸步不离。手术进行中，预知方案需要更改，医生频繁地与她联系商量，手术切除标本的检验，都由她操心奔走，大热天够呛啊！术后治疗期间，直肠吻合口漏，又是她多次找医生会诊，直至诊治方案定夺，她才舒了口气。她怕父亲忙不过来为我请了护工。那段时间她是奔走于医院、学校、家庭之间，任劳任怨。

在我做手术的那天，小女儿丢下哺乳婴孩赶到医院守候；小女婿清早7点钟就驱车一个多小时赶到了医院。在我住院治病期间，我看到了我的女儿长大了，有能力了，更看到了她们的孝心。

在武汉大学中南医院，我遇到了可亲可敬医德高尚的卢主任。我是在2007年7月28日，因胃疼触摸到下腹左侧包块，就诊于湖北省妇幼保健院。在医生检查时我因疼痛而昏厥住进医院。住院例行检查，医生说我的病情没确诊，一定要做"穿刺"。我不同意，决定转院。第二天（即30日）入住武汉大学中南医院，经李琴的朋友介绍，我选择了卢玉兰医生。

卢主任，正值不惑之年。她和蔼可亲，体贴关心，特别是手术做得漂亮。在两日做完各项检查后，8月1日我经受了8小时的手术。卢主任亲自主刀为我做了子宫全切术，临时还当机立断请了肠道科陈加宽主任给我做了直肠切除术。

住院期间，卢主任每天早上查房时总是满面笑容，和气地询问感受如何。我遇到身体上的烦心事，半夜给她打电话，她也不厌其烦地细心指导。化疗期间，我恶心呕吐，茶饭不思，头发掉光了，她都给予安慰和疏导。第7次化疗后，我手脚都麻木无知觉了，当我按照原计划去做第8次化疗时，她根据我的身体的情况，取消了第8次化疗。我先后住院三个月，直到后续检查治疗，卢主任至今也未推荐过任何药品，更未开过高价药。她阻止我用进口药化疗。在感受她亲人般的关心和温暖中，我感知到她高尚的医术、医德。所以我逢人就说："遇到卢主任，是我的福气。在卢主任门下就医，让人放心。"

顽强的精神，让我战胜了种种困难。住院初，我侥幸地以为自己是良性肿瘤，切除了就万事大吉了，而且吩咐丈夫在家带孙子，孩子们各自上班，大女儿送我去住院，我一人在医院不要陪伴。

7月31日在做B超检查时，医生反复几次检查，我预感不妙！当时我想，我刚从岗位上退下，还没办退休手续，难道真得癌了？难道你怕啥就来啥。一想到癌，我吓得心都跳出来了，双腿都软了。

我承受着突然的打击，独自一人徘徊在医院的小路上，难受、痛苦、悲伤，好不伤心。大哭一场后我慢慢地镇静下来，意识到这是无用的焦虑，只会导致加倍的痛苦。我立即给丈夫打电话："老李呀，我得了癌症了。看来我是不能陪你多久了。我死了后，你要找一个善良的伴啊！"我把心里想的话说完后，坦然多了，丝毫也没有慌张的感觉了。

手术那天，我被小女婿推进手术室。进手术室一刹那，我想到的是：进手术室一般都有很多亲人护送。今天我没看到他们也好，免得他们担心我也难受。今天经受这大手术，我要么死在手术台上，这辈子没有经受特大的痛苦：要么我的手术很成功，一时半会儿不会死。进到手术室，接待我的是两个年轻的白大褂女士，几句轻松交谈，几秒钟时间我就失去知觉了。

手术过后，有刀口的剧痛，腰部的疼痛，浑身的难受。挺过了三天，我下床了，提着个引流袋，在病房里走动，在病房外的走廊上踱步，在医院外面的场地上漫步。大热天，我每晚都要在病房外走一个多小时。撤了引流袋，我又提着个热敷止疼的热水袋，由小步到大步，由慢步到快步，坚持行走。

手术两天后，我的直肠吻合口漏气了。医院先后请了五批知名教授前来会诊，都说要重新手术。手术前后需要3～5个月，真是要我命啊！最后请来杨国梁教授。他检查后说，漏口只有绿豆粒那么大，他叫我继续禁食，等待伤口长好为止。我被禁食了两个多月，自然愈合了。

真正知道自己患病的严重程度，是2008年2月化疗结束后。出院半年多了，我在收拾李琴抽屉时才看到我的手术结论："卵巢癌3期C。"11月上旬的武汉，天还很热，可我却感到浑身发冷。当时我对老伴万般不舍地说："老李呀，我今年怕是挺不过去了。"

听说郭林气功好，我买书自学自练；听说肿瘤医院陈延昌教授中药方子好，我就去找他；听说五行蔬菜汤，糙米茶好，我就到处找方子买材料。我从12月开始坚持喝了6个月的蔬菜汤和糙米茶，从2008年2月开始，坚持喝了4年多中药。到美国探亲两年间，我还带着中药。生命是属于自己的，坚持服药要靠自己。

顽强的毅力让我一路挺过来，也非常感谢贴心的丈夫对我无微不至的照顾。我在手术室，他带着孙子在手术室外等候8个小时。他看到我出手术室的状况很是伤心，偷偷地哭过好多次。他刚从教育局局长的位子上退下来，从未做过家务的他，除了带孙子、忙家务，每天还要跑医院几趟陪我散步、给我按摩、为我读新闻、讲抗癌英雄的故事，为我熬蔬菜汤，煮糙米茶。5年来的中药都是他亲自熬的。每次去医院检查，都是他拿中药。他陪我去买郭林气功的书，督促我习练郭林气功，督促我按时喝药。我外出练功时，他要么送药，要么送早点，或者陪练。唉，有这么体贴的丈夫，也要为他好好活着啊。

气功是中华民族的文化瑰宝，我身体康复得益于郭林新气功。我先后参加了青岛赵继峰老师，北京石增军、王健老师在武汉主办的三期郭林气功学习班。自从习练新气功后，不管是炎热的夏天还是严寒的冬天，不管是风霜雨雪还是电闪雷鸣，我每天都要坚持户外练功，前5年户外练功6小时以上，近几年也要练3小时。在家，练手棍功和脚棍功。

11年的抗癌路，让我体验到了人生的艰辛；11年的抗癌路，才是生命的新起点。到今年8月1日，我已经抗癌11年整。可以说，我这11年的酸甜苦辣，是正常人难以体味的。

如今，我改变了原来不良的生活习惯，做到有规律的生活。我的饮食做到了均衡、节制、健康，吃杂食，吃时令食物，中医叮嘱不吃的食物，我都坚决不沾边。多吃杂粮，每天吃一顿米饭，米饭里加入红薯、土豆，每天吃一顿各种杂粮做的稀饭，多吃时令蔬菜，多吃水中的食材，如藕、篙笋、芡实梗、芦笋，特别是芦笋。少吃荤，多吃素，荤的只吃猪瘦肉、鸭肉，多吃鱼，每天一个鸡蛋，每个星期一次排骨汤。

我做到了坚持运动锻炼，乐观地生活。这两年我还学习打太极拳，做八段锦，夏天去天然游泳池游泳。旅游也是好的活动，祖国的名山大川、名城胜景，我已去过大半，现在只剩西北、东北没去了。我还去美国，游玩了三年。我把运动当上班，从不间断。每天锻炼之余我看看书、上上网，和朋友们聊聊健康，吹吹口琴，弹弹电子琴，上老年大学唱歌，听听健康报告，侃大山寻开心，不亦乐乎！

我有一个原则，凡有利健康的事就多做，不利健康的就不做。

我知道，抗癌是艰苦而漫长的过程。健康地活着，既是理想，也是追求！

暴风雨中恩典路

黄春敏（香港，网名黄水晶，癌龄11年）

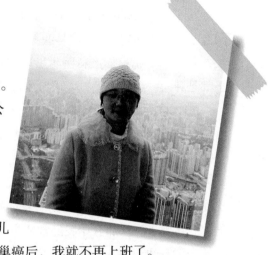

　　我是香港的黄水晶，真实姓名黄春敏。我是一个公司的秘书，负责处理成立公司、公司股东和董事转变等文件。我在生儿子之前，曾经在会计师楼和上市公司工作，经常熬夜。我在最后一家上市公司工作时，因怀孕，上司嫌弃我影响工作效率，导致我的心情非常差。我生了儿子后，就转了到一家私营公司工作。患卵巢癌后，我就不再上班了。

　　如果要说癌龄，其实我患癌是在很早以前的。2007年9月，我患了一期乳癌，手术部分切除左侧乳肿瘤，然后化疗加放疗。治疗完毕，2008年初开始看中医，学郭林气功初级班，坚持每日练功，但是因为上班，每天早上只做升降开合功和自然行功。

　　做乳癌手术的医生曾经跟我说过，不可以再怀孕，但是到了患乳癌的第4年，肿瘤科医生主任和中医师都告诉我可以再怀孕。我和老公都十分喜欢小孩，2011年初我意外怀孕并流产，这给了我一个意外，我以为我患癌身体差不能怀孕，于是我跟中医师说我想再怀孕，过度刺激卵巢也许就是我患卵巢癌的原因之一。

　　为了预备怀孕，保证身体健康，我在2011年底做了一个全身检查，包括阴道超声波，结果全部正常。2012年初，我经常晨吐，我以为自己有孕，但是每一次都落空。月经与月经之间有小血，看了医生，还做了胃镜，并没有发现什么异常。

　　2012年中，我总觉得腹部有点不正常，右腹部时有一阵痛，然后扯到肩膀痛，又找了一位医生，做了全腹部的B超，但是也找不到问题。医生只是开了胃药。大概2012年10月，我常出现胃胀和呕吐，再看医生，做了肠镜，报告未见异常。医生分析说，估计是我要12月份预备考专业试，心理压力大，所以有胃部不适，待考试完毕会自然好起来。所以那时候虽然感觉肚胀，也忍耐着。

11 月份乳癌复诊，我去见肿瘤科医生。我把病情告诉医生，医生说验血。过了几天，护士打电话给我，叫我回医院取报告，赶紧见妇科医生。我看到报告上写了 CA125sky high（非常高的意思），当时超过了 9000U/mL，我立即上网查了 CA125 是什么，这是我第一次认识 CA125。因为政府医院人多，排队长，我就找了私家妇产科医生做阴道超声波。谁知道这一照，医生说我的满肚子都是肿瘤，我吓坏了，要求医生赶快安排 PET-CT 检查。

PET-CT 报告显示，腹腔有九个可量度的肿瘤，最大的有 11cm，已扩散到直肠、肝、脾、腹腔。咨询了三个医生都认为先化疗，把瘤子缩小后再手术。

那时候我肚子很胀，就像怀孕七个月，有腹水，吃不下，吃了安眠药也睡不着，虽然家里坐满了关心我的家人，但却没有一个人能帮我。心里很是恐惧忧伤，陪我到处奔跑看医生的基督徒好友看在眼里，邀请我信主耶稣成为基督徒，我接受了。从那开始我经常祷告，心灵才一点一点地强大起来。

为了赶快治疗，我决定了先在私家肿瘤科医生那里打化疗。医生先抽了腹水，但是过了两天腹水很快就又涨回来了。2012 年 12 月正式做化疗，用的是紫杉醇＋卡铂。腹水慢慢消退，CA125 也跌得很快。

治疗方案落定后，老公每星期六推着坐轮椅的我去公园找老师学习郭林气功，或者查功，因为看到黄百鸣太太成功的例子，她是练功的。心想，她能做到我也可以。从那开始，我每天早上 5 点起床去公园练功到 9 点，下午练 45 分钟，感觉身体可以，吃得下，慢慢也睡眠好了。

做了 6 次化疗后，CA125 降到 12U/mL，可以手术了。手术切除子宫、卵巢、输卵管、大网膜。病理报告：卵巢癌浆液性腺癌 3 期 C，低分化，是原发的。

2013 年 9 月治疗完毕，报名学其余的郭林气功功法，每天练功 2～3.5 小时功时。

2014 年中，CA125 开始由平常的个位数字上升到 2014 年 8 月的 37.7U/mL。我心里焦急，我加强泄功，喝绿茶，吃姜黄素、果汁等抗癌物。2014 年 10 月，CA125 下降到了 25.5 U/mL。当时我陪老公回海南老家为一位 90 岁老太太贺寿，睡了一个晚上的木板床，第二天我全身骨头疼痛，应该是寒气入骨了。从那时开始，我就开始有了肩周炎。再加上，因为我练功拿捏不好，吐音太泻了，加上过于焦虑和受到抗癌凉物刺激，开始出现心脏问题，由此不得不慢慢地停下郭林气功。就在这个时候，癌细胞乘势而起，而且迅速发展。

2014年12月，CA125升到138 U/mL。PET-CT显示有6个可量度的肿瘤，肿瘤扩散在肝、肠，腹腔。2015年1月做化疗，用的是吉西他滨和卡铂，加上贝伐珠单抗（阿瓦斯汀），2015年6月结束了化疗。CT报告，肝还有大约1.8cm的结节，贝伐珠单抗（阿瓦斯汀）继续用，这段时间的CA125都在个位数。

2015年11月，我参加了广州花都一个气功班，想提高自己的辨证施治能力。2015年12月，和家人去了台湾旅行，途中感冒发烧了。

或者因为我太劳累了，2016年1月，CA125开始缓升。2016年3月，CA125升到57U/mL，医生叫我停了贝伐珠单抗，做PET-CT。因为有了第一次复发的经验，我不再急，不再乱，也不再慌，而是静下来去祷告，将病情交托给主耶稣，不再靠自己的能力。

就在这个等待报告的时候，内地功友告诉我，在我的家乡海南海口有老师可以查功七八天，我很久没有回家乡了，想到那儿有亲戚可以照顾我，而且从香港坐飞机去海口只是一小时，不会太累，于是在4月初我便回了海口，住了10天。

4月中旬，我飞回香港，PET-CT报告出来了，结果显示没有新的发展，之前肝结节小了一点，而且并不活跃。医生说继续观察CA125，没有采取任何治疗。

2016年5月，CA125由4月份的86.6 U/mL降到84.2 U/mL，没有上升，反而有稳定的趋势，我在想一定是回海口的结果。刚好我海口的表弟要结婚，邀请我和我妈回去喝喜酒，于是5月中旬我又再次回到海口，待了三个星期。在海口万绿园我认识了一群当地的功友，每天早上我在公园跟他们练功。我和他们一起练功很愉快，大家有说有笑的，一个上午很快就过去了。下午在家里休息，练辅助功。当时家里正在办喜事，整个气氛都是很快乐的。6月份我回香港，CA125下跌至52.6 U/mL。

可惜好景不长，回香港三个月后，就在9月份，医院致电要我赶紧回院，原来2016年8月的CA125升到313U/mL。我分析到底为什么会这样呢？后来我想到了，7、8月是最热的月份，因为怕流太多的汗导致心弱，所以我没有去公园而是在家里面的小区练功，在气化的时候，我就跑到有空调的管理处坐下乘凉，所以那时候有关节痛，又是寒气入骨了。

又是等待的时候，等待10月份做CT检查。一个人在家等待，心情很烦，于是我又跑回海口老家休养。这次回家，很明显地感觉到自己身体虚弱了好多。两个星期后，我回香港做CT检查。在回海口的前一天，我在私家医生那里做了一个CA125检查，回港一看CA125已上升到2358 U/mL。做CT检查的那一天，我就赶紧见医生，要求尽快给我做化疗，因为那时候CA125已经超过了3000U/mL。

2016年10月13日，开始做化疗，6个疗程，紫杉醇加卡铂。2017年2月27日，最后一次化疗，并预约PET-CT复查了。我感觉这次化疗，身体比较虚弱，可能是因为我曾经患上带状疱疹和感冒发烧的缘故。2017年5月在医生的建议下口服靶向药奥拉帕尼至今，病情稳定，余灶缩小，身体感觉良好。

以上是我患癌、抗癌的整个过程。下面，我从身心各方面跟大家分享一下我的教训和经验。

首先，心灵方面，包括信念、性格。

信念很重要。在病发的时候，我问了一位妇科肿瘤医生一个问题，就是我们卵巢癌的人面对的最大困难是什么。他的答案是：心灵。在医院我看见许多姊妹都过不了心理这一关。其实，在我们整个治疗中会面对好多挑战，例如病发或者复发的时候要跟医生商量治疗方案，或者治疗期间身体出现的种种问题，都会困扰我们，这些困扰会影响我们的情绪，以致我们的睡眠质量大大下降，睡不好第二天心情也不会好，这样是很容易出现恶性循环的。

卵巢癌病发和复发时，我问自己为何恐惧伤心？恐惧是因我未经历过死亡，不知去向如何。伤心是因我要离开心爱的家人、朋友，要离开这熟悉的地球。

如何面对恐惧呢？不是逃避它，而是去面对。《圣经》说："信而受洗的，必然得救。"既然有得救的把握，在世的旅程完结，仍有再生的盼望，死亡不能再威胁到我。

与其害怕失去家人、朋友，现在就珍惜每一刻与他们相聚的时间，活在当下。生命的质比量更重要，想通了，就能够放下。

卵巢癌病发时，曾经有一个医生跟我讲："你这个情况，医好了也会复发的。"你看，他给了我多大的希望？但是我们必须清楚，在许多时候，特别是遇到最困难的时候，希望不一定是别人给我们的，要靠我们内心的信心。信心可以源自于神，更可以源自于自己的信念（you can because you think you can，你可以因为你觉得你可以。这是读书的时候，我老师教给我的一句名言。老师教导我，如果你觉得不可能，你就永远都不可能，如果你觉得可能，你就会去试，就会有机会）。虽然我们这个病容易不断地复发，但是只要正面去面对，不要放弃自己，明天还是有希望的。

郭林气功老师于大元曾经说过："自强不息就是不怕死，准备死，争取活，把死都准备了还怕什么呀。"

我曾经听过一个讲座，主题是快乐。它说快乐就是每一天都感恩。我现在不是在倒数我生命还有多少时间，而是每天在感恩我又赚了一天。我感恩我有一个非常疼爱我的老公，他无论在经济上、精神上都支持我，甚至还要帮我带儿子。我感恩我患病的时候我妈负责我的饮食。他们减少我的负担忧虑，使我能够全程投入治病。我感恩我有知心朋友，有同路人，有其他家人和教会的弟兄姊妹对我精神上的支持。我感到幸福。

《圣经》说，喜乐的心乃是良药。帮助别人就能够得到喜乐，因为患病的经历让我有了经验，从而能够帮助初发病的癌友。帮助他人，我感到喜乐。

虽然患了卵巢癌，表面上是一个噩耗，却掀开了我人生新的一页。这次患癌，令我放下了为继续工作的专业考试，静下心来全程治病，不再为生活而生活，而是迫切去思考人生，对生命的反思，而活得更有意义。

从性格来讲。第一，太能干不好，太勤勉对自己也不好。我总是给自己太多的责任，所以要学习放松、放手。第二，不能急。在香港生活习惯了有效率，已经习惯了快，而且自己患癌时还是很年轻，要慢下来真是不容易，所以要时常提醒自己去慢。第三，有了以上两点，加上我是一个很喜欢计划的人，按计划办事的性格很容易导致自己劳累。有时候我太高估了自己身体的能量，经过多次化疗，我的身体就好似玻璃一样，一不小心就会破裂，所以这次治疗后，我决定要静养。第四，要学习心平气和。性格问题，实际是由自己的心态决定的，尤其是好强，急躁，追求完美，多是心气不平和的原因。心气和平，是儒家、佛家、道家，以至基督教教义都主张的修心修性的重要内容，关键是"心静"。心静，是一种心性修为的表现，也是一种长寿的秘诀。我们得了这种病，最怕的是急、气、累，只要你心静了，心气和平了，就不会浮躁，不会生气，不会蛮干，所以我们要学习心气和平，让自己的内心世界尽可能地和谐协调起来。

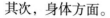

其次，身体方面。

1. 食疗。在食疗这方面，我走了很多弯路。第一次复发的时候我问另一位妇科肿瘤医生同样一个问题，就是我们卵巢癌的人面对的最大困难是什么？他的答案是营养不良。第一次复发之前，我听说有人只吃素而没有复发，于是我也少吃肉只是吃海鱼，后来复发了。正好我遇上几位也是复发的前辈，她们都说第一次复发以后就什么都吃，不再忌口了。所以，从那时起我就不再太忌口。其实，化疗刚完毕，我们更需要多吸收些蛋白质去增强免疫力，这时候吃的肉类更加要多。病发的时候，有朋友送了吴永志那本书给我，从那时开始我每天喝两次蔬果汁。第一次复发的时候身体虚弱，我感觉喝完果汁，双手一阵阵寒凉，于是我觉得果汁太凉，减少一次。到了这次第二次复发，才开始认识到癌症是因为寒湿引致，所以我已停了果汁。还有一些传阅的抗癌数据如绿茶、姜黄素、亚麻籽油加酸奶，我也尝试过，都不适合我的身体。我认识到，自己身体需要的就是好的，以喜为补，听身体说话。每个人的体质不同，需要的食物也不同。现在，我的饮食以多种类为主，每天多吃一些乳酸菌。

在化疗期间，我会喝癌症患者营养奶粉速愈素。在提升血指数方面，我会经常喝花生衣红菜头红枣水，炖猪肉水。白细胞低，我会吃多些雪耳、白蘑菇、鲩鱼，喝小海鱼煮海带汤。血小板低，就把桂圆和红枣里一起煮水，桂圆要逐渐加量，以适应为基本原则，太多会上火。血色素低，就吃葡萄干。我的经验是红菜头升血色素的效果是很好的，但是它比较寒凉，要加姜一起煮。

2. 中医。自从患乳癌的第二年即2008年开始，我就一直服中药。

3. 运动。练习郭林气功是我的主要运动。卵巢癌病发化疗期间，因为身体还可以，我坚持练气功，这对我保持体力很有帮助。那时候化疗12次，只有两次是血指数不合格，过了几天很快就恢复，达到化疗的指标。我相信郭林气功能帮助我增强免疫力，但不能过劳也不能太泻，要保持平衡。我现在还在学习辨证施治，不放弃，失败乃成功之母，以前失败的，我要总结反省，看有没有进步的空间，根据自己身体去练少点，当是一种运动也好。

以上是我全部的分享，再次谢谢群主诗旋，主持人阿娥姐和汪洋老师，联络人谣谣和记录员。还有，我要感谢每一位卵巢癌精英的分享，你们的鼓励使我更有动力走下去。

一期也千万别轻敌

施晓风（江苏，癌龄11年）

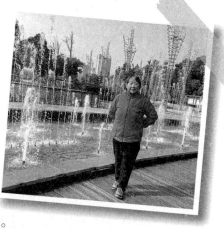

我是来自江苏的施晓风，我生病已经11年了。

我是1968年初中毕业的，但还赶不上现在的小学生，好多字一时还记不起来呢。

我知青下放了两年，返城后当上了一名纺织工人。在纺织战线上，车工、运转班等工种基本什么都干过。最后的工作是在厂里做棉花保管员。因为父亲生病，48岁时，我就办理了内退，以便更好地照顾生病的老父亲。他年年都要住院，都是我一个人照顾，就这样一晃过了10年。后来，我生病了，父亲被姐姐接去了。

我的病理报告是浆液性囊腺癌1期C。2007年生病，11年当中化疗20次，方案就是卡铂＋紫杉醇，复发两次均用这个药，每次化疗六个疗程。

2007年我感觉肚子胀，人也消瘦，到医院检查说是卵巢癌，一期的。因为快要过春节了，我与医生商量，想在过节前开刀，这样可以在过年前10天出院，回到盐城去。我和医生说，做手术，你不要给我留什么后患。当时半麻，除了没有清扫淋巴，其他全部拿掉。术后就化疗，腹腔灌注化疗4次，药用的是顺铂＋阿霉素。静脉化疗了8次。

每一次化疗，吐得不行，消瘦几斤。当时的心情很差，头发没了，白天不敢出去，心情坏极了，就晚上出去散散步。那时候我们这里癌症患者很少，厂里的人都认识我，看到我像看到怪物一样。现在想想，那时候的日子，真的不是人过的。

生病前，我最喜欢的运动是跳广场舞，生病后没有力气了，不过也偶尔跳跳。

生病一年后，听说公园有练郭林气功的，我就去找练功的人，跟人家学。自从学了郭林气功后，心情就慢慢地好点了。我早上开始练行功、吐音、快功、中快功、升降开合、下午点步功，就这样天天坚持。中药有时也吃，是我们这里中医师开的。

开始，我每月检查CA125。最后一次化疗结束，CA125是5 U/mL，后来却慢慢地升上来了。儿子春节回来，叫我到上海去找医院看看，当时我还不想去呢！老公也催我去，当时身体蛮好，没有感觉不好的地方，就当锻炼身体吧！在他们父子的催促下，我去了上海。一化验，CA125指标高到了55 U/mL，但是我都不知道，儿子告诉我说是25U/mL，我想还没有超过正常值。但是后来叫我做PET-CT，发现有点问题，要清扫淋巴。这次我一点都不怕，心想到大医院又有好医生，而且接诊的主治大夫是复旦大学附属肿瘤医院的藏荣余教授。但住院后我才知道，他已经出国了。还好，等了两个星期后做了手术。手术后，出现了胃胀、小腹胀，不能吃东西，按照医生的吩咐，喝了麻油后才慢慢好起来。

在上海化疗了一次，就回当地化疗了，总共化6次。每次化疗，白细胞都低，只好打升白针，最多一次打了10支。这次用卡铂＋紫彬醇，但是不吐了。最后两个化疗，延迟了两个月才符合了化疗条件。化疗结束后就练功，有事就不练，没事就天天练。

到了2013年7月，我发现夜里睡觉出汗。就问医生，医生说估计我指标高了。一查，结果确实高了，当时的指标到了35U/mL。我就再次去上海找藏医生，做了一个增强CT，提示腹膜上淋巴肿大，CA125达到40U/mL。当时，HE4不高。他叫我回来两个月后再去找他。

到了9月份按照藏医生的叮嘱再去找他，检查后，发现HE4高了一点，CA125还是40U/mL，再做PET-CT，还是腹膜淋巴上的问题。于是开始化疗，共6次。

这次化疗，21天1次。化疗1个星期后我就上公园锻炼。每1次化疗完都是坚持锻炼。我认为，只要每天锻炼，就能增加免疫力。现在，我的想法是，人不能疲劳，吃吃玩玩加适度地锻炼就行了。

补充一下，我刚开始有病时，还不知道什么是"食疗"。自从上公园，认识的人多了，就开始关心食疗。多吃五谷杂粮，少吃肉，多吃蔬菜水果。还有，我第二次开刀后，吃了几年的蟾衣。

　　我的经验教训有两个：第一，我非常幸运自己是一期的。但还是复发了。第二次复发，从 5 月到 7 月再到 9 月，CA125 指标一直平稳未动，不该化疗，应该再观察一下。第二，我的脾气太大，没有更好地遵医嘱，避免"急、气、累"，这点大家应该多注意一些。

走出家门快乐多

张晓彦（内蒙古，网名开心，癌龄11年）

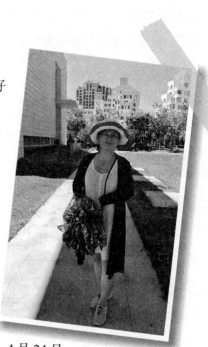

我叫张晓彦，大专学历，工人。平时爱好唱歌、旅游、游泳，是一个幸福快乐的女人。

2007年6月，我感到下腹间断性疼，去医院检查是多发子宫肌瘤、卵巢小囊肿。三个月后复查有所增大，到北京大学人民医院做进一步检查，确诊是"卵巢浆液性癌3期C，中分化"。

2007年9月27日，做了第一次手术，行三次腹腔灌注化疗，用的是顺铂。做了6次静脉化疗，用的是卡铂、紫杉醇。

2009年2月，做PET-CT检查，结果提示术后复发。于2009年2月19日、3月23日、4月24日、5月23日、6月25日、8月4日行6次IAP方案静脉化疗，用的是和乐生、法玛斯、乐莎定。但化疗后检测的肿瘤标志物却慢慢升高。

2009年9月开始服抗肿瘤药拉司太特胶囊，服用抗肿瘤药3个疗程。于2010年4～7月共行6次EAAL细胞输注治疗。

2010年4月，出现左下腹间断性隐疼，第二次做PET-CT提示再次复发。

2011年6月21日做第二次手术，行开腹探查减灭术。术后病理报告：（腹主动脉旁）淋巴结低分化癌转移1/3。术后再次行5次化疗，化疗用药泰素、铂尔定。出现肠梗阻后，停止了化疗；化疗期间再次做EAAL细胞输注治疗。此时CA125是4.32U/mL、CA199是2.6U/mL、CEA是2.87U/mL，从2008年到现在，断断续续服用中国中医科学院广安门医院孙桂芝的中药。从去年改成春秋两季吃两个月的中药。

下面讲讲我的一些心得。

我的运动方式：参加合唱团唱歌，学弹琴，夏天去游泳，有机会就去旅游。尽量不窝在家，多和正能量的人在一起活动，做力所能及的家务。自己的事情自己做，尽量少麻烦别人。

我的饮食：基本上是家常便饭，每次打化疗前吃牛棒骨（骨髓），做了这么多次化疗我打过两三次升白针；吃蒲公英较多，夏天吃新鲜的，冬天吃冷冻的或喝晒干的。水果吃得较多。

生病11来年的甜酸苦辣，姐妹们都经历过，在此就不多说了。

至于养病，我的体会有如下几点。

首先，得自己坚强。坚强是靠自我内心的强大，这是一种意志品质。得病了无法回避，只有勇敢面对。

其次，是我很幸运。我遇到了北京大学人民医院的崔恒教授，他是一个众口交赞的医术高明、医德高尚的好大夫。遇到他，我没有走弯路。这11年都是他一直给我看病、复查。

再次，亲情关爱。家人和周围人的呵护也很重要，老公不离不弃、耐心细致；父母无微不至地关心；大妹（在北京）和小妹（年龄差一岁）竭尽全力照顾。当时她俩同一年生小孩，俩外甥（分别在6月、9月出生），既要照顾吃奶的孩子，要上班，还要照顾我这个生病的姐姐。弟弟冒雨打车，为我送来现炖的新鲜羊肉；老公公当时身体不太好，我们抽时间回去看望，老人对儿子说："我老了，你别管我，你给我把那个人（即我）照顾好就行了。"还有我孩子大伯平时生活很节俭却和我说："你如果没钱治病，咱们卖了房子也得给你看病！"

虽然这是些家庭小事，但我家里的老老少少，都用不同的方式方法，给予我关心照顾，让我温暖，让我充满了抗癌的信心。我想，面对这老老少少齐心合力的大家庭，我一定要活下来，用自己的康复成绩感恩他们！

总结得病的教训：争强好胜、追求完美；性格比较内向，有时小心眼儿，遇见不开心的事不愿和别人说；饮食习惯不是太好，没有科学的饮食理念，比如冬天吃腌制酸菜较多，晚餐有时不是很清淡。

心得体会：一定要心态好，多换位思考，宽容身边的人和事，凡事量力而

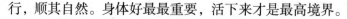

行，顺其自然。身体好最最重要，活下来才是最高境界。

我现在的一切，身体康复是主题，都围绕这个转。过去没管理好自己的身体，所以我患病期间学了营养学，并拿到了高级营养师证书。

快乐抗癌

黄爱秀 (湖南，网名百合花，癌龄11年)

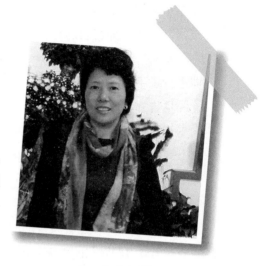

　　我是湖南永州的黄爱秀，1962 年生，今年 56 岁。我抗癌已有些年头了，面对疾病，反正也无法去逃避，哭也没用，骂也不走，干脆选择勇敢接受，然后以快乐的心情对待生活。

　　2007 年 10 月，我在体检中发现了卵巢癌，从此它就跟我黏上了。

　　在此之前，我在老家湖南永州做日杂生意。2007 年 8 月，体检发现自己怀孕，当时听从一个朋友的建议到县计生委拿了点打胎的药，没有在医院吃。流产之后也没有去检查，二十多天后，感觉腹胀。2007 年 10 月检查确诊患有卵巢癌，在永州市做的手术，由于腹腔里癌细胞已扩散，无法将肿块全部切除。当时病理诊断为 3 期 C 低分化。医生瞒着我，对我家人说，即便打 12 个疗程的化疗，也活不过 1 年。

　　家里人很着急。让我在永州市做了一次腹腔灌注化疗，然后就接我回家调养，后转院到了湘潭市中心医院，在那里做了两次化疗后，再做手术。医生反馈，手术切除较为干净。术后只打了两次化疗，用紫杉醇＋卡铂。

　　随后，我回到家里，慢慢恢复身体。我们这些人的家庭，靠劳动生活，所以我就跟之前一样，身体好些了还是做日杂生意。生活总要有些娱乐，我白天忙完活儿，夜间打打麻将，未能静养。但我吃益母草煮鸡蛋，这是当地妇科惯用的调养方法。我每天坚持散步，跳广场舞，所以会有些累。

　　2012 年 4 月，例行检查，医生说无问题。其实，CA125 已经从个位数上升到 20U/mL，自己感觉肚子咕噜咕噜叫，医生让我去做肠镜，仍未发现问题，回家以后没多久自己摸腹部发现有肿块，随后确诊复发。湘潭市中心医院认为只能化疗，不能手术，所以在医院做了一次化疗。

　　家里人很关心我的病情，我儿子此时研究生已毕业，在中华人民共和国科学技术部工作，通过科技厅联系到湖南省肿瘤医院，它的妇科较强。此时已到7月。医生在了解病情后，认为可做手术，并告知应做完手术再做化疗。于是立即进行了手术。在手术后做了6个疗程的化疗。

　　医生告知，手术很成功，三至五年应无大碍。其实，术前医生告诉我，如果手术切除肠子过多，会在外面装一个东西，很不方便，我当时就说如果是这样就不要切除，事后手术成功，没有出现这个情况。

　　术后，我儿子又常年在中国中医科学院广安门医院购买该院独家出品的中成药西黄解毒胶囊和西药硒片，并在精神上鼓励我，还买了曹又芳的《淡定 积极重生》，通过了解癌症患者亲身经历，让榜样力量鼓舞我，给我积极生活的动力。我的老公也努力照顾我的生活起居，我自己也在生活方式上进行了重大调整。

　　儿子工作了，我也就不做生意了，因为做生意较为辛苦，很劳神，自己就安心静养，每天坚持散散步，跳跳舞，不时打个麻将。我认为一个人还是要有点业余爱好，只是要控制时间。我后来晚上坚决不打麻将，不熬夜，最迟11点就睡觉。自己心态也较为积极乐观。2013年我和老公一起到儿子工作的城市——北京玩了半个月，2014年去了广西桂林旅游。手术后，因为自己小时候喜欢舞蹈，还报了湘潭市老年大学的舞蹈班。自己感觉，卵巢癌患者虽不大适合跳舞，但适度短时间地跳跳，还是可以的。

　　2015年夏天，发现自己两边软肋有轻微疼痛，全身乏力。10月份，自己无意中在脖子下方摸到一个包块，然后立即到湖南省肿瘤医院做检查，确认复发转移至淋巴，后做了PET-CT，医生告知这个部位不能手术，只好做了6个疗程的化疗。打化疗时我的白细胞基本没下降，就是转氨酶有时会偏高，化疗也没有十分难受。

　　2015年化疗后，湖南省肿瘤医院的中医科为我开了一个药方子，把我因手术引起的拉肚子的毛病基本治好了，所以我相信中医还是有效果的，而且认为北京的中医应该更加厉害，所以2016年5月份，我又去我儿子工作的北京，看中医有没有好的治疗办法，但是结果很失望。看了很多国内顶尖的中医院，如中国中医科学院广安门医院、西苑医院，以及北京中医药大学国医堂等特需门诊，医生也就是把把脉，开个方子，但是吃的中药让人很难受，跟化疗一样，而且我的转氨酶还升高了。所以盲目相信名中医是错误的，有些牌子大、名气很响的坐堂名医，疗效也不理想。

2016年11月，例行检查发现CA125上升，自己后腹部也感觉隐隐作痛，立即去医院检查，确认复发。目前做了两个疗程的化疗。检查PET-CT显示，比2015年的情况有好转，去年有的肿块不见了。现在的问题是，肝部的肝门和后腹膜有淋巴结肿块，位置敏感，肿瘤医院医生认为手术不能切除。但是，我还是希望能做手术。因为位置不好，在医生建议下于2017年又进行了6个疗程的化疗，病情目前比较稳定。

总结经验和教训，一共有7条，也不知道是对是错，请大家参考。

第一，理念上的转变。癌症作为一种恶性不易治愈的顽疾，人们谈癌色变，不幸患上癌症的人，有着更加深刻的体会。起初，会想不通，会想着为什么我会得上这种病，但到后来自己就想通了，接受了这样一个事实。自己通过学习也了解到，在美国，人们并没有那么恐惧癌症，而是把它作为慢性病来看待，我认为这是对的。因为卵巢癌很重要的一个特点就是易复发，所以心态上要有一个观念转变的过程。卵巢癌并不可怕，听说算是癌症里面杀伤力比较弱的了，化疗对于卵巢癌来说比较敏感，效果都还可以，而且现在新药不断推出，群里面各位姐妹们也能贡献很多好的办法，所以说大家都不要灰心，办法总是比困难多。

第二，心态要乐观。我得病后，心态一直很乐观，毕竟人总是要走的，只是早晚而已。而且得病之后，会更加珍惜时间，更加注意保养身体，更加珍惜每一天生存的意义，同时家人、朋友的关心也很重要。

第三，要及时发现苗头性问题，有了问题就要马上到大医院就诊。2007年发现病情的时候，我就应该去大医院就诊，无论是诊断、救治，还是康复都会好一些，这是很重要的一点。在小医院，各方面的医疗条件，医疗资源，包括医生的经验都要差一些，这是不争的事实，所以容易耽误最佳治疗时间。

第四，要多跟有经验的病友沟通。久病成医，经验丰富的患者，体会深刻，见多识广，有时候她们的建议很具体，很细致，不比老医生差。以我为例，之前第一次手术的时候，只做了两次化疗，以为自己好了没事了，其实治疗得并不彻底，如果这个时候身边有个熟悉的病友告知情况，自己按医嘱做完6个疗

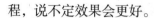

程，说不定效果会更好。

第五，要改变生活方式，注意休息。第一次手术后，以为自己没事了，就跟之前一样的生活，继续做生意、打麻将、跳舞、熬夜，搞得自己很辛苦、很累，身体没有得到应有的休息，体质明显下降了。多年的经验告诉我，散步非常好，既不至于很累，又能锻炼全身。

第六，多一事不如少一事。要说多呢，就多做些让自己开心的事情，不去想那些不开心的事情。生病了，本来就有心理压力，为什么还要去想那些不愉快的事情呢？这不是没事找事，自己添堵吗？再说，我们都是普普通通的女人，即使是你曾经多么能干，生病了也应知道放下。

放下就是少管事。我们女人以家为本，以自己的身体为本，只要守住自己的家，看好自己的健康就行了，天下的事情就不要我们瞎操心了。

第七，适当做些保健治疗。可以吃些中药，但不是所谓的名医就好，应该去看老中医，同时经常找同一位医生治疗，因为中医有这方面的讲究。饮食方面，我经常吃家里养的鸭子，喝老鸭汤和泥鳅鳝鱼汤，汤里放黄芪，牛羊肉少吃。

活着就是王道

范建霞（北京，网名心知肚明，癌龄10年）

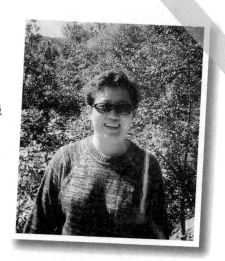

我叫范建霞，是北京的一名卵巢癌患者，我今年 63 岁。

2008 年 5 月，我在例行体检中发现身体异常，于是到北京妇产医院进一步检查，发现盆腔有异物而住院治疗。

2008 年 6 月 2 日进行了 7 小时左右的手术，术后诊断评为卵巢癌 3 期 C，病理切片报告："卵巢混合型生发上皮 Ca，主要为中低分化浆液性腺癌，部分区域伴有移行细胞，术后恢复尚好。"CA125 由术前的 611U/mL 降到 27U/mL。从术后到 12 月 2 日，化疗了 8 次，用的是紫杉醇加卡铂，同时服用中药，CA125 最后降到 7U/mL。

治疗一年后，即 2010 年 1 月 24 日检查发现复发，CA125 升到 54U/mL，和主刀大夫商量后他建议化疗，用紫杉醇加卡铂，共治疗 5 次。2011 年 1 月 4 日 CA125 增高到 80 U/mL，做 CT 检查显示病情复发，又用紫杉醇加卡铂化疗两次，CA125 不仅没降，反升到 208U/mL。这次的经验告诉自己，化疗是错误的决定，不能指标一升高就打化疗。

医院也不知如何是好。无可奈何之下，我去中国科学院肿瘤医院找到李小光大夫。他说："肿瘤指标升高不要急着化疗，在 200 U/mL 以内不要化疗，200 U/mL 以后说明形成肿瘤了，再打就比较合适。"他建议我用奈达铂加紫杉醇化疗，临床用了两次，指标就正常了。这次共化疗 8 次，效果很好。

从 2013 年下半年，CA125 又忽忽悠悠地升上来了，我仍然用奈达铂加紫杉醇，化疗了 8 次，同时服用中药，CA125 下降了。但在半年后，即从 2014 年 2 月 28 日到 3 月，CA125 由 62.9U/mL 一路上升到 411U/mL，其间由于嫌麻烦，没有勤查。CA125 大幅度升高，我心里充满了恐惧，而且发现已经影响到排便，自己都能感觉到直肠里有肿物。

家人也害怕了，怎么办？想到的方法两个：一是化疗；二是做生物免疫治疗。最后到中国人民解放军总医院第一附属医院（304）做了细胞免疫治疗，并用奈达铂加卡铂，做了 5 次化疗。我感觉用了细胞免疫治疗后精神很好，睡觉也好，身体没有太大的不适。

实际上细胞免疫治疗是个伪命题，且不说其中技术含量如何，它对实体肿瘤是无可奈何的，对患者仅是一种安慰，患者能吃能睡，也没有化疗的痛苦。化疗 5 次后，CA125 由 400U/mL 降到 50U/mL，就再也降不下去了。复查 CT 显示肿瘤缩小，由初发的 4cm 缩小到 2cm 以下，无法彻底消除肿瘤，但减轻了排便的痛苦。

CA125 降下来了，肿瘤还得消除。一般大夫说，附着在直肠上的肿瘤是很难消除的。这是一个隐患，是个火种，春风吹后会再生。经过再三考虑，我去了中国人民解放军第 307 医院治疗。

肿瘤附着在直肠随时会影响排便，随时会让你拉不下来，这成了我的心病，所以我首先想解决这个问题。我找的中医大夫是上海的，他用西医的方式诊断，用中医方式治疗。在看中医过程中，他建议微创治疗，给我很多信心。期间，我又做了两次细胞免疫治疗。

后来，我又去中国人民解放军第 307 医院的肿瘤微创治疗科接受治疗。这里治疗方式有多种，大夫说我的这种病是很好治的，建议做粒子植入，一周后见效，可以维持几个月，是很好的治疗方式。2015 年 10 月，我住进中国人民解放军第 307 医院，经过局麻，打入了 10 颗粒子。一周后大便逐渐好转，自己很高兴，放心了，觉得没有问题了。

一月后去复查，没想到 CA125 又上升到了 375U/mL。我很纳闷，是粒子把肿瘤惹怒啦，还是这个粒子经过肠壁扩散啦？百思不得其解。高主任让我做 MRI，结果没有发现明显的问题，只是显示粒子中间已经空了。再做肠镜，一切就明白了。肠镜发现我肠道受损严重。实际上是卵巢癌的癌细胞侵犯了结肠。主任看到肠道感染严重，给我做了介入治疗，用导管从右腹股沟的动脉经过左髂内动脉和右侧的肠系膜下动脉，这两个动脉主管肿瘤的血管，半堵塞后又灌注洛铂 70mg，这样经过 6 次治疗，CA125 由 375U/mL 下降到 245U/mL，122U/mL，62U/mL，43U/mL，33U/mL……一路下滑，感觉很好。在做第 5 次、第 6 次时，从血管里找不到供应肿瘤的血管，基本都闭塞了，大夫们很高兴。

因效果这样好，我就私下查资料，发现洛铂本来不是治卵巢癌的，和卵巢癌没关系，是治疗肠癌的，但对其他肿瘤也有效果，所以说我很奇怪为什么洛铂对卵巢癌治疗效果也很好。我准备一月后回去复查，判断治疗有效果。

患病 10 年，我对自己的病情和治疗进行了反思。我分析发病原因有三：一是处于高发期的年龄段。那年我 53 岁，心理、生活、工作压力大，加上有时心眼小，对一些事情放不下；二是有妇科疾患，是潜在的诱发因素。因为有宫颈炎症，我曾去北京协和医院妇科门诊看病，专家徐玲说雌激素可以对抗妇科炎症，建议吃雌激素"倍美力"，连续吃了几个月，我忽然在《健康报》上看到一个报道，说服用雌激素可以增加患癌症风险！因此我毫不犹豫停止了。三是平时喜欢吃甜食。所以吃甜食、心理压力、雌激素的不平衡，是导致得病的主要原因。

患病前，已经出现了症状，但因无知，错过了治疗的最佳时期。

第一个症状——腰痛。患病前一年就感觉腰疼，特别是有时提重物时感觉无力，蹲下半天起不来，拍片没有问题，诊断结果是腰椎小关节紊乱。按摩一段时间就没事了。这次手术后腰就不疼了，说明腰疼和患病是有关系的。

第二个症状——血压偏高。原以为这是年龄大，到了更年期的原因，但手术后症状消失了，说明卵巢癌与血压升高也有关系。

第三个症状——腹胀。起初很不明显，就是时有时无、时重时轻的腹胀。当时应该考虑到这个不良情况，但没有引起重视，错过了最佳的治疗时间。

患病后，我的治疗态度不积极，曾经一度不想管它，特别是 2014 年，半年都不复查，心里想爱咋就咋，心里有抗拒，以至于指标升高，影响到直肠。在找到中国科学院肿瘤医院李小光主任后，他曾经表示愿意给我做肿瘤切除术，但我犹豫不决，心想做了也会再长，最后自己决定不做，这也是不应该的。真的是自己太任性，只能是自己酿的苦酒自己喝，姐妹们应该引以为戒。

当然，我也有积极的一面，如有坚定的治疗信心和治疗的准确性，主动和大夫商量病情，拿不准的就去主动咨询医生，做出治疗方案。比如在北京妇产医院时，针对耐药问题，肿瘤大夫曾经建议我做靶向治疗，一种是美国的，自己找货源；二是山东生产的，名叫"恩度"。我就问厂家，问病友，结果病友回答不建议用，所以就没用。

目前，我想提出一个问题，也关系到每个人的治疗，希望大家一起探讨。我们病情经常反复，除了化疗没有其他办法，是否要关注一下小血管的治疗呢？如果肿瘤没有小血管的供血，它不就很难长大吗？这个问题，怎么解决呢？

为了保卫胜利果实，我要采取新的措施。一是吃中药，二是吃防止小血管生成的抗肿瘤药物"阿帕替尼"。这种药物的副作用很多，发现周围的许多患者吃了后，每人的反应不一样。有的皮炎重，有的血压高，有的出现消化道症状。当药物用到一定量时候，症状相对减轻，药物对肿瘤的抑制作用开始明显，有的人用了一个月后肿瘤停止生长，有的在缩小。所以说，这种药对抑制肿瘤生长，尤其是对控制小血管的效果非常好。

帕唑帕尼，印度产的。每片400mg，30粒，网购2400元，价格比国产的低。国产药，头三个月9000元，第二个三个月免费，第三个三个月自费9000元，从此后全部免费。这是中国人民解放军第307医院的治疗。中国人民解放军总医院（301医院）是招募志愿者，纯免费的，但要求比较高，对咱们不太适合，要求做大量检查，而且必须按照它规定的药量吃。建议大家通过各种渠道了解，为我们做些后续的准备，防止小血管生成这个治疗方式也许是今后主要的治疗方式，我看到医院的许多文献介绍预防小血管生成对癌症也是一个尝试性治疗。

我们的目标是尽量使复发时间延后，让我们有恢复的时间，等待更好的治疗方法。有几个病例是我亲眼看见的，我想告诉大家，让姐妹们引以为戒。

曾有个病友，是部队医院退休的化验科主任，比我年长几岁。十几年前因乳腺癌做过放射治疗，乳腺癌治好了，但两年前左侧出现肿块，手术病理诊断为肉瘤，肉瘤长得很快，做完手术皮肤很薄，所以再做海扶刀、亚氩刀，有效果。可是不久又长了，于是再做，又再长。她做完头一个月还好，但第二个月头几天开始气喘、心慌，一查肿物又长了，影响了心肺功能，于是她索性赌一把，去做外科手术。微创科大夫很不支持，但患者坚持要做。她的儿子是北京协和医院的博士后毕业生，在北京积水潭医院工作，不相信中医治疗。在做手术前，微创科大夫一再强调说做手术很危险，但她就是坚持要做，结果呢，做完手术的第20天就走了。所以说，太积极了也不可取。

还有一个患者，她的心态非常不好。一年前患病，一年后复发，而且出现胸腹水，不能吃也不能喝。我去看她，她说心情不好。家里人都来看我了，唯独大哥不来看，怕我把病传染给他。我说，你现在病了，应该放心思在自己的健康上，不要在乎别人看不看你，有什么意义？她的家属把她的病情病历给我看，她的 CA125 指标高达 800U/mL，胸腹水，吃不下饭，偶尔能排尿，病情很严重，最后也走啦。

所以说，我们在患病初期，都傻傻的，不知道这个病还会复发，不知道该怎么办，该怎么吃，该怎么喝，等到慢慢地认识到了，才知道我得病了，我是个患者，我要和自己的癌细胞和平相处。我们只能接受现实，平复自己的心情，调整自己的心理，要不断地学习知识，明白生命的意义。

我现在思想上比较平和了，觉得不要过于追求生命的长度，而要追求生命的质量，享受内心的安宁，放松吧，不管什么时候走，只要活一天就应该高高兴兴地活着。

我得病后就开始不喝牛奶了。因为市场上的牛奶是激素牛奶。十年来不喝牛奶，不吃任何肉食，多吃鸡蛋豆类，甜食也不吃。另外，药物也很少吃，这可能是我不对的地方，但就是不想吃药。所以一不爱打针，二不爱吃药。周围的姐妹们劝我打些增强免疫力针，所以从今年 5 月开始我也打了"胸腺喷丁"。

大便不通畅，是我的主要症状。一开始不明显，突然排便频繁，稀的，然后大便慢慢地出现干结，两三天才一次，便秘，大便困难。请姐妹们把中药吃上，中药可以在化疗期间起到很好的平衡作用。细胞免疫，真正的抗癌效果并不明显，它对已经形成的肿瘤没有明显作用，如果刚化疗完去做，也许效果好些，既可以减轻化疗的副作用，也可增强免疫力。

我还有一些信息与大家分享，只做参考。咱们得这种病都是寒冷引发的，所以每天早晨吃点姜丝，经常弄些海带切丝，吃肉的可以把肉和海带丝一起炖烂吃。另外我也把薏米和红豆一起炖着吃，祛湿很好。还有，每天用艾叶煮水泡脚，也是祛寒湿的。

最后我想说，咱们不能再追求当什么"贤惠女人"了。贤惠女人是吃苦在先享受在后的，为全家，为单位，为别人创造好的环境，只知道服务别人，自己太辛苦，我们已经没有这种资本了。所以不要当什么贤惠女人，应该对自己更好些，毕竟健康快乐地活着，才是硬道理。

坚持就有希望

邬慧珍（上海，网名白珍珠，癌龄10年）

　　我叫邬慧珍，是一个国企职员，退休前在上海市自来水公司工作，从技术处到销售科都干过。我热爱生活，喜欢旅游、买新衣服。我喜欢打乒乓球，曾在上海自来水公司乒乓球比赛中获奖，2006 年第三名，2008 年第二名。

　　时光回到 2008 年。这一年，我到了法定退休年纪，开始憧憬起舒适闲淡的退休生活。可是天有不测风云，怎么也没想到，在 11 月的体检中，我被初诊卵巢左右双附件占位。当时心里非常忐忑不安，立即前往其他医院进行确诊，得到的结果是需要立即进行手术。

　　我永远记得 2008 年 12 月 25 日，这个圣诞节我在浦东仁济医院进行了全子宫、双附件、大网膜、阑尾等切除手术。手术 6 个小时，最后被确诊为："左右两侧卵巢浆液性腺癌，3 期 C。"紧接着的是 4 次腹腔灌注化疗，6 次静脉化疗，注射了 1 个月的干扰素。在这些日子里，我的心理和生理都承受着巨大的折磨。我在度过了 49 天地狱般的煎熬后，终于出院了。

　　2009 年，我又被查出甲状腺结节，超过 1.7cm。因为有肿瘤病史，医生建议我做切除手术，所以在同年 12 月我进行了甲状腺切除手术，幸好，是良性的。

　　我稍稍喘了口气，但没有平静多久，2011 年 6 月，旧病复发，在我卵巢左侧残端发现一个 1.9cm×2.7cm 肿块，我又进行了第 3 次手术，术后化疗，用药顺铂、阿霉素。白细胞降到 $0.6×10^9$/L，所以医生建议我注射"惠尔血"以提高白细胞，每天早晚 2 针。同时，医生将我的后续化疗药量减少了 20%，增加了 2 次化疗。这次疗程达到 8 次之多。

　　2012 年的 3 月，因卵巢癌转移到脾脏，我又进行了第 4 次手术。切除脾脏和胆囊，在脾脏里的肿瘤很完整。离上次手术只有 9 个月，离化疗结束也只有 2 个月。术后做了 4 次化疗。这次手术，我的身体吃足了苦头！切除脾和胆，从我的鼻腔里插入引流管，整整三天三夜，滴水未进。

2014 年 3 月，我一直觉得下腹有很明显的疼痛感，之后连续发烧 19 天，体温在 39 度到 40 度之间。住院期间，每天静脉输 3 次抗生素，还做了穿刺，最后进行了手术。术后化疗了 6 次（用阿霉素和紫杉醇）。

2015 年 5 月检查发现右侧腹壁下见偏实性低回声，大小为 5.2cm×6.7cm×5.5cm，形态不规则，表面不平有突起，内见血流信号。其内侧另见不规则偏实性回声，大小 1.4cm×2.5cm×2.4cm 和 1.4cm×2.4cm×2.1cm，周围见少量血流信号。于 5 月 20 日做了切除手术，术后化疗 10 次。前 3 次使用的是艾素加卡铂，因 CA125 从 30U/mL 上升到 42U/mL，换为艾素 + 希罗达，效果还是不理想，改为进口的开普拓加丝裂霉素，一直到去年 12 月 21 日，10 次化疗全部结束，CA125 保持在 10U/mL 以内。

现在，我又准备面对第 8 次的手术，CA125 上升到 176U/mL，发现盆腔右侧可见实性低回声，大小 1.5cm×1.9cm×1.6cm，另有右侧皮下可见规则的偏实性低回声，大小约 2.5cm×4.2cm×4.3cm。这次化疗方案准备用吉西他宾 + 奥沙利铂。这些年我也吃过中药，对于化疗后的调整有些帮助。

给我手术的，始终是一个大夫，他是上海浦东仁济医院南院的副院长狄文，他还是浦东济仁医院东院的妇科主任。

现在的我，每天作息都非常有规律，吃完早餐后，我打坐 20 ～ 30 分钟，每天吃点杂粮或者黑芝麻、核桃之类的五谷杂粮。一个星期会有两三天的上午去淮海公园练郭林气功，自然行功、升降开合、三步点等，下午午睡一两个小时。到了晚上我就做做脚棍功，这个能提高自身的免疫功能，补肾、消胸水、腹水，是我一直坚持做到现在的。平时空余时间就看看电视、打打毛衣，买买新衣服（这是我的最爱），我还喜欢旅游，但从不跟团，我选择的都是休闲游，跟我的病友一起去农家乐，去海南，每天生活很有规律，饭菜都是我们自己做的，非常的健康有营养。走出去可以让我感受到大自然的气息，自然的绿色让我浮想到顽强的生命力。

这几年生病后，有些感悟。年纪大了体检要勤，最好每半年一次。因为我每年也都体检，可只是例行性，当发现有情况了已经是晚期了，我想如果每半年体检一次可能会更早发现。还有发胖、腰围增加一定要当心，会不会是长瘤子了，或者腹水了？我睡眠很好，这些年我经历了这么多手术，化疗能挺过来可能跟睡眠好有关系？建议大家调整好自己的睡眠。

在短短的十年当中，我总共进行了 7 次手术，39 次化疗。面对这一切，我体会到什么叫"生不如死"。一次次的打击、徘徊、彷徨、恐惧、绝望、担心，任何文字都苍白无力，都无法形容我的心情。很多时候，我都觉得上天对我不公平，为什么生病的是我？我到底做错了什么？你这是在惩罚我吗？我曾经也很爱美，喜欢买衣服，做头发，可是现在我必须面对现实。在和病魔的战斗中，我经历了一次又一次心理和生理上的挑战，反而越挫越勇。我想，人食五谷，孰能无病，坎坎坷坷也许就是生命的真谛。我们无须惧怕已经发生在我们身上的事，只有勇敢接受和面对，用积极的心态过好每一天，为了自己，更是为了爱我们的家人。现在，我已不再抱怨命运，相反学会从苦难中领悟到更多生命的意义。愿我们每天都能健康快乐，共同奔向长寿——坚持即希望。

快乐抗癌才会活出精彩

石　杰（北京，癌龄10年）

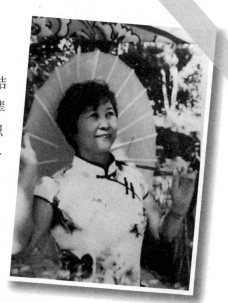

　　我叫石杰，今年 66 岁，现在北京团结湖乐园。我是一名公务员，在机关做了一辈子文秘、政工、人事工作，在办公室主任职务上退休。2008 年 4 月，患上了卵巢未分化腺癌。到 2018 年已经 10 年，没复发过。

　　2008 年 4 月，我在北京协和医院做了肿瘤根除减灭术，附件、子宫、盲肠等一并切除了。病理报告，卵巢未分化癌，2 期 C。术后第 7 天开始化疗的，一共化疗 9 次，用药卡铂＋进口紫杉醇。到现在 10 年了。病情一直稳定。CA125 基本在 8U/mL 左右，个别时候为 10U/mL，但是很少。这 10 年的时间里我总结有以下几点：

　　1. 手术第 6 天我得知自己患了未分化卵巢癌，我不哭不闹，选择了坚强，冷静地嘱咐女儿去签字，配合医生进行治疗并要求用进口药紫杉醇加卡铂。因为，我知道哭和闹都没有用，反而会加重病情。术后第 7 天开始化疗，化疗期间因为白细胞太低，打升白针以保证化疗的顺利进行。化疗第 8 次时，医生问我身体怎样，还能不能承受第 9 次化疗，并说做 9 次也不能保证不复发，做 8 次也可能不复发，让我自己考虑。因为我以前身体特别好，从中学开始，长期坚持长跑，跳舞，所以我选择了做 9 次化疗。我觉得癌症是全世界都没解决的难题，得上了只有积极面对。我选择了 9 次化疗，也是我努力了，尽力了，即使复发，即使死了，我也无怨无悔。

　　2. 我坚持服用 10 年的汤药，10 年间找过 4 位有名的中医。汤药一直未停。前 5 年是自己煎汤药，近 5 年改为代煎。所有汤药都饭后吃，我觉得这样可以保护食欲。

坚持锻炼。包括手术化疗时，没有一天不锻炼，从不在床上躺着。因为我有腰椎间盘突出病，躺的时间长了腰疼，所以每天到公园去锻炼。我坚持练了5年的郭林气功，前5年每天练，不管刮风下雨。练自然功、定步功、特快功、吐音功、中快、功点步等多种功法。5年以后主要练自然行功，加上了唱歌和跳舞。第8年加上了游泳。锻炼时一定要注意保养，以自己不觉得累为原则。我认为郭林气功最适合我们癌症患者，慢慢悠悠的，既让你锻炼着又不让你累着。在长期的"吸吸呼"中不知不觉地增强了身体的抵抗力。

保持好心态，快乐抗癌。我患癌后把什么都看开了，更明白了生命的意义。我要珍惜生命，活出精彩。我不管生命长短，但要活得有质量，所以我每天都对着镜子微笑，天天都高高兴兴的，保持好心情。我经常游泳、唱歌、跳舞，有时参加集体活动，总之每天都要让自己快乐起来。每年团结湖的春节联欢会，我都会参加，而且每年都有我的表演节目。

经常反思，养好习惯。我得病之后也经常注意在查找得病原因：原因之一，在三十多岁时做了卵巢结扎术；另一个原因是在更年期时，吃雌激素。第三个原因是饮食习惯不健康，平时总吃油炸食品，大量吃肉和甜食。得病以后，我彻底改变了自己的生活习惯。该忌口的就不吃了，如少油少盐，少吃甜食，不吃羊肉，不吃烧烤腌制食品和熟食、海鲜等。每天都要吃一顿粗粮，诸如十字花科菜等抗癌的食物天天吃。合理饮食，坚持稀干搭配，粗细搭配，荤素搭配，营养搭配。保持体重不变，如有增加，一定要控制在比标准体重稍微胖一点即可。

正确对待，积极对抗。我患病没有消沉，快乐综合抗癌，对什么都想开了，放下了，对什么都采取与世无争的态度，无所谓，不生气，脾气也变好了许多。春秋季打胸腺喷丁、白介素2、核糖核酸，注意换着打。前几年春秋季节，在吃汤药的同时再加上一种中成药，如斑蝥胶囊、金龙胶囊、小金丸等。化疗结束后，北京朝阳医院肿瘤科张主任还让我吃了3年的乌苯美斯和硒酵母。冬季吃百令胶囊（我感觉夏季吃容易上火）。另外我还一直在吃辅酶Q10。

十年来，我对癌症的看法慢慢地有所改变，心态和平地与它共处，反而觉得如果一个人真的要患大病，无法逃脱，患了卵巢癌也有值得欣慰的地方，比如，它不传染，虽然凶险，只是自己受罪；因为不传染，患者往往是最被人疼的，会得到大家的更多关爱。二是让自己警惕起来，从此注意健康，知道改变不健康的生活方式，因祸得福。我感恩自己，感恩家人朋友，感恩医生，感恩命运。

一路走来，虽然艰辛，但因为我意志坚定，心情豁达，把一切放下了，在关爱中感觉到了人生的幸福。

定期复查是必须坚持的。它可以帮助你随时掌握情况，争取主动权。

现场回答问题：

问：您的肠梗阻如何处理？

答：我手术后第三年，连续得了三次肠梗阻。大夫说做了手术的一定要注意保养，不要吃不好消化的，再就是要吃热的东西。我通过三次肠梗阻摸索出了一个解决的办法：如果感觉自己肚子不舒服，一拱一拱地疼时，就马上不吃不喝了，并在肚脐处的内衣外面贴上一片暖宝宝。一般情况下，过几小时就不疼了，接着也会排气或排便了。第二天就可以慢慢试着喝点水、稀粥等，一般第二天就好了。吃饭吃热乎的、软乎乎的、不吃凉的。我按这个办法已经有5年没有犯肠梗阻了。现在凉的、黏的食物都能吃。

问：您是怎样发现患癌的？

答：我有一次突然发现自己脸上气色很不好，于是去医院做检查，这样发现的。所以说女人的面色是观察健康的一面镜子，自己要多留意。

问：吃辅酶 Q10 的效果如何？

答：吃这东西的原因，是我从年轻时就出现多次不明原因的突然晕倒，30多年也确诊不了。2006 年 6 月去中国医学科学院阜外医院检查，正好遇到研究这方面病的专家，得到确诊。遵照医嘱开始吃辅酶 Q10。2008 年患癌，不想吃它了，于是细看说明书，结果发现辅酶 Q10 对心脏病、肝病、癌症都有好处，所以就一直吃了十年多。它是保健品，我吃的是 50mg 的。中国医学科学院阜外医院开的是自费药，但不贵。

抗癌需要恒心

周　伟（北京，网名净爽，癌龄10年）

我叫周伟，北京人。2005～2006年，我发现月经减少，就去医院看医生。这个医生让我吃补充雌激素的药，但不见效果。后来又去其他医院看，医生说："怎么能吃这么长时间的雌激素药，是要吃死人的"。我马上停了雌激素药。

2007年检查身体，做了一个B超，发现有子宫肌瘤。同年5月，再做B超，有卵巢囊肿，又做了其他检查没有发现异常，CA125的值是25U/mL，当时没当回事。同年10月，再次做B超，想看看囊肿有没有变化。医生说不太好，有血流。因为自己不懂，也没当回事，只是感觉下腹部疼痛酸胀，没有力气，腿很累很累。半年之内，我胖了15斤，腰也胖了一圈，胃肠不舒服，大便干燥。

2008年春节前，当时我在广东，想在节假日做肌瘤摘除术。单位领导说她认识一家医院的妇科主任，于是我就决定趁着节假日手术。手术前查CA125是40U/mL。当时医生一边准备做腹腔镜手术，一边开玩笑地着说："没关系，恢复半年还能生小孩。"因此，我不害怕，还挺高兴的。

手术是按良性肿瘤做的，打了三个洞，将囊肿打碎了取出来，可是病理报告："低分化乳头状浆液腺癌，1期C。"

听医生说，术中已将腹腔冲洗了。术后做了两轮化疗，用紫杉醇和卡铂。3月，我回到北京。回京后去了几家大医院，看了不少专家，专家们的建议都是要重新做手术，更大范围地切除。

经过痛苦的思想斗争，我决定同年 4 月到北京肿瘤医院进行手术，手术医生是李小光。手术时发现转移到对侧卵巢。随即切除了肿瘤、卵巢、子宫、大腹膜等。术后 10 天开始化疗，依然是紫杉醇、卡铂。化疗 4 次后，CA125 不再往下降了。医生让继续化疗，但自己感觉身体实在撑不住了，血液各项指标都不正常，肝功也不正常了，当时身体虚弱得厉害。尽管那时的我还不到50 岁。

自从手术化疗后，更年期就来了，忽冷忽热的，血脂也高，心脏早搏，头脑也是懵懵的。浑身不舒服。从第二年开始，每年发生肠梗阻。

在我得病的第二年，妈妈因为我着急受累，得了晚期肺癌，病得比较重，两三年后去世了。那个时候自己也刚得病两三年，又失去了亲人，很痛苦，在汪洋老师陪伴鼓励下，自己慢慢走了出来。

在妈妈得病的日子里，自己也要去照顾，身体不支，当时自己全靠打针，全年都在打胸腺喷丁、白介素、核糖核酸等，撑着自己，也没法练郭林气功了。汤药还在吃，医生是郁仁存、李佩文等老中医，随时可调方子。在那段时间里看中医，病友帮我挂号。后来发现了肝部有东西，肿瘤科的大夫让马上化疗。我没有马上去化疗，而是去北京协和医院和北京肿瘤医院分别找专家看片，专家们都不认为是转移。几年过去了，现在才知道原来是血管瘤，虚惊一场。建议姐妹们若遇到此情况应多去几家医院，多看几位医生。

在康复过程中，肺上出现过结节，细胞角蛋白 19 片段有点高，CA199 也缓慢往上走，大便也不正常，便秘，后来也慢慢好了。

在生病初期，我在团结湖公园学习了郭林气功，练了两年半。在外地还学了其他功法，也练了两三年。还做了两次免疫治疗，就是抽血培养，再回输自己体内。中药也断断续续吃了许多年。我在外地还参加了几次名中医的心理讲座，对怎么缓解压力，舒缓情绪，如何调心静心，感觉收获很多。还听了养生课，了解抗癌食材。总之得病之后，肉吃得少。以前吃肉比较多，现在是菜吃得多。前两三年，我开始服用辅酶 Q10 软胶囊，一直吃维生素 D 片，灵芝也用了半年。

适当的交流，对于我们调整心态是非常必要的。我在住院时认识了一位同病房的大姐，她经常激励、开导我。当时她的病情很严重，在外院治不了，来肿瘤医院治疗。这位大姐特别乐观，到目前为止，恢复得特别好，还一如既往地鼓励我。

我分析自己生病的原因，有以下几个重要因素：

1. 心态不好，性格焦虑，急躁，精神总处在紧张状态，情绪容易低落，爱生气，而且总是闷在肚子里。

2. 生活极其不规律。工作忙，熬夜常态化；不忙时就看电视，看小说。

3. X射线超量。我参加工作时，是在放射科，接触X射线超量，当时医院对我们没有采取什么防护措施。工作到第两年，大把大把地掉头发，还发烧，工作到第7年后，我坚决离开了。我总感觉这段时间的工作，对身体伤害挺大的。后来调到其他岗位，对自己要求过严，总怕工作上做得不完美。

4. 吃饭凑合。不吃正餐，喜吃零食，不爱吃蔬菜，为了工作时常加班吃泡面。

今年是我生病的第10年，病情相对稳定。患病后，我没有严格地忌口，生活上的不良习惯有了重大改变。每年体验，严格地按时间复查。

人世间人人期待幸福，谁也不愿生病，尤其是癌症。开始得病，受尽煎熬，心理痛苦不堪。到如今我反觉得生病也未尝不是一件好事，因为在自己身体健康时，总是把工作放在第一位，把领导的好评作为人生追求的目标，而且以追求完美的心态，跟自己较劲，不会关心自己的身体和心理承受能力。生病后，我知道人生的价值和意义在那里，彻底告别了不良生活习惯，非常注重保养自己的身体，听养生课，控制自己情绪，调整心态，学着放松，让自己静下来。有时也还会出现情绪波动，但我知道如何提醒自己学会控制。

生病后，我的性格大有改变。我走出了长期自我封闭的心房，变得开朗了，经常和病友一起聊天，一起逛街，一起练功。我把过去看得很重的东西，主要是身外之物方面的东西，都看淡了。七情六欲，皆由心生。心动是因为心不静，过于关心身外之物，就有烦恼，就有喜怒哀乐，这些情绪控制不好，对于一个患者而言是很糟糕的。我现在知道，身体健康是第一位的，活得相对自私一些，既要心静止水，也要让心中的不静之水外溢出去。所以，每当遇到不如意的事情，我就和好姐妹说出来，绝不压在心里。

我经常接触性格开朗的病友，一起去唱歌，受开朗病友的影响，这样自己的心态也慢慢地好了。我经常和病友一起去看演出，看相声，听音乐，让自己的心情快乐起来，笑起来，既安静又愉悦，不给自己压力。我还曾经参加了北京抗癌乐园的舞蹈队，经常和团结湖的朋友一起唱歌。学会活在当下，心态平和，活着就好，没有奢望。

十年来，我从不敢大意，发现小情况马上检查。每年打半年的免疫针，胸腺喷丁，或白介素，还打过 Pb（核糖核酸）素，每年换季时打。这么多年，吃得最多的是钙片、维生素 B，最近服上了百士欣。我的白细胞始终不高，总是在 3×10^9/L 左右，但是现在居然到了 5×10^9/L。

我要保持健康，因为我老爸健在。我要好好照顾他，尽自己的一片孝心。

姐妹们，我能坚持抗癌，你们也能做到。关键是恒心和毅力，永不言败。

"懒"字抗癌秘诀

曹燕萍（上海，网名燕归来，癌龄10年）

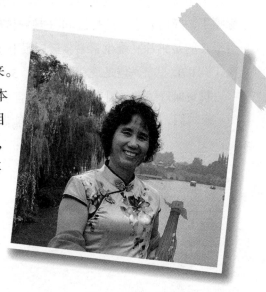

我是上海的曹燕萍，网名燕归来。生病前是一名普通工人，干好自己的本职工作，就是我的底线。我的人生目标很简单，有房住，有饭吃，有衣穿，就心满意足。我不爱折腾，一切顺其自然，开心快乐就行。

2008年10月，我摸到左侧腹部有一个包块。我也没多想，就去了家附近的上海中医药大学附属曙光医院看医生。

当时B超显示，左下腹部有囊实性占位。医生让我马上住院手术。我觉得应该没有什么大问题，手术就手术呗，懒得考虑什么一定要看大医院，看什么名医呀！

我的手术，进行了5个多小时。术中输血是400mL，病理报告，卵巢浆液性乳头状囊腺瘤，肿瘤穿透被膜，考虑为肠壁、腹膜转移性癌。

术中，做了全子宫＋双附件切除＋大网膜切除＋阑尾切除术，术中腹腔灌注顺铂100mg。拆线后马上用国产紫杉醇加卡铂化疗。

回家后，家人认为这家中医院不是专科，于是马上将我转入复旦大学附属肿瘤医院。其实，在这家医院的化疗，也是用同样的药，在这里化疗了5次，加起来一共化疗6次。

从第二次化疗后，我的CA125一直在10U/mL以下，保持至今。

因为我是在上海中医药大学附属曙光医院手术的，所以手术完了就开始喝中药，喝了5年。

　　平素，我每天的生活是随心所欲的。我认为生活是自家的事，没有必要那么爱面子做给别人看，因此就得过且过，能懒就懒，只要看得下去就行，自己感觉舒服就行，没有那么多七七八八的讲究。家里人也随我，对环境、饮食、衣着等等，没有过分的要求，而且对我的这种人生态度也很认同，从来也不挑剔指责。居家过日子，不就是过普通人的日子吗？讲究那么多，累不累呀？

　　其实，我知道，"懒"不是褒义词。人懒是一种没有追求、没有志向的表现，在社会上奋发图强的强势人群看来，这绝非是什么好品质。但我想，穷也好，富也好；苦也好，乐也好；飞黄腾达也好，默默无闻也好，人生不都是几十年嘛，瞎折腾个啥呢？况且，我本来就是一个普普通通的工人，一个简简单单的女人，即使在身体健康时，我既不想名垂千古，也不想遗臭万年，既不想大富大贵，更不想做耀眼明星，何况我生病了，那就更没有什么非分之想了。我的心态，极其平淡，所以我也没有什么太大的心理压力，不需要什么心理治疗，能活下来是福气。孟子言："夭寿不贰。"是说人无法掌控自己的寿命。寿命长短，何必计较太多？而且很多寿命不长的，或是不很长的，只要做出成绩，人生价值不是比那些白活很多年的长寿者更受人尊重吗？我做不了什么大事，只是不想给家人添太多的麻烦，所以我在生病中尽量追求简单，生活节俭，物质无欲，得失无求，荣辱无意，也许就是这个无所作为的心态，一颗平常心，一个尽量少作为的懒习惯，成就了我。

　　生病的头两年，我注意忌口，听人说我们的病是吃出来的，很多东西不敢吃。现在，鸡、鸭、海鲜也经常尝尝，牛羊肉一概不吃。为了饮食健康，我做过一些研究，很多书上讲的、医生说的、网上传的，说什么能吃，什么不能吃，观点不一，分歧很大。我越看越迷糊，现在一概不管了。一是不知道哪个说得对，似乎都对，又好像都不对，干脆懒得理他们那些毫无科学依据的奇谈怪论了。

　　细想一想，我们女人得了这种病，主要原因有几条，一是家族性遗传；二是累的、急的、气的；三是生活习惯不好，正常的饭菜不吃，正常的觉不睡，生活没有规律；四是有病没有及时发现，发现后粗心大意，没有及时治疗。所有这些，与家常饭菜没有关系，你没有理由责怪千百年来祖宗八代都吃的家常饭菜。

我认为思想懒一些，对治病也很重要。你已经生了大病，就应该放下一切，不要胡思乱想，想也没用。其实，心情放松，糊里糊涂地过日子，是大多数人的生命常态。我们在健康时不是这样吗？不要想得太累，思想负担过重了，累心。

我们的抗癌是一个漫长的过程，一定要记住定期复查。时时刻刻都要警钟长鸣哦。愿我们每天都健健康康、快快乐乐的，因为明天会更好！

互动讨论：

1. 在腹腔灌注顺铂疗效很好，对于防止复发功不可没。

2. 随性、养懒、移境、心疗，是稳定病情的保证。

3. 习练郭林气功是癌症患者很好的锻炼方式，但不能迷信，要有度。哪怕只练一个功，只要心静放松，全身心投入，也比练十个、二十个功还有效果。心情淡定，慢慢地练，静静地练，辨证施功，补泻有度，经常查功。

看淡生死才会活

(浙江，网名平凡，癌龄10年)

我是浙江的平凡，2008年诊断为卵巢癌晚期，手术后化疗6次，同时中药治疗，至今没有复发。

2008年因为呼吸、说话困难就医。就诊前一天晚上，肚子疼痛厉害，医院按照急性肠胃炎治疗。一周后因为身体不适再次就医，做CT检查，发现胸腔积液，手术前抽取两次胸腔血性胸水，其中一次为600mL。医生误认为是肺癌。做了一系列肺癌筛查检查，最终确诊为卵巢癌。

卵巢的肿瘤大小为12cm，各项肿瘤指标都高，CA199为12000U/mL，CEA为15.86 U/mL，CA125为771.1U/mL，CA153为104U/mL，CA50为199.5U/mL，铁蛋白为357.9μg/L。

2008年3月27日进行手术，共进行6个小时，诊断为卵巢癌晚期。术后腹腔灌注化疗，并用多西他赛加顺铂化疗6次。两三个月后，要再化疗2～3次，因个人原因，没有再去化疗。

在第三次化疗时，全身肿得厉害，自认为再化疗下去就无法存活，遂到上海群立中草药店问诊，开始吃中药至今十年多。其余化疗过程顺利，没有打过升白针。白细胞最低为3.9×10^9/L。

化疗后复查时发现甲状腺有异常，很硬。医生问询我的意见，我坚持做手术，并在2008年12月份做了甲状腺手术。术后诊断，甲状腺左侧为恶性乳头状癌，颊部为甲状腺癌，2/6淋巴结转移，确诊为中期。

术后我也想明白了，明白康复之路漫长且艰辛。首先端正心态，做好了长期持久抗癌的准备。将癌症与糖尿病相类比，借鉴"五疗"法，即医疗、心疗、药疗、食疗和体疗。

在医疗上，要定期复查，战略上藐视，战术上重视，不抱侥幸心理，心里警钟长鸣，要小心翼翼，终身抗癌。

　　在心疗方面，切实做到一切看开，生死看淡。其实我自己在得知病情已经是癌症晚期时，近乎绝望。一日独自走到太平间外，想决断自己的生死，几度徘徊几度犹豫，最终战胜了自我，没有自暴自弃。从此坚定了内心，明白了不选择死，那么就要好好活着。认识到心情至关重要，心情决定着康复的走向。

　　自我反思。得癌症并非偶然，一定有其原因，要进行彻底的自我反思，发现自己太爱操心和好强，追求完美，脾气不好。由此痛下决心从哪里跌倒就从哪里爬起来，最大限度地改正不良习惯。设定目标，好好生活，从一个一个小目标开始。我的第一个小目标是儿子高中毕业考大学。有了目标，就有了动力，就能不断进步，不断自我康复。

　　药疗方面，坚持吃了10年中药。

　　在食疗方面，没有忌口，食物多样化，饮食均衡，永远相信吃的都是好的，都是身体需要的。潜意识相信自己一定行，一定能战胜。从来不吃保健品，但会吃应季的食物，持之以恒，长期坚持。比如蒲公英、马齿苋、鱼腥草、芦笋、红薯、芋头、水果、杂粮、蔬菜等。曾经吃了一年小麦草、喝了一年五行蔬菜汤，也曾吃过松针，吃了7年多的菱角壳加中药里同煮。坚持吃纯天然的食品，不吃人为加工的食品。

　　我的建议，一是饮食要因人而异，要根据自己的体质进行选择。二是在锻炼方面，随性随心，没有特定目标和计划，主要是散步、做家务、逛商场、唱歌、挖野菜等。自认为在这方面还可以做得更好。患病后前两年的锻炼不要过度，以养为主。既然我们得了这样的病，就要好好爱自己。毕竟二次为人，个中辛酸，只有自己明白。所以心态很重要，一定要做到一切看开，放平心态，做自己想做和该做的事。

　　最后，还要真诚地感谢自己家人的精心照顾和陪伴，他们才是你最忠实的久远可靠的关爱者。

开心过好每一天

陈冶宏 （新疆，网名乐活，癌龄10年）

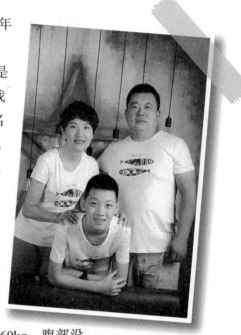

　　我叫陈治宏，新疆昌吉人，汉族。今年2月初我刚过完41岁生日。

　　我出生在昌吉市，也长在这儿。昌吉是紧邻乌鲁木齐的一个市级城市，从机场到我家只要30分钟，比去乌鲁木齐还近。著名的5A级旅游景区"天池"就在我市境内。新疆离北京确实比较远，我们坐飞机到北京要4个小时，但是有了微信群，打开手机，不到一秒钟，我就跟群里的姐妹们在一起了。

　　今年是我患病的第10年，我患的是"浆液性微乳头状卵巢癌，3期C"。

　　2008年8月那年，我31岁，孩子刚刚3岁。当时，我身高168cm，体重不到60kg，腹部没有赘肉，这在我们那里算是标准身材了。对身材外表自我满意的我，做梦也没有想到身体内会出现问题。每一天晚上睡觉时，偶然摸到自己腹部有一个突起的疙瘩，不是很规则的圆形，而且是硬的，但是没有任何疼痛，平时月经也正常。唯一不适的是，我感觉那段时间排便有点困难。虽有便意，但排起来很费劲，努力解出来的也是一些小细便。

　　刚开始我以为是便秘，因为我以前就有便秘的毛病。于是，吃了一些润肠的药，也不管用。当时也想着去检查一下，因为离我上次检查也有一年半了，也到该检查的时间了。但当时因我母亲住院，这一拖就拖到了10月初。

　　2008年10月初，我在市医院做了B超。B超显示，盆腔有包块。因我

2004年曾做过左侧卵巢巧克力囊肿腹腔镜手术摘除术，所以我当时以为是囊肿又长了。后来又找妇科医生看了，医生让我去自治区医院会诊，这才紧张起来。

自治区医院的专家手诊后，认为肿块的恶性可能性比较大，原因是肿块不规则、活动性差、较硬，建议立即手术。

于是，家人就立即联系了自治区医院，住院手术。我入院时 CA125 是170U/mL，入院后准备手术并完善各项检查，过了半个月手术时，CA125 升到了270U/mL。10月24日手术，手术时间比较长，具体多长我已经记不清楚了。手术是由妇科和外科共同完成的。行子宫次全切，双侧附件切除，盆腔粘连松解术，部分大网膜切除术，并在腹腔用氟尿嘧啶局部化疗。术后病理显示："双侧卵巢浆液性微乳头状腺癌3期C，低分化"。术中发现已广泛转移，累及输卵管、子宫浆膜层、大网膜、腹膜，有腹水，腹水里也有癌细胞。同时结肠、回盲部肠管也有侵蚀，病灶大的4cm×5cm。手术保留了宫颈。术后10天开始化疗，用的是 TP 方案：静脉注射紫杉醇加顺铂，共化疗两个疗程。

讲到这有人可能会奇怪，子宫为什么会做"次全切"？这个我后面会提到。

2008年12月19日，手术45天后，我在北京协和医院做了第二次手术。去之前我并不清楚，手术不是很成功吗？为什么要去北京？干什么去？家人只说是再去检查一下。到了北京我才知道上次的手术中直肠上还留了一个大肿块没有摘除，当地医院在手术中与我的家人沟通，摘除可能要行肠造瘘术，家人没有同意。

肠造瘘可能有的病友不太清楚，就是把肛门改道了，排便不用肛门。在患者的腹部开个小洞，把盲肠或结肠等取出，做成排便口，腹部带个袋子收集粪便。家里人为了安抚我，一直都瞒着没告诉我。我的大姑姐（爱人的姐姐）在北京工作生活。我第一次手术时她在美国，回国后立即带着我的病历、切片去找医生，她先去了301医院，医生告诉她不用来了，做不了。后来又去了北京协和医院，找到了潘凌亚医生。潘医生说可以做，并安排好了入院手术，于是就有了40天后的北京之行。

这次手术切除了宫颈、阑尾、大网膜、部分直肠，并做了肠吻合术。我大姑姐后来说，手术前她一晚上都没睡着，毕竟刚做过一次大手术，又经历了两次化疗，我的身体能否撑得住？但二次手术很成功，我比第一次手术时恢复得还快。术后我又打了 6 个疗程的化疗，仍然是紫杉醇加顺铂。

补充一句，我第一次手术后拆线第二天，刀口竟然有 2cm 裂开了，随后每天在伤口处用药棉消毒，让它一点点地长好。在短时间内做第二次手术，我担心刀口长不好，结果却长得很好。遗憾的是，北京协和医院给我的方案是紫杉醇 + 卡铂，因为新疆没有卡铂所以用顺铂替代，另外北京协和医院安排做一次腹腔灌注化疗，但是新疆当地穿刺很多次都不成功，所以没有再做腹腔灌注化疗。

2009 年 4 月底我化疗结束。在随后的近 5 年里我每 3 个月复查 1 次，每次复查结果都很好。相对来说前 5 年我过得很平静，过着正常生活，检查前比较紧张，我祈祷自己又过一关。一般每 3 个月在当地医院检查，然后每年去北京协和医院一次，这样过了 5 年。

2014 年 1 月在随访检查时，CT 显示左侧腰大肌有一个直径约 1cm 的包块。当时大夫建议观察，7 月份 PET-CT 发现肿块直径增大到 3cm 了，同时腹壁的切口边也有个肿块，CA125 在正常值内。于是 2014 年 8 月份我做了第三次肿瘤细胞减灭术，切除了腰大肌肿块。术后化疗三个疗程，用单药顺铂静脉化疗。

就这样又过了一年多，2016 年 1 月 CT 显示左侧腰大肌有异常，但我没有什么感觉，观察到 3 月份，在北京协和医院做 PET-CT 确认是长了肿块，而且盆腔广泛转移，包括肠道表面，腹壁切口旁又出现代谢异常的增高病灶，并且左肾有积水。等到 5 月份再次复查 PET-CT 发现情况不妙，显示左侧腰大肌、下腹部切口均有转移灶，盆腔及肠系膜、膀胱局部有侵蚀。

2016 年 5 月 31 日我做了第 4 次肿瘤减灭术。术前医生谈话说，手术后可能要带两个袋子。肠子如果接不上，或膀胱无法修复，都要做造瘘，我今后大小便都要从造瘘口排了。我当时是拒绝手术的。我想，与其术后那么没质量地活个两三年，不如有质量地活一年。但禁不住家人的劝说，最后还是同意手术了。手术是妇科和外科共同完成的，对左侧腰大肌、下腹部切口处的肿瘤进行了清除。做了直肠和降结肠、小肠和升结肠的吻合术。还对膀胱进行了修补。因肾积水，术前还做了输尿管支架。这次手术进行了七八个小时，术后直接被推进了 ICU，在 ICU 里躺了近 20 个小时。

回到病房，家人和同病房的阿姨在我清醒时第一时间告诉我，手术很成功，一个袋子都没带。术前还有个小插曲，就是我要做输尿管支架，因北京协和医院约的时间太长，我就去中国中医科学院西苑医院做，在这里一直没做成功，只能又回到北京协和医院的老地方做。

心情好了没几天。术后第 10 天，检查发现小肠吻合口漏了，时间长会造成腹腔感染，自然长好会非常慢，而且这期间无法做任何治疗。大夫和我谈话说，只能重新做造瘘了，等腹腔小肠吻合长好了，可以再放回去。对于我来说这已经是很好的结果了，我欣然接受。

6 月 14 日，距前次手术 15 天，我又被推进了手术室，行患病后第 5 次手术，横结肠造瘘术。好在这是个临时性的，半年后，等到小肠长好后就可以回纳入腹。因为横结肠很短了，就成了直肠子，刚吃完的东西，1 小时后可能就排便了。我术前将近 60kg，术后只有 50kg 了。术后又做了 4 个疗程的化疗，方案同以前一样，仍然是静脉化疗，用药仍为紫杉醇加顺铂，我的体重急速下降到了 44kg，白细胞一度下降到 4×10^9/L，2016 年 8 月底结束治疗。

2016 年 11 月初行 CT 检查，左侧腰大肌再次发现病灶。在妇科和放疗科共同评估后，认为我身体较差，而且是单侧一个部位，就建议我做放疗。2016 年 12 月 ~2017 年 1 月期间我在北京协和医院又做了 25 次放疗，2 月 1 日结束放疗。2018 年 1 月底治疗留下的后遗症——肠梗阻再一次袭击了我，目前仍在治疗中……

上述这些，就是我的患病经历。5 次手术，15 次化疗，25 次放疗。治疗中，大家所经历的症状，我一样不落都经历了。疼痛、脱发、呕吐、白细胞降低、手脚麻木、关节疼痛，尤其是呕吐和白细胞降低尤为严重。化疗时我有时一星期都水米未进，吐得一塌糊涂。1.68 米的个头只有 88 斤重，自己经常都被自己身上的骨头硌得疼。白细胞最低时跌到 0.4×10^9/L 多，直接被隔离了。一天打七八支升白针，有时真感觉熬不下去了。但是艰难的时刻过去后，发现生活仍是那么美好。有时真觉得，自己被麻药打多后，人变傻了，记性不好了。除了患病后的 5 次开腹手术，我还做过腹腔镜巧克力囊肿摘除术和剖宫产术。6 次全麻一次半麻，还有多次的局部麻醉。要不然，我怎么对那些疼痛都记不清了。过去了就都忘了。

其实最初让我做分享，介绍经验时，我真有点惭愧。虽然生病这么多年，我的经验可能还没有一些新病友多。我这人做什么事没有常性，并且比较随意，经常是三天打鱼两天晒网，坚持不下来。我在饮食上也没什么特别的，没有单独开小灶，基本上是和家里人一起吃。蔬菜、水果吃得多一些，肉食吃得少，这和信仰无关，我这个人没有宗教信仰，我只是不喜欢吃肉而已。化疗期间，为了升白细胞，甲鱼吃得多一些，保健品里我吃过一段时间的番茄红素。我没做什么锻炼，但是我一直在上班。2009 年 4 月结束化疗，7 月份我就开始上班了，最初时间短，后来慢慢延长。因为孩子小，爱人又要忙工作，所以家里的家务也是我亲力亲为的。

我觉得，作为像我这样的一个晚期癌症患者还能生存这么久，可能有两点对我很关键。

第一，有个好心态。我这人心比较大，知道自己得病后我只哭过两次，都是在术前。一次是最初医生手诊后告诉我恶性可能性比较大时；第二次是手术前因为没手术、病理没出来时始终抱着一线希望，但当医生把手术中腹腔内留置的化疗药给我，我明白已确诊时。手术后就再没哭过。第一次手术后，当我清醒过来看到自己满身插着管子，又是输血，又是输液，还有尿管之类的，自己就明白了——一定是手术大。我就问我爱人："是不是全切了？"他说："是。"我又问："是恶性的？"他说："是。"其他什么都不用再说了。

我原来的网名不叫"乐活"，是生病后改的。我的 QQ 签名是"哭也一天，笑也一天"，一样都是要一天天过，为什么不笑着过呢！我曾经问过我爱人，医生有没有告诉你我还能活多久？虽然我从网上也查到像我这种卵巢癌晚期的患者，只有 20% 能活过 5 年生存期。但从医生嘴里说出来会让我们更笃信一些。我爱人告诉我医生没说过。一直到我生病的第 4 年还是第 5 年，我爱人一次喝醉了和朋友们吹牛说漏嘴了，说医生当时就告诉过他说我只能活两年。啊，想想他憋了这么久，该承受多大的压力。所以说我现在的每一天已经是赚了。但是在生命面前，我们都是很贪心的，都希望这个时间能长之又长。

我们得了这个病，一定不能闲在家里，不管是脑力，还是体力，总得做点什么。太闲了就容易胡思乱想，当然也别累着。我当时就用绣十字绣、打游戏来转移自己的注意力。我是个没有信仰的人，我认为还是有信仰好些。无论信仰基督教或者佛教，让自己的有个精神寄托，有个去诉说的地方。

保持良好的心态，不能压力太大。反思自己为什么 5 年后又复发转移，想想也是压力太大。我是从事危险品（汽柴油、甲醇等液态化工产品）运输工作的，2013 年底运输系统要进行安全生产化达标工作，我们是一个小企业，距离这个标准有一定差距，我刚好负责公司的安全生产这一块，工作压力很大，晚上我不能想这事，一想就失眠。到 2014 年检查就发现转移了。2016 年的情况也类似，因为 2015 年全国安全生产形势紧张，要求严格。我单位也是重点监控企业，三天两头检查，警惕的弦一直绷得很紧，结果到了 2016 年复查时就又出问题了。当然这只能说是看得见的原因，肯定还有内在因素。

第二，家人的陪伴。有时我就在想，我们生了这种病是不幸的，但比起有些人我们又是幸运的。生病这么多年，家人一直不离不弃，全心全意照顾你。我还能有条件去接受比较好的治疗，比如一次次到北京治疗。生病十年，花费很多了。2008 年、2009 年刚生病那会儿，我还记记账，到后来就不记了，尤其是我经常去北京，花费更是无法计算。仅 2016 年一年我就花费了近 30 万元，社保支付的不到 10 万元，除了自己撑着，其他都是家人或兄弟姐妹们的支援。

2014 年手术时，我妹妹刚从北京学习回家，立马又返回北京照顾我。2016 年手术时，妹妹因要生孩子无法陪我，临手术前姐姐又从新疆去北京照顾我。我在 5 月 31 日手术，当时外甥女还有 6 天就要高考，姐姐怕我不让她去，一直瞒着我。后来姐姐的朋友告诉我，姐姐说女儿高考考不上可以再考，但我手术如果有什么意外，她会一辈子遗憾。

还有，就是我的爱人，从生病到现在 10 年，不离不弃，忙前忙后，陪我到处就医。他们承受的压力远不比我们少。2016 年 5 月底手术前，姐姐给我发了微信留言，因手机故障，原文我没能保存下来。大意是要我一定坚持下去，已经经历了那么多，曾经那些撕心裂肺的痛到现在都成了故事，我们还要一起走下去。当时看到这段话，我忍不住落泪了。撕心裂肺的痛，我们手术也好，治疗也好，痛不痛，肯定痛，但还没到撕心裂肺的地步。当我们躺在手术台上，麻药一打，什么都不知道。手术室外等待的家人才是撕心裂肺的挂念，一分一秒的煎熬啊。现在回想起自己以前的经历，说起自己的病史，的确是像在讲故事。

根据我的就医经历，我还有一些看法。

第一，要选择专业性医院。我在这方面就吃了亏。我当时发病后从我们的市医院转到了自治区医院。其实当时有两个选择，一个是新疆医科大学第一附属医院，另一个是新疆医科大学附属肿瘤医院。因为当时没想到病情那么严重，第一附属医院也有熟人，同时也忌讳肿瘤医院，所以选择了附属医院。后来证明这个选择还是有失误的，我又多挨了一刀。我第一次手术时子宫都切了，却把宫颈留下，宫颈还是比较容易染病的。再有就是切口，我第一次的切口是从会阴部到肚脐下面，长大约20cm。第二次的切口从会阴开始绕过肚脐又往上开了一截，长约30cm。切口越长，探查得越清楚，而且后续化疗和北京和协和医院给我的方案也是有出入的，北京协和医院给的化疗方案是一次静脉，一次腹腔灌注。但后来的化疗中，因我腹腔粘连得厉害，当地医院腹腔穿刺穿不过去，放弃了腹腔灌注化疗，这多少是个遗憾。

第二，要定期复查，有症状及时治疗。我最开始发病是在8月份，当时已经摸到有东西，可一直拖到10月份才去医院，如果当时就去，可能转移就没有那么广泛或者状况就没那么糟了，分期会比较早的。到第3年医生一般建议半年复查一次。我认为还是查勤点。我在治疗结束后，因为分期比较晚，一直是间隔3个月复查1次，到第5年才开始半年查1次。有什么不舒服应多和医生沟通，多听听医生的意见，毕竟他们更专业一些。再者对于手术，我更倾向于我们国内的医生，因为毕竟在中国，医生练手的机会更多；外国的医生可能在用药和后期的调养、人文关怀上更胜一筹。

卵巢癌复发的概率很高，即使过了5年也不能掉以轻心。我曾经有个同样是3期C的病友，9年以后复发的。北京协和医院妇科的吴鸣教授曾建议我们看看《论持久战》这本书，与癌症斗争，就要做好打持久战的准备，敌弱我打，敌强我躲。

非常开心能加入到精英群。说实话医生也认为对于我这样的晚期患者10年已经是很好的了，我不知道自己下一步会发展成什么样，还有多长时间。但是进入这个群后，我看到群里精英晒那些"十几"的数字，甚至是"二十几"的数字，我一下释然，安心了许多。让我信心大增，看到那么多和我一样病情的姐妹，她们都已经十几年了，仍然精彩地活着，让我找到了方向，我会更好地过好每一天。

穿过黑夜　走向黎明

吕　慧（江苏，癌龄10年）

我叫吕慧，生于南京，一直跟公婆一起生活。五口之家虽没有大富大贵，倒也平平安安。我没有工作，婚后一直在家照顾老人，后来就一直带孩子。

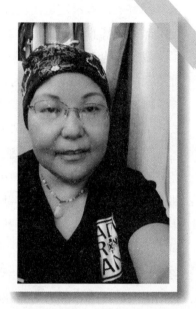

36岁那年，我好不容易把孩子带大了，能脱手了，就高高兴兴地走出家门，找到一份满意的工作。可是工作没多久，就出现问题了。2008年10月份前后，我先是感到左腹一跳一跳的疼痛，一开始以为是附件炎，因为以前得过。到11月底，突然感到骑车时遇到颠簸就疼得不得了。12月6日，疼得不能睡觉了，我决定去医院查一查。运气非常好，遇到主任给我做了阴超，她一边做一边跟我说，你的卵巢有好多肌瘤，要立即手术！

我当时就慌了，医生说不见得是坏东西，你去查一下CA125。当我去抽血时，护士说了一句，你这么年轻做这个检查干什么？我说医生要做的。结果显示：CA125为284U/mL。

既然要手术，我就开始选择三甲医院。最后综合分析了一下，认为南京鼓楼医院妇产科手术不错。2008年12月8日，我住进医院。边做检查，边挂点滴消炎。

从住进医院那一刻，两个主任的话语就让我感觉到了不安。我就一直哭，一看到医生、护士，我就像祥林嫂一样，拉着她们的手，害怕、恐惧占满我的整个身体。护士每天有空就进来陪我，给我做心理疏导。我当时在病房常常痛哭流涕，号啕大哭不止，就像孟姜女哭长城，泣不成声地诉说从天而降的不幸和满腹的委屈，感染力极强，把整个病房的人都带哭了。大家一边哭，一边安慰我、鼓励我。

2008 年 12 月 12 日，我进行了人生中的第一次大手术。

那天，我记得 8 点钟手术室来人接我，我哭着说："我家人没来，能不去吗？"医生说不行，就这样哭着进了手术室。术后病理诊断为："浆液性乳头状卵巢癌，中低分化，2 期 C。"术后静脉化疗紫杉醇＋卡铂共 7 次，同时进行了 7 次腹腔灌注化疗，用药为卡铂。

治疗结束后，各项指标很好。出院回家，慢慢恢复身体。

刚开始的 3 年，我过得很好，渐渐地忘记了病情，没有想过复发的事。总以为虽然体内长了个东西，已经都拿掉了，那就彻底没事了。所以一心只想把儿子带大，其他什么都不管。

化疗结束后的前 3 年里，我先是 3 个月复查 1 次。后来，医生说可以半年复查 1 次，但我还是坚持 3 个月 1 次的复查，防患于未然，也是对自己负责。每次复查要检查的项目有：血常规、生化、CA125、CA199、CA153，以及癌胚抗原，还要做 B 超。

2011 年 5 月，我感觉腹部一阵绞痛，就去医院检查。CA125 指标正常，但是盆腔有一个包块，观察了半年。

2011 年 12 月 23 日，我感觉盆腔的包块推不动了。医生决定手术，给我开了一个 PET-CT 检查单。2012 年 1 月 1 日，我第二次住院。先化疗，用药跟上次一样，紫杉醇＋卡铂。1 月 4 日，我做了 PET-CT，结果显示盆腔有一个包块，脾门部位有一个暗影。医生说等第一个化疗结束后，就进行包块切除术。

还不错，老天爷救我一命，逃过一劫。一个化疗结束，包块变软，二次后包块变小了，继而做了 4 个化疗，包块吸收了，开心！就这样安稳了一年半。

2013 年 5 月，CA125 升到了 48U/mL，做了检查没有发现实体，观察了一段时间后，CA125 上升到 68U/mL，又开始化疗了，用紫杉醇＋卡铂，化疗 5 次。后来发生了卡铂过敏现象，只要一上卡铂，15 分钟内先是心一紧，这时候赶紧要去卫生间，迟一步就会大小便失去控制。这一切反应都特别快，稍微慢了就容易摔倒，失去知觉，晕过去。我在厕所里就晕倒过。

这次化疗后，CA125 指标下降不理想，一直在 17U/mL，下不到个位数。

化疗结束 3 个月后，指标又开始上升。7 个月后发现脾脏长个包块。2014

年 7 月 28 日，进行了脾脏切除术，术后化疗 5 次，用药是多柔比星加奈达铂，CA125 还是在十几，降不下去，于是出院。

2015 年 4 月，CA125 又开始升到了 40U/mL，但影像检查没有发现实体病灶。继续化疗。这次的过程很艰辛，整整化疗一年，换了很多方案，结果耐药了。2016 年 5 月化疗结束，歇了三个月一查，CA125 升到了 136U/mL，立即着手办理住院，继续化疗。从入院到化疗，历时半个月左右。CA125 在化疗前升到了 244U/mL。此轮的化疗用药为紫杉醇 + 恩度，CA125 指标由 244U/mL 降到 188U/mL，效果还不错。直到今天才知道，我的 CA125 指标在 2015 年 10 月份也就是打恩度后就高了，用恩度前是 38U/mL，现在是 41U/mL。后来因为我本人的经济问题，停了恩度，治疗方案换成了紫杉醇酯质体，同时口服阿帕替尼（也就是艾坦）这两种药。我现在血压高，尿蛋白高。

我虽然经历了快十年的抗战了，但是这小鬼子还没有消灭干净，所以还没有给姐妹们带来一个好榜样。我遇事胆小，好哭，心态不稳。

我冷静反思，原以为 CA153 指标高是阿帕替尼的缘故，其实不是。因为我在 2016 年 9 月份，CA153 就开始高了，达到了 21U/mL（正常值是 0 ～ 25U/mL），从而可以看出靶向药跟 CA153 无关，我也释然了，解了心里的一个疑团。我现在想开了，只要医生给我方案，该治就得治，不要管它。为了儿子，我只有冲！冲！冲！

因为我们经济有限，跟老人一起，所以我的饮食跟家人一样，没有什么特别的。大发的我不吃，其他的都吃，不吃没抵抗力。每天三次散步，正常生活。我是一个胆小的人，又是一个听话的患者，也是健忘的患者，属于好了伤疤就忘了疼，没心没肺地过。

自找毒药抗癌

孙淑媛（黑龙江，网名梦媛，癌龄9年）

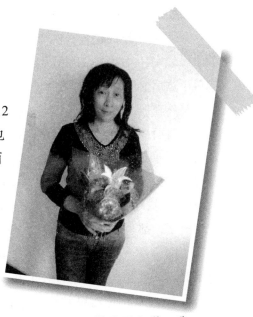

　　我叫孙淑媛，黑龙江人。2007 年 12 月，我感觉腹部胀痛，以为是抻着了，也没在意，后来月经提前来了，色鲜红，而且断断续续一个月也不干净。还时常头晕，我和朋友说了，她就和我去了一家医院，做了个彩超。医生说我右侧卵巢有个 6.5cm×5.4cm×4.5cm 实性包块，血流信号非常强。当时医生说情况不好，让我抓紧住院手术。

　　我和老公都是打工的，尽管老公也是一身病，但为了供孩子上学，我们都要干些重活，这样能多挣点钱。当时又处在年关，我担心做了手术，家里的年就没法过了。所以，我回去告诉老公："检查没事。"

　　过完年，我和老公说："给我整点钱，我得手术了。"东拼西凑，等我弄到钱去医院，又赶上清明节放假。医生说："你先住院，假后就给你手术。"我说："拉倒吧，我住几天，到时候我手术钱不够了怎么办。我先回去吧，等你们上班了我再来。"就这样过了清明节，我又来了医院，就住院了。当时是 2008 年 4 月 6 日。

　　我被安排为 4 月 7 日的第一台手术，主任主刀。术中快速病理报告：卵巢浆液性腺癌，二到三级。术中做了子宫、双附件、大网膜、阑尾切除术。

　　过了几天，我去问主治医生："我得了这病，还能活多久？"医生说："如果做放化疗，能存活两到三年；如果不接受治疗的话，也就三到五个月。"听了这话，我一琢磨，化不化疗，反正都是个死；如果化疗，欠下一大笔债，今后我老公怎么办？

等到拆完了线，我就和老公说："咱回家吧。"老公说："我要问下医生，让她给开点啥药，或者问问出院后该吃点什么的。"老公去后不久就回来告诉我："医生说无药可吃，你回去想吃啥就吃点吧，但必须本人签字才准出院。"我知道这是因为我没放化疗，医生才这么说的。其实，她哪里知道不是我不想治，而是没钱啦！4月16日我出院了。回到家里，我先把自己的后事作了料理。彻底放下之后，我感觉到轻松了许多。

虽然在医院治不起，但我不能等死，我得活命！

我打听到小区有个老太太患癌，也是没有钱治，自己一直找毒药吃，居然还健在。于是，我就上门拜访。老人家很好，送给我好多她服用的毒药。我想我已经是个活死人了，横竖也是一个死，怕啥？什么毒药，有别人敢喝的，我就敢喝。这次的毒药，是三个完整的癞蛤蟆，还带内脏的；有一小块东西，是三个蝎子，都是带毒针的。我把它们放在一起煮水喝，一次半小碗，一天两次，我喝了两个月。为了早日治愈，有一天我试着加量了。早上喝完后，就感觉头重脚轻，站不起来，眼睛也睁不开，身上一点力气也没有。我心中还明白，就告诉老公："我把毒药喝多了，这可是没有解药的，如果我能缓过来，就是我命大。"说完，我就躺下了，想翻个身都动不了。一直到下午4点多，我才感觉慢慢好点了，满嘴疼痛得受不了，我爬起来照下镜子，脸色又黄又青，舌头和嘴唇全没皮了。这一回有惊无险，我又活了。

又听人说，青龙衣可治癌。我就找朋友给我采摘山核桃，拿回家后我把它扒皮晒干煮水喝。我用二十几片核桃皮煮水，一次喝小半碗，一日两次。早上空腹喝，因为它养胃效果相当好。

经过这种治疗，我还活着。我想，是不是医院给我误诊了？毒药也没毒死我呀，我怎么会得癌了呢？我去哈尔滨找了一位专家，做了全身检查。专家说："你的CA125指标已经380U/mL多了，马上住院化疗吧！"我拒绝了住院。通过这次验证，我相信自己真患癌了，也放心了。

当时，我一屁股坐在哈尔滨医院大厅的椅子上，想想出院这几个月的事情，没有因为癌症要命，差点被毒药毒死，不觉哈哈大笑。笑完之后，我思考自己到底是谁？也不知道我是哪种人了。

　　2010年，我信了基督教，祈求上帝医治好我的病。我开始感恩一切，由此感觉心里充满喜悦和平安。检查指标 CA125 是 400U/mL，后来又发现我脖子肿了，一摸有 5 个淋巴结，大小不一，也不疼。我就用独角莲大的一个（小的半两）、草参一个、蝎子（全带毒针的）三个，用来泡一斤酒，一次喝几口。我喝酒过敏，后来就把独角莲弄碎了，用白面滚成小球球。这样，我一次吃十几粒，连续吃了一年，到后来我摸脖子上的淋巴结，只剩下一个了，手指肚大小，但是破溃了。开始误以为是独角莲的液体。破了的地方，碰一碰，哪里都痛。因此，我就用白面把破了的地方粘上，竟然吃饭时嘴不疼了。独角莲毕竟是毒药，我怕吃坏胃，现在吃得少了，有时一天只吃一次。

以上这些，是我常吃的毒药。

2010 年，我老公住院，住在我曾经住过的医院。有一天，我在医院走廊里，居然碰到了原来为我主刀的医生。我本没看到她，但她发现了我。她来到我身后拍了一下我的肩头，大声说："哎呀，你还活着啦！"天呐，当时吓了我一大跳。走廊人很多，大家都像看怪物一样看着我。我赶紧说："谢谢您的手术成功，我才活到现在，非常感谢您！"说了几句，她很忙就走了。

所以，我奉劝姐妹们，医生的话不要全信，尤其是那些不人性的吓唬人的话，你根本不要往心里去。只要你不被医生的话吓倒，多想想办法，也许就能挺过来。

当然，我说这话没有别的意思，家里经济条件好的应该到医院治疗，或者到大医院治疗，医院是科学治疗的首选。像我这样乱吃毒药的，确实是走投无路，是没办法的办法，算我撞大运吧。几年来不知深浅地乱吃毒药，居然挺过来了，我已经很知足了。但我在这里再说一句，姐妹们千万不要学我，吃坏了我可负不起这种人命关天的责任啊！

这几年我的 CA125 一般是 400U/mL 左右，有时 500U/mL 左右。

2014 年，我的 CA125 指标上升到 600U/mL，检查全身也没发现啥，也没管它。这几年，我没吃中药。没钱，其他的啥药也没吃，就锻炼。也就是跑跑步，散散步。我也没啥忌口的，就是豆浆不吃，豆类少吃。

2015 年 6 月，我感觉身体不对了，腹胀、腰疼，甚至不敢翻身了。我去医院做 CT 检查发现，腹膜后多发淋巴结，腰椎也有问题了。医生说我不能手术了，只能放化疗。我又去了哈尔滨问了专家，专家也说我不能手术。我要求检查 CA125，结果超过 4000U/mL 了。我马上回来做了个化疗，用的是多西他赛和顺铂，然后回家。

2016 年，我又做了两次化疗，用的紫杉醇＋顺铂。现在在家休养，检查淋巴结小了，腰也不怎么痛了。最近在当地查 CA125，很意外降到了 600U/mL。就这样稳定到了 2017 年底，CA125 又慢慢上升，目前仍在治疗中……

总结一下，我的病是累的，再加上生气，生活压力大，这样才有了转移。想来想去，有两点。一是我曾搬运过一次土豆，一袋子 100 斤扛着上楼，不小心肚子抻得抽筋了，痛了十多分钟才缓过来，当时也没在意。再就是老公每天 5 点去上班，我一直早起做饭，睡得不好。

最后，给姐妹们分享一段我最喜欢的心里话，与大家互勉罢。

我们是一群特殊的精英，经历了生死而愈发坚强、泰然。

我们是一群特殊的女人，失去美丽了而懂得自信、康健。

我们是一群特殊的母亲，赠给孩子的最好礼物是陪伴。

我们是一群特殊的妻子，剩给丈夫的最好礼物是笑脸。

我们是一群特殊的女儿，送给父母的最好礼物是平安。

风雨后的彩虹最美

朱淑贤（天津，网名朱姐，癌龄9年）

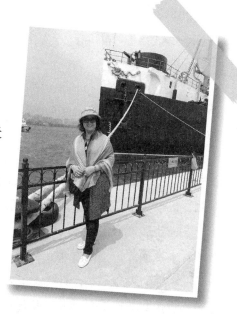

我叫朱淑贤，1956 年生于天津，是天津塑料集团退休的工人。

2009 年，我 53 岁。7 月中旬，我发现腰疼，尤其是右侧疼得厉害。月经时有时无地持续了一个月，以为月经要结束时都是这样子，也没多想。过几天感觉肚子胀，一天比一天大，不能弯腰，感觉憋气，不能快速走路，行动很不方便。

7 月 20 日，我去天津医科大学第二附属医院妇科检查，结果出来后医生就安排我住院手术。7 月 22 日，手术进行了 6 个半小时，诊断为双卵巢浆液性乳头状囊腺癌 3 期 C。左侧肿块为 9.8cm，右侧为 11.8cm。淋巴结转移，腹水可见肿瘤细胞。子宫、双附件、大网膜切除（26 年前阑尾已经切除），术前 CA125 是 2994.54U/mL，CA199 是 164.77U/mL，用药是顺铂（腹灌）、艾素（静脉），每 21 天 1 次，共打了 8 个疗程化疗，其间同时服用天津中医药大学一附院田菲主任的中药。8 个疗程结束后，各项指标都正常了。

2010 年 4 月到 11 月，我在天津市肿瘤医院做了 6 个生物免疫治疗。2011 年 5 月验血，CA125 为 67U/mL，主刀大夫建议我做 PET–CT，结果没有发现异常。在 CA125 是 67U/mL 的情况下打了 7 个疗程的化疗。前 5 个化疗用药为托泊替康、紫杉醇，但不管用，越打越升。后两个化疗改用奥沙利铂、紫杉醇，指标正常了。2011 年年底出院。

从 2013 年初到 2014 年 3 月，CA125 慢慢升到了 85.11U/mL，CA199 是 35U/mL。2014 年 3 月 5 日住院检查，行 PET–CT 检查，结果还是没有任何异常情况。之后打了 6 个疗程化疗，用药是紫杉醇、奈达铂，到 2014 年 8 月指标值才正常。

2015 年 6 月，CA125 又到了 114U/mL，没打化疗，开始喝中药，中药喝到现在，CA125 是 70U/mL，CA199 是 42U/mL。B 超检查未见异常。只是指标超出了正常值。

我在这 9 年中，包括术后的化疗，一共 21 个疗程，还做了 6 个生物治疗。断断续续喝了 1 年半的中药，因标志物不在正常值域内，现在还在用中药。我做了两次 PET-CT，做 B 超无数次。目前最困扰我的是血指标升高，找不到原因，CA125 像逗你玩一样慢慢地往上爬。好在化疗期间，我的白细胞、血小板都正常，没打过升白针，没吃过一片西药。现在每月去验血、做 B 超检查，勤观测，以掌握主动权。这就是我近 9 年来的治疗经过。

下面说说我这几年的心态。初入院时，家人告诉我是子宫肌瘤，良性的，但需要手术摘除。当时我很坦然。因为周围有朋友做过同样的手术，自己切过阑尾，做过剖腹产手术，对这次手术也不害怕。术后一周化疗时，我看到家人、亲戚、朋友的脸色不对劲儿，从他们慰问的言谈举止中，我隐隐约约感到我的病情不是那么简单。善意的谎言我可以理解，但亲人的痛苦表情我难以接受，于是在某天后半夜我偷偷地到护士台看了我的病历，恍然大悟，惊呆了！心情非常复杂，产生许多抱怨、委屈，感觉这个世界很不公平。我身体特棒，从不感冒发烧，这个病怎么会落到我身上？

随着时间一天天地过去，我只能自己劝导自己：与其抱怨不如正确对待。我父亲是胃癌去世的，母亲是食道癌去世的，家族有遗传。再说，女人生病往往与生气有关。生病之前我家庭出了一个大事，因为我特别生气，才激发了这么大的病。此外，我自己的脾气比较急。我想，有这么多的因素，所以发病了。虽说生病了，但我不能向困难低头。在治病时我必须振作起来，积极配合治疗，加强保养，尽可能地恢复体力，要把命运掌握在自己手中。

我想，人生健康应该把握在自己的手里，既然在自己手上把健康搞丢了，就应该从跌倒的地方爬起来，笑对人生，不气、不急、不怒，认命地想法不存在了。现在的我，除了每月去复查，其他时间就忘了自己还是个患者，什么烦恼呀，有病呀，早就淡忘了，做自己想做的事情，去自己想玩的地方，开开心心过好每一天。

关于饮食方面，这几年我没刻意地去吃什么，忌什么，就是家常便饭，和生病前的饮食习惯基本没什么改变。猪肉很少吃，牛羊肉经常吃，鸡鸭肉也吃，至于蔬菜无论是根果茎叶，生熟全吃，能生吃就生吃。爱吃海鲜，河鱼、海鱼都吃。我爱吃辣味火锅，爱吃烧烤，不爱喝茶，每天喝咖啡，生病前还爱喝白酒，这几年朋友聚会也喝白酒（半斤左右），不爱吃水果，不爱吃甜食（以前不吃，现在也不吃），很少喝牛奶、酸奶，营养品没吃过，保健品也没吃过，但非常爱吃各种咸鱼。以上这些饮食习惯有许多食品不是我们这样的患者应该享用的，我也要尽快地改变一些习惯，改变一些观点，合理饮食，健康养生。

分享姐妹们的讲座，我有所改变，去掉不健康的东西，增强了养生意识，改掉生活上、饮食上的不良习惯。入群以来，我每天都认真聆听每一位姐妹的抗癌经验，很佩服，很感动，受益匪浅，她们才是真正的抗癌勇士、抗癌明星。她们战胜了各种各样的困难，顽强地生活，战胜疾病，笑对人生，令世人刮目相看。在此，我非常感谢群主给我们搭建了这么好的一个平台，这是一个通往健康的平台，一个通往温暖的平台，一个通往美丽明天的平台。感谢群里亲如一家的姐妹们，分享自己的亲身经历，互相鼓励，抱团取暖，共同携手战胜疾病。

姐妹们，奇迹在我们身上已经体现了，美好的明天在等待着我们，我们坚信"阳光总在风雨后"。姐妹们，加油！加油！

珍惜生命　笑对人生

吴会珍（上海，网名珍珠，癌龄9年）

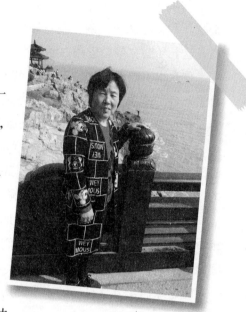

　　我是上海的吴会珍，曾是印刷机械厂的一名车床工，原来的身体一直棒棒的，后来患了卵巢癌，已有 9 年癌龄。

　　2009 年的 1 月下旬，我感觉胃疼，也没当一回事，吃点胃痛药缓解了一阵子。

　　后来因为疼得厉害，我丈夫就问别人要了一种罂粟壳，泡水给我喝了一杯。在晚上，我自己也倒了一杯，喝下后忽然感到从上腹部有一个东西到了下腹部，当时在下腹就摸到一个拳头一样大小的硬块。

　　时逢春节，我想等过了春节再去医院。2 月中旬，我才去医院看病检查。医生只说了有指标不正常，叫我登记住院。因为我平时不生病，对什么指标都不懂，觉得仅有一项指标不正常就住院，似乎不靠谱，于是我就回家了。在家等了半个月，也没见医院通知我去住院什么的。

　　我这时的身体，开始出现胸闷、呼吸困难等症状，睡觉也不行了。我对老公说："我不行了，这家医院的通知不能等了，去别的医院吧。"我老公马上托人，送我去了上海市松江区中心医院。

　　3 月 19 日，主任医生帮我检查，手摸下腹后对我说，这是一个坏东西。马上给我加了个床位，由此住进了病房。

　　开始，医院一边给我打点滴消炎，一边做各种检查。CT 发现，有腹水，双侧胸腔积液，盆腔占位。

　　3 月 30 日，我进行了全子宫 + 双附件 + 大网膜 + 阑尾切除手术。病理诊断为："右卵巢浆液性乳头状癌中晚期"。当时肿瘤有 18cm×18cm×12cm，医生说像个孩子头一样大。

手术后腹腔化疗两次，用的药为卡铂；静脉化疗用泰素＋卡铂，住了51天医院。出院后的第21天，进行第二次化疗。医生说我肝损伤厉害，肝功指标太高。于是我到复旦大学附属中山医院吃了三个疗程药，肝指标正常了，接着进行化疗。

我每次化疗后的第三天，总是出现尿道感染，等尿路感染好后才进行化疗。因此时间总是拖延，每次要花45天后才能上化疗。医生说，这样会影响药性的，但无办法。

化疗完后，我对化验很重视，每月验一次全血，足足验了两年。整两年后，我的CA125升到50U/mL。我问医生，他说不要紧。谁知一月比一月高，从70U/mL升到106U/mL，医生叫我住院检查。B超结果显示，肝有实质占位。医生建议我去复旦大学附属中山医院治疗。

复旦大学附属中山医院的医生让我放疗，最好用进口机器，自费12万元。天哪，我哪有那么多钱！

我准备放弃，老公坚定地说："不行！就是卖房，也要给你治！"我说："不行，别到时候，人财两空。我还是走正常医保吧，听天由命了！"

到复旦大学附属肿瘤医院，我找了肝胆科医生。医生问我的病情，马上拿着我的病史找了妇科主任，一起制定出治疗方案，同步进行放、化疗。

在实际操作步骤上，先做化疗，待指标正常了，接着就放疗。第5次放疗，我就难以接受了。后来，将步骤改了，先放疗，坚持每天都做，一共放疗27次。放疗结束后，再做21天1次的化疗。第4次化疗，我实在坚持不住了。我和医生说："我化不了了，不化了！"医生让我再坚持一下，我说不行了。医生说，那你吃口服化疗药吧，10天后白细胞低了就停药，一直吃到现在。

我从第二年复发到今天，也有9年多了。感谢我复发后遇见了好医生，他们给我及时放化疗。我现在很好，基本不忌口，检查B超，肝上的东西都没有了。

我现在什么都不多想，糊里糊涂地过，快乐活好每一天，笑对人生！

规律生活促康复

魏俊荣（北京，癌龄9年）

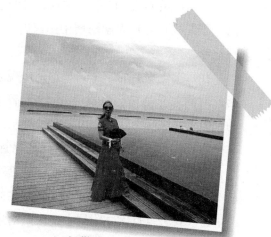

　　我是北京的魏俊荣，1960年出生，癌龄9年。2009年5月下旬，我在单位体检时发现卵巢有问题，大夫让我尽快去大医院做进一步检查。

　　第二天我就托人联系到北京妇幼保健院，进行了全面检查。B超结果：右卵巢有一个10.7cm×6.5cm×5.9cm，左卵巢有一个5.4cm×5.1cm×3.1cm的囊性包块。血检报告：CA125为97.7U/mL，CEA为0.63U/mL，CA199为30.5U/mL。

　　随后，我在北京妇幼保健院由段薇主任做了手术，手术进行了6个多小时，切除了卵巢、子宫、大网膜、阑尾，并做了淋巴、腹腔清扫术，把肉眼可见的病灶都切了。腹部灌注了化疗药。术后病理是"高分化浆液性腺癌"。

　　手术后第10天，我进行了化疗，用的方案是国产卡铂和紫杉醇。第一次化疗后，C125降到了15.2U/mL，效果很好。化疗期间，我的反应很大，每次化疗前都靠打升白针才能进行正常化疗，共化疗8次。

　　第一次化疗后，我就到中国中医科学院广安门医院找朴炳奎老中医看病，至今一直坚持喝他的汤药，9年从未间断。

　　生病后，我分析自己生病的原因，其一，是忙家里房子装修累着了。老公上班远，顾不上装修的事情。那时的我，几乎是新家、旧家、单位三个地方串着跑，饭吃不好，觉睡不好，身体严重透支。其二，我自己出了一点糟心的事，有苦说不出，生闷气，心里结了疙瘩，化不开，好长时间情绪不佳。

　　等我找出生病的原因后，自己发誓，今后不能累着，不能生气，遇见不开心的事，能躲的就躲，不能躲就发出来，不能憋到肚子里。

下面我就说一下我治疗后是如何锻炼的。

治疗结束后，我的身体非常虚弱，腹痛腹胀、胃痛胃胀、严重失眠、盗汗，是家人无微不至的关心照顾，才给了我活下去的勇气。当时我儿子研究生快毕业，最后半年正好是写论文的时候，时间比较自由，天天在家陪我聊天、玩牌，逗我开心，有时间就上网查癌症患者饮食锻炼的相关资料。当他看到郭林气功对我很有帮助时，就到团结湖公园做调查。在我学功的时候，他打听到与我病情一样的汪洋老师，了解到汪洋老师那时已经得病快5年了，回家就滔滔不绝地给我讲述，当时我俩都很兴奋，我看到了光明！

后来去练功时，我儿子把汪洋老师介绍给我。从那以后，我有问题就问她，她很耐心。她也给我好多正能量，直到现在，汪洋老师还是我奋斗的目标。在此我向汪洋老师说声谢谢！

我学会了郭林气功，在小区练了近一年半。后来看到小区十几个姐妹打太极柔力球，她们有说有笑的，一下子感染了我，从此我就加入了她们的行列。打了一段时间球，队里来了一个会打太极拳的老师。她教我们练太极。在风大拿不住拍子的时候，或者在冬天最冷的时候，我们就打太极拳、太极剑、太极刀、太极扇，这样一打就是两年。后来打太极拳的老师走了，小区又兴起了快乐健身操，随后小区又成立舞蹈队，我又加入了舞蹈队。2015年由于经常演出、比赛，太过疲惫，我就离开了舞蹈队。之后加入了自娱自乐舞蹈队。总之我的锻炼是一个随缘而变的，没有什么固定的项目，喜欢啥就玩啥。我认为锻炼什么并不重要，关键是过程快乐、开心。

想一想，人生过程也是如此，社会总在变化，环境在变化，合作的伙伴也在变化，所以干什么不重要，关键是我能干啥，干啥开心就干啥呗，用不着太执拗。

其次，我再汇报一下我的日常生活。我从生病后没有到外地旅游过，最多是一日游，原因是我的睡眠和体力一直不是很理想。我每天6：00起床，9：00～10：30锻炼，下午1：00～2：30午休，晚上7：00～8：30遛弯，10：00准时关灯睡觉。我的作息非常严格而规律。我想，自己已经是个患者，守规律地生活，不折腾，既是对自己负责，也能让家人放心、省心。

饮食方面。我在化疗期间，坚持每天一只刺参，现在每三天一只。我儿子在网上看到菱角壳、菱角蒂煮水有防癌抗癌的功效，从那时起，我就用四角菱角壳、菱角蒂（偶尔加人参须子）煮水喝，或用这个水煮粥，一直到现在还在坚持这个吃法。每星期我坚持吃一次咖喱，吃两次西兰花（配西红柿），每天两种以上的水果，5 种以上的蔬菜，每周吃两次鱼，每天喝自己做的酸奶。我不吃荤菜，螃蟹、虾、牛羊肉一概不吃，仅吃一点鸭肉、兔肉、排骨、鸡蛋。因为我很注意饮食，所以在术后从没出现过肠梗阻、便秘现象。

9 年来我一直坚持 4～5 个月复查 1 次，术后未发现复发。目前 CA125 指标是 10U/mL，之前复查 CA125 一直是 6～7U/mL。另外我还坚持在春、秋换季时打增加免疫力的针（开始是核糖核酸，后来换成胸腺喷丁），打的时间长短看当时的身体状况。

以上就是我得病后的生活状况。可以说我是在亲人无微不至的关爱照顾下，在生活规律、心态平和、适度锻炼的情况下，保持平稳康复状态的。规律生活，是我战胜晚期癌症的法宝。

慢节奏快乐生活

（江苏，网名兰心，癌龄9年）

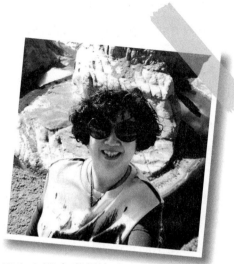

我是江苏的兰心。我是学理工的，从事技术工作18年。2000年下海，改行从事销售工作。

2008年12月下旬，我感觉下腹疼，到私立医院妇科就诊。当时做了B超，显示双侧卵巢粗大，待排查。当时的妇科医生也没有觉得有多大的问题，还是我自己要求再做验血检查。

当时的我，对妇科肿瘤标志物检查一点也不懂，医生让我查了CA125。同时我也挂了外科查阑尾，外科医生先让我打点滴消炎，3个月后做阑尾切除。

当天下午验血报告显示，CA125已超过2000U/mL。于是我上网查了查CA125高的原因，网上说这也许是炎症引起的，也许是肿瘤。心里总往好处想，加上当时工作忙，就拖了几天。周六，我又到省人民医院挂了一个妇科主任号，她对妇科肿瘤有专门的研究。我问她CA125为什么这么高？她认真地给我解释，并热情地推荐了程文俊主任。

程文俊主任是留美博士，主攻妇科肿瘤，现在是博士生导师。程文俊主任一检查，立马感觉有问题，同时让我做CT检查，基本上确定了卵巢肿瘤，马上就住院。

2009年1月21日，我做了肿瘤细胞减灭术，切除了子宫、附件、阑尾、大网膜，并做了淋巴及盆腔清扫术。手术进行了8个小时，术后病理报告："低分化腺癌，3期C"。术后做了8次化疗，药物是进口的紫杉醇+卡铂。化疗中CA125迅速下降到7U/mL。

在这里我感谢程文俊主任，是她及时的医治挽救了我的生命；是她的高超的医术使得手术非常成功，对我生命的延续起到了关键的作用。这样维持了3

年多。虽然经过了一次大手术，8 次化疗，但我恢复得很好，美好的生活向我张开双臂，幸福的生活就在眼前。

当幸福唾手可得时，命运又给我一个新的考验。2012 年 10 月，CA125 指标开始逐渐缓慢地升高。我每月验一次血，密切观察 CA125 的动向，大约经过 7 个月后，CA125 上升到 68U/mL，这期间做过上下腹的 CT、加强 CT 及 PET-CT。最终 PET-CT 提示：肝尾状叶近肝门处，肝右叶下段及包膜下靠近肝肾隐窝处间隔有结节，考虑为卵巢癌种植转移。

对于这些病灶如何医治，我也跑了几家医院，看了几个专家，肿瘤科和肿瘤医院认为手术创伤大，可以通过化疗来治疗。我的主治医生程文俊主任认为，先手术切除病灶然后化疗。为此，程文俊主任又推荐我到北京协和医院看专家门诊。这里的张铿主任认为能手术就是一个机会，也是认为先手术切除病灶然后化疗。

2013 年 5 月 2 日，我进行了手术，随后做了 4 次化疗，药物仍然是进口的紫杉醇＋卡铂。4 次化疗后 CA125 降到 8U/mL。

经过这次手术化疗，使我感到卵巢癌不可轻视。我调整了自己的生活状态，推掉了大部分的工作，以减轻自己的负担，轻松快乐地生活。

从 2014 年 11 月开始，CA125 又逐渐缓慢上升。经过 5 个月，CA125 升到了 85U/mL。PET-CT 提示：肝尾状叶近肝门处结节较上次 PET-CT 检查有所增大，由 1.3cm 增到 2cm，肝右叶下段及包膜下近肝肾隐窝处间隔节结未见。

这就说明上次手术中，肝尾状叶近肝门处结节没有切除掉！这太不可思议了，难道这个位置手术难度大？还是医生认为可以化疗掉？直到今天我都百思不解。

艰辛的求医历程又开始了。这次我要慎重地选择手术医生，挂了上海著名的肝脏外科专家号就诊咨询，他们对我就诊医院肝脏外科手术的医生进行了仔细的研究和筛选，因肝部尾状叶近肝门处肿瘤切除难度非常大，极易造成胆管破裂或大出血。最终选择了李相成医生。

李相成主任是一个学术型的医生，技术精湛，为人诚恳。李主任非常认真地分析了我的病情，制定了严谨的手术方案。经过 10 个小时的手术，成功地切除了肿瘤。在这里我还要感谢我的主治医生程主任，她全程参与手术并对我的腹腔部分进行全面检查，确认没有其他转移迹象。

随后做了 3 次化疗，药物仍然是进口的紫杉醇＋卡珀。3 次化疗后 CA125 降到 7U/mL。

下面，我介绍一下我做的灭活卡介苗（BCG）免疫治疗。它将灭活卡介苗（BCG）由大腿内侧皮内划痕治疗，是非特异性免疫治疗。通过卡介苗划痕治疗，激活人体内非特异免疫功能，增强免疫活性细胞，扩大细胞及抗体免疫反应的效应，用以抵抗肿瘤细胞生长的能力。

我是 2014 年初开始做的，治疗后身体的抵抗力增加了，很少感冒，即使有感冒，症状也很轻就过去了。在这个医院有近 200 个患者在治疗，这个群体很快乐，治疗中大家交换抗癌经验，有的人已经治疗二十多年了。

其实，这个医院是区级的中医院，每周治疗两次，每次 15 分钟左右，每次 10 元，从医保划钱。患者可根据自身情况每周做 1 次或 10 天 1 次，我基本上坚持每周做两次。实际上，这个方法不治疗癌症，只是激活人体自身免疫力，这正是我们需要的。另外，我还根据气候变化和身体状态，不定期地做皮下注射日达仙来增加免疫力。

下面我讲一下近 9 年的抗癌感想。

第一，充分认识自己的特点。对自己的病情要有充分的了解，例如 CA125 的敏感度、化疗药的敏感度等等。

第二，坚持定期复查。这样有利于对病情的监控，特别是病情不稳定时尤为重要。我在 CA125 上升期间，每个月都进行复查，因为癌细胞的分裂是以 N 次方的方式分裂，达到一定程度时会极速发展，到那时病情就一发不可收拾。所以要做到既要拉长化疗间隔的时间，又要掌控病情，不要让它迅猛发展。我在 CA125 指标上升 5～7 个月后才进行手术，这时影像也能看出病灶的多少和大小，有利于选择治疗方案。

第三，选择医院和医生，尤为重要。我的治疗历程充分说明了这个问题，我的第二次手术，由于肝部尾状叶近肝门处肿瘤没有切除，造成了我的第三次手术。

第四，坚持乐观向上的生活态度。由于我的工作性质所限，除了至亲，其他人并不了解我病情，所以更多的时候我并不觉得自己是一个患者。不过多的心理暗示自己是一个患者，有益于消除消极的意念。所以我怀着一颗平常的心参加一些社交活动，使得自己能够融入社会中，尽量做到不与时代脱节。

第五，树立信心，战胜病魔。要给自己心里一个正能量的暗示，相信自己能够战胜癌症。"我要健康""我要快乐""我要美好的生活"，这些话我经常在心里默默地对自己说。

第六，生命在于运动，坚持锻炼。我每天连续快走一个小时到一个半小时，大约5公里距离。运动会给人带来愉悦，会增强体质。

第七，放飞心情，快乐旅游。我只要有时间就和家人、朋友出去旅游。旅游可以让人忘掉自我，忘掉烦恼。大自然会让人充满生机，慢慢复活。

第八，力争慢节奏的生活。我是个急性子，也比较好强，喜欢追求完美。以前我的工作节奏是很快的，每天上午八九点钟上班，晚上九十点钟下班，全年不休息，像陀螺一样转个不停。现在我努力调整自己，让自己慢节奏地平静地生活。

在信仰中重生

孙丽萍 *(广东，网名平静，癌龄9年)*

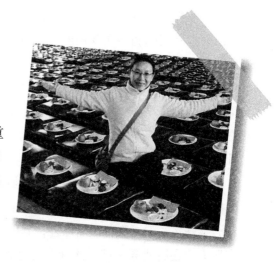

我叫孙丽萍，祖籍山东，生于重庆，定居广州 20 多年了。2009 年 1 月被查出卵巢癌，紧接着手术、化疗 6 个疗程，之后进行了一系列的治疗，没有转移、没有复发，康复良好，从手术至今已经 9 年。

曾经听说过一个故事，说有三种马。第一种马，主人轻轻举起皮鞭，马就开始跑了；第二种马，主人的鞭子轻轻抽打在马屁股上，马就开始跑；第三种马，主人的鞭子狠狠抽打在马屁股上，甚至打得皮开肉裂，这马才知道跑。我自知自己是第三种马。当年，身体给了我若干提示，我都没有重视，直到身体出了问题，我才意识到追求健康。

几年以来，我的康复，得益于好多的缘。我是吃百家饭长大的孩子，感恩一路帮助过我的有缘人、事、物，所以我的分享是取之于民而用之于民，是义务、也是责任。

一、我的身体情况

我认为，对身体情况的汇报需要从病前、病中和病后前后联系起来分析。

（一）患病之前

发现患癌前半年，我由于多发性子宫肌瘤切除了子宫，是微创手术切除的。当时两个卵巢情况是好的，有一侧输卵管长有纤维瘤，手术时，将该输卵管也切除了。手术医生告知手术成功，但是他说手术时肉眼观看盆腔脓液多，怀疑有癌，嘱咐两个月后查 CA125。两个月后，CA125 超过 20U/mL，属于正常范围，而原本好好的卵巢处却有积液，医生告诉说这个卵巢积液就是卵巢囊肿，也没有办法一时消除，嘱咐我让身体逐渐恢复。于是我在休养了 2 个月后离开了医院所在地重庆故乡，回到居住地广州继续休养。

回广州后，微创手术后的小腹依然是微微痛的，走路不能站直，当时以为微创手术后就如病房病友说的那样需要慢慢恢复，于是服中药汤药，还用中药膏贴小腹调养。情绪不好，很不开心，内心埋怨丈夫还在北方工作，不回到我身边工作和陪伴，表面上却强迫自己无所谓，做支持丈夫工作的人；每天在家用红外线灯烤小腹，指望卵巢积液尽快吸收或消失。在饮食上，手术后就开始吃大鱼大肉，像坐月子那样用动物肉大补，每天晚上睡觉前就吃一盒牛奶或排骨汤。共休假3个月后就上班了。

上班时，几乎每天都冲泡一种水喝，水里有红枣、姜、龙眼、枸杞、红糖，配搭成酸性水。身体整个恢复情况是：从手术后的瘦了，逐渐长胖了，脸色也红润了好多。除了腹部微痛以外，其他方面没觉得有啥不妥。这期间工作紧张、有压力，还有业务考试。饮食上肉食居多，一般先吃肉、再吃饭，最后只吃几根菜。发病前3天没有大便，居然依旧一日三餐饮食。当时自己也觉得奇怪，为何没有大便依然可以吃得下。但是头脑根本没有多想其他的，也没有身体方面的异常感觉。孩子长大成人进入大学了，我感觉自己的人生目标已经完成。

每天机械地上班下班，忙碌一天回到家，躺在沙发上，一边麻木地看电视，一边用红外线烤贴上中药膏的腹部。平躺时，明显摸到小腹有个包，似乎比在重庆时还大了，仍没有引起我的重视。在精神上感觉人生没有方向、时常内心想到人生的日子有什么意思，质疑生命的意义。

（二）病发治疗

2009年圣诞节夜晚十点多钟，我一个人在家，突然腹部剧痛，接着呕吐，大便3次。在洗手间镜子里看到自己脸色呈灰色，即刻将家里已经反锁的门的反锁打开，想着或许会打120求救。剧痛一阵阵袭来，冷汗湿身，蜷曲在沙发上熬过一夜。

次日清早就带着腹痛搭乘的士到单位附近的广州医学院第一附属医院看急诊。搭乘的士时，嘱咐司机开稳些，每一次车轮震动都会让我腹部疼痛，甚至不敢坐在座位上，只能手拉着扶手，屁股不接触座位，度过在车上的时光。

我强忍疼痛，伛偻着身体，在去医院之前还到单位，把当天工作中的物品交出，给领导留下纸条说明我看急诊后就回单位上班。没想到急诊医生让我躺在床上给我检查时，我的身体根本无法躺平，因为稍微伸伸腹部就是剧痛。于是，急诊医生安排用轮椅推着我去影像科检查腹部。检查结果，排除了急诊医生怀疑的消化道穿孔和术后肠粘连。接着，我就住院了。

当天没有床位，我被安排在 ICU 病房临时住下。在医院经过系列检查，逐渐排查到是妇科问题。被医院规定禁食 3 天、输液消炎、助泄。

2009 年 12 月 30 日，医院安排我转入妇科住院部。当时腹部依然微痛，检查肿瘤标志物 CA125 是 1100U/mL。CT 提示，疑卵巢癌。由于在半年前我进行子宫切除时的两个卵巢是好好的，分管我的邓志校副主任和我都不相信会是卵巢癌。他告诉我说，有炎症时 CA125 也会升高，并叫我找原来给我做子宫切除的医院，请他们把我手术时的病理切片（记得是原装切片）邮寄给我，以便医院进行核查分析。一切按此照办。广州医科大学附属第一医院经过核查，结论和我子宫切除所在医院——重庆西南医院的检查结论相同，那时没有癌症。

在这样的情况下，通过在医院输液治疗，腹部疼痛得到缓解，但是 B 超查出的卵巢囊肿依然，自己都能够摸到，因为它凸显着。于是医生建议我手术。我的精神压力很大，有种哭不出来的无力、无助感。作为女人，我已经没有子宫了，我含泪答应手术，对医生的唯一请求是："不要切除卵巢。"张晓微主任医师回答："当然尽量保留，但是如果需要切除，还是保生命最重要。"

手术时间定在 2009 年 1 月 7 日。方案有二个。首选腹腔镜下取囊肿；如果手术时情况不好，就开腹手术，切除一切需要切除的。

手术安排在早上的第一个。那天一早，我写了纸条给我的主治医生也是手术主刀邓副主任，大意是："邓主任，今天我手术，如果需要切除卵巢就切除吧，我只是想多陪伴儿子走人生路。"写罢，我就将纸条交给我在医院请的 24 小时护工，由护工将纸条交给我先生，先生再将纸条交给邓主任。

刚巧我去医生办公室找邓主任，看到邓主任正在看我写的纸条，他脸上呈现出难掩的同情，我热泪奔涌，赶快转身离开了。

我在"手术等待室"等待，感觉很漫长。一切按计划进行，直到下午约 2 点多吧，当我被众人从小推车移到病床上时，我似乎醒了，因此对手术后的记忆，从此开始。当我可以对在身边陪伴我的先生表达时，我问："我的卵巢还在吧？"回答："在。"后来，医生查房时，我知道自己手术的大体过程是：腹腔镜下看到情况不好，就立刻叫家属签名改做开腹手术，切除了卵巢和附件，以及大网膜，并在盆腔灌注药物。

张主任告知，手术时，肉眼看到的情况并不好，但要等待一周左右后的病理报告才能知道情况到底如何。老公告诉我，我手术期间，大约是邓副主任主刀，张主任出来通知家属、告知情况的。该两位医生都是该医院妇科的能人，口碑很好，很感恩他们。

2009 年 1 月 12 日一早，张主任来到我病床边，轻声告诉我："你的病理报告出来了，是癌。"

当时，我躺在病房床上，傻眼了，顿时泪水无声地流出，膝盖发软，浑身直冒冷汗。我说："不可能吧？"医生说："是真的。"我问："那怎么办？"医生说："手术后 7 天之内必须化疗，你今天就化疗。"就问："什么是化疗？"。医生解释："输液，通过静脉化疗。"

就这样，我的生命翻开新的一页。病理报告上写的是"双卵巢子宫内膜样腺癌，中分化，1 期 C"，而张医生告诉我说："凭肉眼看估计是 2 期，不过还是以病理报告为准。"

化疗一共 6 次，相隔 21 天 1 次。用的药是卡铂 + 泰素。第 1 次只是静脉化疗，后面 5 次均是盆腔灌注和静脉输液联合化疗。在第 3 次化疗前检查，CA125 已经在正常范围，直到现在，该指标一直正常。

第一次化疗出院时的出院记录：入院日期：2008 年 12 月 26 日；出院日期：2009 年 1 月 18 日，治疗结果：好转。

（三）治疗之后

结束化疗后，我进入全面调理阶段。开始学习很多知识，从心情、心态、饮食、锻炼、作息等多方面调整改变自己。

正当自我感觉良好时，一天晚上洗澡，无意中摸到右乳房皮肤里面有个大约米粒大小的有点硬的颗粒，是活动的，我惊慌了。连夜查询广东省中医院教授出诊时间，想挂号看医生。凌晨 4 点多，我胆怯又无奈地搭乘的士去到医院挂当天教授的号。看到排队挂号的人密密麻麻，才知道好多人前一天晚上就在那里排队过夜了。当天只能挂出的号，要是轮到我排队挂号，几乎根本就没有了。

此时，过来一位中年男子，他对我说："你想挂的医生的号，我可以帮你挂，我很早就排队的，你得付给我钱。"接着他说："放心吧，挂上你名字的号以后，你再付钱"。我赶快答应，真的挂上了。

于是，我当天看上了中医专家，并遵守医嘱进行了检查。钼靶检查结果：双侧乳腺囊样增生；彩超检查结论：疑纤维瘤；雌性激素检查是有一个指标需要观察（不是太特别）；CA153 检查结果正常。医生给开了汤药处方，叫我吃中药、观察一下，不用手术等干预。

随后，我又到广州医科大学附属第一医院复诊乳腺情况。医生手摸诊断，右乳腺的确存在米粒大的活动颗粒。医生说，考虑到我身体情况，建议小手术剔除之并活检，并积极约我手术时间。我匆匆离开医院，没有打算手术。后来，我依然看中医乳腺科专家并吃医生开的汤药，一共看了两次。由于挂号实在难，在网络上三更半夜就要抢号并且还不容易抢到，我也没有那个精力去消耗身体，并且后来听说医院加强了管理，只能由看病的人自己挂号了，我于是打消看中医乳腺专家的想法，依然回到康复期间一直给我开中药的广州中医药大学附属第一医院的肿瘤科教授那里开中药调理。

我告诉医生，我的乳腺有纤维瘤。于是医生在开汤药调理的同时，还开了医院自制的中药片剂调理乳腺。后来经过在康复路上的不断努力、综合治疗，并调整和改变心态，纤维瘤也在不知不觉中没有了。多年体检复查甚至专门请医生仔细看看，原来乳腺内的活动颗粒均没有了。很感恩身体的提醒，她知道我收到提醒后悄然离开。

通过以上三步：癌前子宫切除、患癌、癌后乳腺疑纤维瘤的惊恐，我才开始现在看来具有真正意义上的治疗历程，就是从根、从深层去改变自己。尤其是乳腺情况的出现，让我感觉之前的学习、治疗只是表面、简单的，还不够彻底，所以身体还会用症状来提醒当事人。

现在有人说，癌症的分期很重要，1 期 C 很轻，问我是否有人告诉我此种情况不会复发，不会转移！我要说的是经过了以上这些，谁还敢觉得这是小事、是轻症、不会复发转移。单一个"癌"字，就让人惊恐折腾，更别说身体一路所显示的变化无常，再不彻底调整，迟早玩完。而警醒身体的状况，接听身体的提醒，迟钝的马儿也要跑起来，这很重要。

二、综合治疗

从最初手术到化疗后的全面调理的康复过程里，我主要从以下几个方面做了努力。

1. 找病友，寻找方法和共同语言。最初在网络上寻找到了新浪网癌症病友圈，圈子里大家写博文，以文会友。每年的圈庆，大家见面、聚会一次。在这个精神交流的纯净集体里，我得到很大帮助，自己精神、身体上的成长最大；同时，也寻找我身边的癌友，大家一起交流、切磋练气功心得，相互鼓励；还拜访从书里知道的康复很好的卵巢癌前辈，通电话并当面请教。

2. 寻找自己患病的根源。癌前，对人对事认真、较真、追求完美，有情绪闷在心里，一心就在自我的小家庭里转，一有不符合自己想法的，就牵扯情绪，久久不能自拔、转化；饮食上肉食居多，根本不关注水果、蔬菜是必须摄入的，只是把蔬菜、水果当成好吃就吃，不想吃就不吃，通常肠胃被肉食和主食占据。完全不知道食物酸碱性的说法，更没有饮食均衡的概念，只知道改善伙食就是煲汤做肉食类美食。锻炼方面，也知道自己身体出现问题需要锻炼，而日常生活被其他事物占据，想到等到退休后再好好锻炼。作息上，相对还可以。

3. 阅读大量书籍。初步统计，康复4年之内大约看书200多本，有时一本书两天就看完，有时从一本书里面提炼出自己需要的内容仅仅1～2条。对我帮助大的书有《癌症不等于死亡》《脑内革命》《水知道答案》《回归心的喜悦》《西藏生死书》《活出生命的意义》。在康复的第5～6年，故意不看书了，重点放在将已经学习到、感悟到的知识或他人经验落实在每天的实处。深深感到，有时需要放下脑子思维、放下书本，去做到知行合一的功夫。只有知行合一，所学才有实际作用、才是真的学到了。

4. 练郭林新气功两年。从化疗结束后白细胞不靠升白药而自动升为正常值开始，我就走出户外，到公园里学功、练功。每天上午一早出门，中午12点多钟回到家里。这期间，由于太刻苦，一度执着地成为练气功的功奴，没有考虑到身体的承受能力。大夏天的，汗水直流，依然坚守在练功场上，这段时间，人消瘦得很快。后来回顾，觉得练功稍微有点过度。病休两年八九个月后，我就重返工作岗位至今。工作后没有太多时间练郭林新气功，就练太极，后来逐渐改变为其他锻炼内容。目前锻炼内容按时间、天气等情况调整变化，主要进行或交叉进行以下内容：八段锦、藏地五仪式呼吸锻炼、大笑、走步、打坐。其中大笑，真的是大道至简的锻炼法。

5. 饮食调理。在学习里知道大量吃肉，肉食的酸性会让人身体酸性，而酸性的环境正是滋养癌细胞的地方，由此对肉食从内心敲起警钟，逐渐减少，到后来，内心升起了对素食的渴望。

由于想让身体长胖点，所以保持了少量食肉的状况大约有一年多。后来就由于因缘到了而引发决心素食，于 2012 年 4 月 12 日开始素食。这个日子，或许我一辈子都记得，当天在一顿午餐大餐后，就是觉得内心对餐盘里的生命有想哭的感觉，下午在网上知道本焕大师在 103 岁时还表示要"从当下做起"，触动和感动而大哭一场，从晚餐开始就素食了。

刚开始素食时，由于学习不够，不懂，在两年半的时间里只是最基本的素食，没有纯素。大约从 2014 年 11 月开始纯素，不吃肉菜混合在一起烹饪的蔬菜了，也不食鸡蛋、牛奶、酸奶，而代以丰富的五谷杂粮、蔬菜水果、豆类干果、菌菇海藻等。这个过程，是自然过渡的，不存在坚持素食之说，并且在素食过程里越发喜欢素食、研究素食、专门学习素食，后来对素食里的食生（植物）产生兴趣，专门去香港学习食生制作，后来又将早已经熟悉、经常实践的喝蔬果汁法，具体落实到每天早上早餐以喝温热的蔬果汁替代以前的煮熟。

从 2015 年 11 月开始，早餐只喝温热（低温）的自制蔬果汁，蔬菜能够生吃就生吃。在饮食调理的过程里，多次 5～7 天轻辟谷，关注肠道卫生、排便情况。总体素食后身体良好。在康复 5 年后，一年复查一次，我就在单位组织体检时增加一些项目进行复查，除了常规的复查项目外，我还会专门提出来查蛋白、微量元素。检查结果：各项主要指标都正常。尽管身体外形属于瘦型，但是感觉力气大、精力充沛。

6. 学习传统文化，接触佛教，参加心灵成长体验式教学课程。在治疗身心的初期，参加当地群体组织的幸福人生讲座和看视频学习，后来离开家去到寺庙里参加禅修、内观。有一次在寺里住了 21 天，还在寺里的医务室熬制中药喝，一边从身治疗，同时从心治疗。通过学习，我在内观里，觉察自己都不可能完全掌控自己的身体哪里痛哪里不痛，以及怎样痛、痛或不痛，而第一次初步放下了对控制不了的无常的控制之心。于 2011 年 1 月在广东省四会市的六组

147

寺皈依三宝，成为快乐的佛教徒。

从寺庙回家后，一直在通过网络、书籍学习佛教。通过前后3年的心灵成长体验式课程的系统学习，释放了郁堵在内心深处、潜意识里的垃圾情绪，在意识深处重新注入了新的充满正能量的成分。同时心灵成长，一直通过微信群、文章等形式学习、互动。

7. 药物、保健调理。康复初期，吃过灵芝孢子粉、孢子油，由于身体不适而停掉。也曾经两次中西医结合住院部输液，输液成分为香菇多糖等一类。曾经在一年半的时间里，在春秋两季注射胸腺喷丁，后来，没有感觉何改善而停止注射。康复中，吃了5年中药。从化疗结束后不呕吐就坚持服中药，期间有汤药、有中药片剂。停中药是缘于家里换房装修、搬家等不方便熬药而自然停药。停药后感觉身心也很好，就没有再吃中药了。逐渐摆脱了对中药的依赖。目前，有时吃一般人都可以吃的肠道有益菌保健品，并自己养植物活性有益菌作为日常饮食的趣味内容。

8. 记载康复日记：曾经手写康复日记3年，将手写日记里化疗、治疗等内容搬上了自己的博文里，内容有化疗用药、白细胞等指标情况，饮食内容、内心想法、参与活动等。通过记日记，帮助自己逐渐理清自己的思维、饮食，有助于自己回顾、分析、调理。

9. 在康复中，采用的是取之于民用之于民分享自己成长感悟的方式。一是通过写博客分享，博客名是"婴儿－平静"；二是建立了爱友"爱是身心整体成长"微信群、普通人群参与的"阳光慢生活"微信群等；三是尝试举办了心灵成长"觉知·爱"沙龙、体验班，将自己历程里的一些与现实生活里密切联系的现实感悟、顿悟、灵感，采用简单活泼的实际体验环节，引导参与者体验、感悟。另外，也参与一些当地的公益活动。通过这些，锻炼我从中学习、感悟、收获了很多。我相信，老天在厚爱我，并借由癌的提醒，让我找到今生建立家庭、生育孩子以外的另外一层生命的意义，明白了我在可爱的地球上的作用。由此，我相信一切都是最好最恰当的安排，感恩一切。

三、对癌的感悟

1. 癌，是信使，冥冥中从天而降，提醒身体的主人关爱自己。只有走全方位综合治疗的道路，改变曾经的自己、改变曾经患癌的身心土壤，才能巩固治疗和治疗的成果，才能回归健康、天然、简单的生活，好好爱自己并散发由内产生的感恩与爱。

2. 癌是心病在身体的反应。一个人的身体首先是情绪体，当情绪长期纠结、不佳、有心毒时，身体第一时间收到并做出反应，再加上不健康的饮食等是患癌的原因。治疗癌，得从心开始，心病还得心来治，心改变了、快乐了，身体才可能随之改善，才可以彻底康复。

3. 每个人的身体都是独一无二的存在，在治疗癌的历程里，没有绝对的版本照搬，只有每个人不同的体验和套路。所以，以自己或他人产生、转移、复发癌的例子作为教训，以康复者的思维方式、生活方式作为参考学习的样板，再密切结合自己的实际情况和需要，知行合一地康复、疗愈、走自己的人生之路，由此而自然影响着家人，带动着朋友，参与着社会的向前、向善成长与发展。

抗癌四步法

郑　虹（广东，网名花花，癌龄9年）

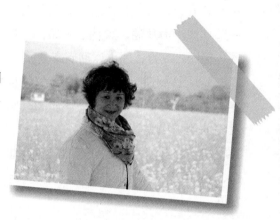

　　我叫郑虹，来自广州。新浪微博网名：花花holly。我是一名国家高级公共营养师，又是一名中晚期癌症康复者。下面我从"面对它、接受它、处理它、放下它"四个方面，说说我的抗癌经历和体会。

一、勇敢面对它

　　我在2009年10月24日，因子宫肌瘤和卵巢肌瘤做了子宫次全切手术。当时病理结果是良性的。但在一年后，我将这次手术的细胞玻片拿到中山大学附属第一医院请专家复检，结果显示，属于良性但为癌前病变。自己当时无知，所以也就无畏，还是继续胡吃海喝，加班熬夜，在术后大半年，也就是2010年9月初，我就在原来手术部位又摸到一个大肿块。

　　9月7日，我到中山大学附属第一医院检查，医生怀疑卵巢癌。第二天随即入院，经各项检查后，确诊为卵巢癌。

　　2010年9月14日，经过7个半小时，在全麻下，行膀胱镜下双侧输尿管逆行插管术＋双侧附件、大网膜切除术＋盆腔淋巴结、腹主动脉旁淋巴结清扫术＋阑尾切除术＋盆腔粘连松解术＋双侧卵巢血管高位结扎术。术程顺利。术后病理诊断："右侧卵巢子宫内膜样腺癌3期B，中分化、腹膜结节、骶前腹膜结节、盆腹膜、膀胱表面结节可见癌细胞浸润。"

　　术后，按照医院的方案进行了8次化疗（静脉＋腹腔化疗），其中7次是腹腔化疗，用药为艾素＋卡铂。

二、坦然接受它

　　勇敢地面对疾病之后，就要坦然地接受。这是一种正确对待疾病的态度，也是一种积极的人生态度。

我最喜欢台湾圣严法师的那句至理名言:"面对它、接受它、处理它、放下它。"既然命运要让我经历这样一段疾病的痛苦,我能做的,就是学会平静地接受现实,学会对自己说声"顺其自然",学会坦然地面对厄运,学会积极地看待人生,学会凡事都往好处想,然后将这一切从心底放下,不再想它。唯有这样,我才能驱走恐惧,驱走黑暗,驱走厄运。

手术后回家,身高 166cm 的我,被病魔折磨得体重不足 100 斤。第 4 次化疗前,血小板下降到 69×10^9/L,转氨酶升高到 70U/L,在不能进行化疗的情况下,我只能回家调理。20 天待血小板和转氨酶正常了,重新入院做第 4 次化疗。第 4 次化疗结束后,白细胞下降到 1.6×10^9/L,在医院多住了两天,待白细胞上升到正常值后,教授才允许出院。

在化疗期间,经寺院的师傅介绍,我知道了抗癌健身的郭林气功。我上网详细了解了郭林气功,千方百计四处寻找老师学习它。从第 5 次化疗开始,先后师从郑长胜、唐伶俐、刘春荣等多位老师学习郭林气功。

在完成了 8 次化疗后,我就每天早晨 5 点起床,开始练习郭林气功。为了快速得到康复,**每天叫醒我的不是闹钟,而是继续生存下去的勇气!**

在积极勤练郭林气功的同时,我配合中药治疗。我相信,疾病是人生过程中不可回避的一种经历,一种生命过程的表征。所以,对待疾病,我无须抱怨,怨天尤人;无须逃避,无须失望,更无须掩耳盗铃,遮遮掩掩。其实它对我的眷顾,不是因为我曾经做了什么见不得阳光的事,更不是老天爷要恶意惩罚我什么,相反是送给我心灵成长的一份厚礼,应该坦然接受。因为,疾病会教育我们热爱自己,学会身心和谐,尤其是做人的道理。在生病、治病、康复的过程中,只要学会心灵成长,就会彻底明白生命的意义,珍惜活着的每一天,学会如何安顿我的灵魂,驱去功利心、侥幸心、贪心和恐惧。我相信,只要有足够的勇气和毅力,待你真正成长了,生命活力激发出来了,你不需要这位"老师"了,它一定会走向很远很远的地方!

三、平静处理它

只有坦然接受了,人的心情就会平静下来。心气平和,人就有了理智。人世间的很多事情,就像徐志摩诗中所说那样,静悄悄地来,静悄悄地去。癌症是一种慢性病，对待它真是急不得、气不得，想一夜之间让自己回到从前的健康，或者你根本不理它，我行我素，遇事暴躁，心急火燎，就没有办法处理好。

我抱着平静处理的态度，坚持每日练功。其方案如下：松腰松颈功、定步功、自然行功40分钟；特快功两次，每次20分钟，中快20分钟，升降开合松静功（两组8个）+吐音功（两组12个）20分钟；一二三步点步功各20分钟；午睡后，练习手棍功20分钟；晚饭后40分钟的自然行功；点步功30分钟；睡前加练涌泉按摩功10分钟。虽然每天要练功5个小时，但都是分散的，循序渐进。

我每天练功时间比较长，以不累为原则。我要对姐妹们说：练功是为了活着，但活着不是为了练功。我们千万不能做功奴。练功时一定要根据自己的身体状况，注意劳逸结合，松弛有度，要带着轻松快乐的心情去享受练功所带来的愉悦和舒畅，这样才能真正地进入身心放松入静的境界，最大限度地发挥郭林气功抗癌健身的功效。不要带着压力和郁闷去为练功而练功，也不要在灰霾天和下雨天在室外练功，在这样的天气下练功，对身体不利。

在8次化疗结束后，我就开始了中药调理，每隔14天顶着化疗后的大光头，戴顶帽子拖个小拖车，坐早晨6点钟的头班车去广州开中药，每天自己煎药并喝下那一碗苦涩难咽的中药。头两年是每天一副，两年后逐步减少剂量，到现在已断服中药。我曾经想，那时候我身上流出来血液恐怕都是带中药味的。中药对于调理化疗后的身体机能和改善内环境的效果是显而易见的，只要解决好人生的三大问题：能吃、能拉、能睡，那么离康复也就不远了。

饮食方面以素为主，多年来忌吃狗肉、公鸡、鲤鱼、虾蟹、韭菜、榴莲、芒果、菠萝，少吃牛、羊、鹅、鸭肉。化疗期间没有忌口，能吃就吃，不想吃就着泡菜也要咽下去几碗饭，因为我知道，如果体力跟不上来，拿什么来对抗8次21天一个周期的化疗？

这些年来，旁人看到的是我毫无悬念的指标，看到的是我的开朗快乐，但是长期以来，我背负着多少的压力，付出了多少的艰辛，又有几人能够看到？多年来，不管寒暑，不分晴雨，当多数人还在高榻卧眠，沉浸美梦之时，我已在清晨五点披衣起床到江边勤练气功了；正常人每天喝茶饮酒品咖啡，我每天却要灌下两大碗黑浓苦涩的中药；逢年过节朋友聚会，面对着满桌珍馐美味飘香美酒，我只能极力吞咽口水，对需要忌口的美食克制食欲，决不动筷；每次身上有些疼痛不适，就草木皆兵地担心是否转移复发。

回过头来看看这几年，自己过得真不容易呀，但总体来讲，我能保持一颗平静的心，正确认识癌症是个慢性病，排除急功近利心，默默无闻地坚守着自己的保健方法。

四、彻底放下它

日剧《野猪大改造》里女主角说过这样一句话："只要你活着就会碰到最糟糕的日子，但是也会有最好的时候，那就是人生。"

患癌，对于大多数人来说，是恐惧，是消极，是悲观，是绝望的，对于我这个曾经那么要强那么风光的人来说，也确实是一个重大的打击，将我原本满满的自信，摧毁得一干二净。但也让我发现了人生最美好的东西，我有那么多疼爱、关心我的亲人、朋友在支持和鼓励我，我不是孤身一人在战斗！生病终于让我休息下来，放慢脚步，能好好欣赏身边的美景，好好享受属于我的慢节奏、慢生活。

有些人生了病一天到晚唉声叹气，怨天尤人，为何不好好反思一下你过去的生活习惯、生活方式、生活态度？别人只能帮助你生活上事情，真正想要身心的康复，还得靠你自己！只要不放弃，就没有什么能让自己退缩的；只要够坚强，就没有什么能把自己打垮！

只有经历过生死的人，才会由衷地从心底说出那四个字：活着，真好！我们从困苦磨难中走过来，超越了恐惧，超越了生死，也超越了常人心理压力的极限，我们就是值得被尊敬的人！

其实，每个人都要经历死亡。死亡其实并不可怕，那只是另一个轮回的开始。我总是这样开解癌友们：哭也一天，笑也一天，何不开开心心地过好每一天？你把自己最乐观、最豁达、最自信、最积极、最开心的那一面展现给大家，让人知道你的真实精神，知道你的人生境界，当某一天真的走了，不仅让所有的人都记住你最灿烂的笑容和最美好的回忆，而且当他遇到困难时想起你，也是一种激励。

这几年在家休养的日子里，我系统地学习了营养保健知识，考取了国家高级公共营养师；通过气功、中药、辟谷、饮食调理等多种综合养生抗癌方法、自己调养身体，现在已经走向了康复！我的体会是，做一名营养师也好，做一名癌症康复者也好，我们一定要为自己和家人选择一种适合的养生方式和安全有效的饮食方式。

信心是战胜小癌的法宝

（辽宁，网名小辉，癌龄8年）

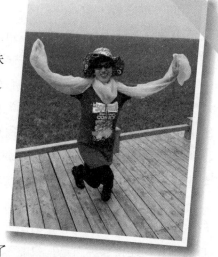

时间追溯到 2009 年 12 月末，我陪妹妹去医院做彩超，我想也顺便查一下。因为之前得过卵巢囊肿，当时我没太在意，用消炎药治疗的，用了一周的药，没再管它了。这次主要是想做个备孕检查，想要生二胎。

轮到我检查时，两个彩超医生窃窃私语，而且我发现眼神也不对劲，结果出来后我又回到医生那里，当时医生看了我一眼，表情怪怪的。于是当晚通过关系联系了省级医院的教授，了解到我有一个较大的囊肿，她建议我早点入院。

回家后，我与家人商定，就在省医院办理了入院。通过一周的各项检查，于 2010 年 1 月 20 日实施了卵巢减灭术。出院诊断为：双卵巢浆液性乳头状囊腺癌 2 期 C，中分化。术后用紫杉醇酯质体联合奈达铂化疗 6 次。化疗结束后每年春秋两季打一个月的香菇多糖注射液。

由于我每月都在复查，在 2012 年 7 月份复查时，发现 CA125 升到了 54U/mL！这时我做了一个增强 CT 检查，查到膀胱和直肠窝位置长了一个 2cm 左右的包块。医生给我用多西他赛联合卡铂化疗了 6 次。这次复发治疗结束后，我开始喝中药，期间断断续续又注射干扰素，隔一天注射一次一针。

因为长期注射干扰素，白细胞降得太低，后来就停止了。

2014 年，我又复发了，而且是同样的位置复发。因为这期间我父亲得了重病，我着急上火，来回在医院里奔走，短短十个月，我父亲就离开我了。巨大的伤痛和情感打击，可能是导致复发的原因。复发后共化疗了 4 次。

这次结束后，我偶尔打打羽毛球，或者去山里的林间小道散步，感受一下大自然的气息。可是就这样，也没有能阻挡小癌侵袭我的脚步。

2015 年，再次复发，而且还是同一位置。我想我不能再这样无止境地化疗下去了，能做手术干脆去做手术算了。于当年 1 月 14 日再次手术，术后化疗了 4 次，化疗后三个半月后 CA125 指标又高了，我又改吃口服化疗药"欣泽"，可指标时降时升，于是改静脉化疗 4 次，但指标还是没降到正常范围。

当时主任让我服用化疗药 VP16，延长铂类用药时间，吃了几个月指标降了一点，后来又升了，这时 CA125 已升到 400U/mL。彩超检查，显示盆腔有积液。于是又开始新一轮的化疗了……

生病之日，真是度日如年。但回过头一看，时间也过得飞快，转眼之间我已抗癌 8 年了。生病这几年，让我感觉到健康的重要，生命的可贵，亲情的温暖。其实，人生总是在痛苦中感受生命的存在，在温情中感受人伦的快乐。

我想，等待身体彻底康复了，我会更加珍惜自己的身体，因为身体是生命的本钱。想想以前，身体健康时，拼命向往生命之外的东西，向往挥金如土的荣华富贵，向往醉生梦死般的吃喝玩乐，在想入非非中把自己身体和生命这两个核心主题丢掉了。如今在病中冷静思考，痛苦和磨难，都是人生成长的一门必修课。

快乐地活在信仰中

（安徽，网名咖啡豆，癌龄8年）

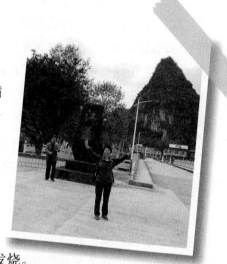

　　我是安徽的咖啡豆，今年 52 岁，生病前一直从事财务工作。我这人天生性格开朗，爱说爱笑，不喜欢被约束，喜欢自由自在地生活。从小爱好跑步，唱歌跳舞，打羽毛球和乒乓球。现在打太极拳，练郭林气功。生活上大大咧咧的，但对工作一丝不苟、兢兢业业。

　　本人生病前身体一直很棒，很少感冒发烧。因为有个好身板，我自 1998 年开始没日没夜地加班成了家常便饭，当时工作压力很大。2000 年儿子开始上小学，天天接送又给我添了一份责任和负担；2003 年 77 岁的父亲因脑出血手术后生活不能自理，直到 2010 年 11 月去世一直住院。在 7 年多的日子里只要单位不加班，一有空我就去医院照顾年迈的父亲。除此之外，医院一下病危通知，我立即请假赶过去，经常几天几夜守候在父亲病床前不敢睡觉。

　　2008 年，我的体质明显下降，一天到晚总感到疲惫不堪，没精打采。2009 年 3 月，居然来了 2 次月经，服用中药调整了一个多月，然后 2 个多月又不来月经了。再来月经时，每次都大出血，口服宫血宁片后，月经量虽有减少，但还是比正常时多一倍。此后开始出现消瘦，贫血，没力气，极度疲劳，休息后疲劳感都不能消除。不仅如此，还总是出现腹泻，连续服用了一个月的氟哌酸片，腹泻止住了。但只要一停药，又腹泻。到 11 月份出现了小肚子阵痛。

　　2010 年元月份开始没食欲，吃点东西就烧心、恶心，整天郁闷。服用了一个月丹栀逍遥丸病情好转，停药后症状加重。到了端午节去医院陪父亲三天，因疲劳过度，肚子快速增大到扣不上裤子扣，全身浮肿，回家休息两个礼拜才见好。

我这时的身体，渐渐消瘦，肚子阵痛加剧，朋友介绍用艾条熏小肚子可以止痛，熏了 4 根艾条后，肚子一天天变大，发硬，小便次数增多，预感不妙。

2010 年 7 月 6 日，我在市中医院做 B 超检查，发现左卵巢有 16cm×14.2cm×10.4cm 无回声和 4.1cm×4.8cm×5.4cm 稍高回声，壁内回声欠均，医生建议必须尽快做手术。

7 月 7 日，我到徐州矿务局总医院做了彩超。彩超室主任告知我，可能是恶性肿瘤。因肿瘤太大，彩超看不到全貌，建议做 CT。CT 室主任告知，囊体活动不佳、边界尚清、表面光滑，考虑是良性囊肿，理由是 CA125 为 20U/mL。

7 月 8 日，徐州矿务局总医院的医生，按良性肿瘤给我做了左卵巢切除手术。剖腹后先抽取 3000mL 囊液。术后第 5 天下午病理报告为：囊性肿物一个 13cm×11cm×6cm，囊内含红色液体，囊壁内见 6.5cm×3.5cm×.5cm 结节一个，囊内小部分区域呈乳头状，其余部分光滑。病理诊断为："浆液性细胞腺癌，中分化。"

第 6 天，请来徐州各大医院专家会诊。第 7 天，开始为期 8 天的化疗，化疗药为紫杉醇和顺铂。前一天晚上 9 点和当天早晨 3 点各服用 19 粒地塞米松，化疗结束第二天（7 月 24 日）办理出院。医嘱：回家休息，20 天后来院做根治术。

回到家里我就开始发烧，第三天烧退。在亲朋好友建议下，第 4 天带着徐州的病理切片前往上海肿瘤医院找专家会诊，确诊为："透明性细胞腺癌，中分化。"

7 月 28 日中午，我在复旦大学附属肿瘤医院办理入院，手术安排在 7 月 30 日上午 8 点，就在手术前一天化验白细胞为 $1.6×10^9/L$，医生通知取消第二天的手术。经过一天半加一夜的清肠折磨，身体已经虚脱了，我再也不愿意经历二次清理肠道的折磨了。我告诉护士就是死，第二天也要做手术。于是下午打了一针升白针，第二天早上化验结果，白细胞 $3.5×10^9/L$，医生还是坚持白细胞达不到 $4×10^9/L$ 拒绝为我手术。在我的一再坚持下，30 日早晨又打了一针升白针，手术改在 9 点开始，持续到下午 1 点多才出手术室。

术后病理显示：盆腔腹膜结节有癌浸润，分期为 2 期 C，建议继续化疗，方案紫杉醇加卡铂。前一天晚上 9 点和当天早晨 3 点各服用地塞米松 27 粒，化疗当天还要用地塞米松、盐酸昂丹司琼片（欧贝）、西咪替丁、非那根等针剂，采用的是所有的药物一天之内全都输入到体内（徐州的化疗药剂量比上海的小，需要化疗 8 天）。

出院后身体极度虚弱，就连说话都大汗淋漓，瘦到皮包骨头，肠痉挛发作时痛不欲生。儿子期待的眼光、亲友的体贴、担忧、关爱让我产生强烈的求生欲。术后 21 天开始化疗，化疗到第 6 次，因身体状况不能再进行后续化疗了。当时眉毛、眼睫毛、头发等身上的毛发全掉光，双脚发麻，双手肿痛，骨髓抑制严重。医生分析加上徐州的一次化疗共 7 次，同意停止化疗。

化疗期间一直服用利可君片升白细胞，饮食上除辛辣、热性食物外，只要对身体有益的什么都吃，甲鱼吃得多些，冬虫夏草每天 4 根，红枣每顿饭后吃 3 颗。从第一次化疗开始服用中药，除外出旅游和住院外一直到现在都没有停止。2014 年做了 3 次生物免疫治疗，至今各项指标都很正常。

回顾近 8 年来抗癌道路上的艰难曲折，我认为得了癌症并不可怕，关键是要做到以下几点，就能够保住性命。

一、有病早发现、早治疗。身体一旦不适，一定要毫不犹豫选择正规医院积极接受治疗，避免像我一样拖成大病，后悔终生；找一个负责任的医德好的医生，手术治疗也很关键。西医驱邪，中医扶正，这是很多病友亲身经历总结出来的经验。我们癌症患者手术及放化疗后气血两亏，脾、胃、肾、肝、肺都受到不同程度的损伤，这都需要中医调理。8 年来我在上海群力中医门诊看了 7 位中医，都诊断我气血两亏，两次手术，7 次化疗，若不是这么多年来中药调理，我恢复不到现在的状况。

二、得了癌症看你以什么样的心态面对，超强的心理素质很重要。我从不把自己当成患者，老公在外地工作，我们家的事情都是我一个人扛，我查出病时儿子刚上高中，我天天告诫自己为了儿子一定要坚强活下去，哪怕活到儿子高考我都知足了，至今儿子已经大学毕业，参加了工作。我下一个目标，就是等到儿子娶妻生子，一家三代同堂共享天伦之乐。化疗结束后，一直以来我每天买菜、做饭、洗衣服、熬中药，抽时间和病友聚会聊天，努力让自己做个没心没肺的人，一天的时间安排得满满的，没有时间考虑自己是个患者。我总认为只有自己坚强了，体内的好细胞就能占据上风，坚强是对抗癌细胞的有力武器。家人和亲朋好友的关爱，使我感到自己存在的价值，更加坚定了我战胜癌魔的决心和勇气。

三、改变生活方式，改变饮食习惯，多运动。得病以后至今我一直请病假在家，不熬夜，生活节奏变慢了，饿了就吃；困了、累了就睡，随心所欲。生病后我发现睡眠是增加免疫功能的良药，只要睡眠好了，心情也好了，食欲就会大增。注重养生了，每天都看北京卫视养生堂节目，经常能看到国家级名老中医的保健养生经验，学会了养生保健。饮食上尽量丰富多彩，多吃蔬菜、水果和菌菇，少油腻。另外还要动起来，配合唱歌、走路、打太极拳、练郭林气功等，这些都是很好的康复锻炼项目，在身体许可的情况下，也可以出去旅游养生等等。康复、养生因人而异，以能够找到最适合自己的方法为原则。

四、要有精神追求，有信仰，多做善事，才能天天都有好心情。我婆婆是基督徒，我生病前也去过教会听牧师讲课，在我进入手术室的4个多小时，上海教会的朋友一直为我祷告。在上海住院期间，她们经常到医院给我祷告，确实能减轻病痛。得病初期经常睡不着觉，就让家人读《圣经》或者夜间听音乐，很快就能入睡。遇到不顺心的事情，到教会听听牧师讲课，唱唱赞美诗歌，祷告，心情很快就会好起来。

我的信念是：上帝给的一切都是最好的，没有过不去的坎。靠着这一信念我越过了一道道坎，走出了阴霾，度过5年痛苦时期。在享受得来不易的生活时，感到一切都是那么美好。从生病到现在已经8年了，生病以来每天能活着我要感恩，每当吃饭时端起碗要感恩，睡觉时躺在床上无病痛能自然入睡要感恩，当你感恩时，幸福便会油然而生，心里美看啥都美，相信正能量天天充满着我们的内心，平时多做善事，病魔一定会绕道的。切记不要生气，生气是健康的大敌，看问题一定要看阳光的一面，知足者常乐！

置之死地而后生

邹碧娥（台湾，网名邹大美，癌龄8年）

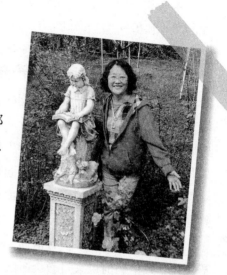

　　我是邹大美，台湾台中人，真实名叫邹碧娥。我有一份稳定的工作，工作认真负责，做事追求完美、好面子，有委屈也不好意思发脾气。习惯忍气吞声，把委屈往肚子里吞的人。我有个幸福的家，老公爱我，两个儿子也优秀。我的爷爷、奶奶都是90以上的高寿，我父母健在，就连我外婆都是前两年102岁才往生的。我每天骑脚踏车上班当运动，常自豪地对同事朋友说，我是长寿家族的一员，一定会无病到老。可是我生病了！

　　后来我才真正地了解到我为何生病。在生病前有一段日子，由于没有竞争到学校的校长，情绪低落，常熬夜，每天浑浑噩噩地过日子，内心有无力感，也因为好面子当老好人，老是检讨自己，压抑自己的情绪，身体就受不了，生病抗议了。

　　2010年11月3日，我晚餐吃得不多，躺在床上休息时，发现我的肚子跟怀孕7个月一般大，当时也不知道已经生病了，就觉得肚子越来越大，体重没增加可是腰围越来越粗，骑机车地面不平震动时肚子会痛，到妇产科诊所检查，医生说我有腹水，可能长东西了，但是子宫、卵巢都很好。

　　当天下午我转到大医院。大医院医师说我失眠、宿便也会有腹水，让抽血后回家，要我下星期再来。我隔天又看了两家肝胆肠胃科，扫描结果都说我肝很好、胆很好，不是这方面的问题。第三天我北上台北大医院妇产科，经过扫描、内诊之后，医生一口断定我是腹膜癌，罕见的疾病，说保命要紧，要我快住院，要求我同意让医师打开肚子来处理。

　　突来的噩耗，让我们夫妻俩整夜泪眼相对无言，索性没太多时间忧伤，很快地住院开刀。开刀同意书上，医师要我签字同意"若肿瘤在手术中经冰冻病理切片结果证实为恶性，则子宫全切除，双侧卵巢、输卵管切除，双侧骨盆腔淋巴结切除、大网膜切除，切除可见之肿瘤。"

我把同意书交给医师的同时，还特别拜托：肚子打开化验之后，万一不是恶性的请他不要拿走我那么多东西。

2010年11月9日手术。当天早上7点半进手术房，一直到下午4点才结束，晚上8点多才送回病房，等我清醒时也是第二天早上，医师来查房时骄傲地说："你的病情跟我在手术前预估的一样，是腹膜癌，弥漫性的。"他说这病难治，没有治好的，要赶快化疗。

手术伤口还没愈合，就接着做人工血管，接着化疗。老公赶紧追问医生，说有长到两侧淋巴吗？医生说有！又问卵巢有吗？医生又说有！老公还要继续追问，医生说"你问这个没意义，她的整个腹腔、盆腔都感染了癌细胞，肝膜表面、盲肠都有，还有腹水"（很残忍的医生，我刚开完刀他说这话，我是治还是不治呢？）

其实，医生也无从判断是卵巢长到腹膜，还是腹膜长到卵巢。他说是极恶性的，卵巢表面有几个小颗粒，但是腹膜上分布很多，是卵巢低分化、浆液性乳头状腺癌，3期C，原发性腹膜癌，这病在十多年前是归类为卵巢癌转移腹膜，但近十年来分开了，虽然用药和卵巢癌一样，但是所有用药费用都不能报销，需自行给付。

那时候，我无法承受突如其来的生病、开刀加上化疗，我忧伤、生气、不说话，整天怨天尤人，每天忧伤、掉眼泪，加上化疗的副作用恶心、呕吐、骨头痛到骨髓，头发也都掉光光，医师说要做6次化疗，用药为紫杉醇＋卡铂。化疗的痛苦犹如地狱般。有一天我跟老公说，我有话对他说。他坐在我床前，我跟他讲："我们从今以后是不是只注重生命的宽度就好，不要去管那生命的长度。因为这病也治不好，化疗让身体更弱，何必浪费那个钱，把剩下的日子好好地过完，不要再治了。"我先生很生气地说："没有了生命的长度，哪里有生命的宽度？"他告诉我，我的病很严重，医生诊断我腹膜上长了很多一颗颗像黄豆、绿豆般大的肿瘤，而且腹水带着癌细胞在腹腔到处跑，不打化疗，癌细胞很快就会再长起来。我无言地接受了治疗。

做完6次化疗紫杉醇加铂帝尔（顺铂），我的CA125从手术前的2850 U/mL向95—20—16—12—12（单位：U/mL）一路下滑，当时我想疗程该结束了。回诊之后，医生跟我说："你这个病较麻烦，腹腔清除之后，CA125正常应在

16U/mL 以下，化疗期间最好能降到 10U/mL 以下，你还得继续再做 3 次化疗。"

我又做了两次，也就是连续做了半年，一共 8 次化疗，可是 CA125 仍然没降到 10U/mL 以下。我身体难受，实在受不了，跟医生说："我真的不能再做化疗了，身体承受不起了！" 医生同意我停止化疗，要我休息一个月后再回诊。

一个月后我回诊。医生说："腹膜癌这个病仪器不好检查，最好打开肚子来检查"。要我同意再打开肚子检查，看看是否还有肿瘤。我毫不犹豫地同意，回家后调养两个月，把自己养得白白胖胖，又给医生再开刀检查，医生再次在原来的伤口又开了一刀，又是二三十厘米长的伤口，这次手术也是第一台手术，早上 7 点多进去一直到下午 4 点多回病房，第二天医师查房时告知我说："看过我的肚子跟正常一样，肿瘤没有再长的迹象。"

可惜，我只高兴了一天，心情又掉入谷底。隔天早上医生告诉我，他从我肚子中取了 11 个样本去做病理化验，报告出来，有一个样本是阳性，说肚子里还是有癌细胞，还要再化疗。于是，我又做了半年的微脂体小红莓和铂金类的化疗，这次的化疗真的生不如死，身体无法负荷，每天像条虫一样趴在床上一动也不动，吃完饭就睡，睡了又吃，我问医生这次的药打下去，我就像死人一样，行尸走肉，灵魂都出去游荡，剩下一个躯体，像条快没瘪掉的虫，哪里都不能去。医生回答很直接："打化疗本来就这样，如果打化疗还活蹦乱跳，那癌细胞也不会死，你忍耐点。"

经过了一年三个月的开刀、化疗，再开刀、再化疗，终于结束了化疗。这 6 个疗程后，CA125 仍然没降到 10U/mL 以下，都在 11U/mL、12U/mL、13U/mL 上下，最后一次化疗结束要出院时，我问年轻的住院医生："以您的经验，我这个病多久会复发再进来？" 医生面无表情，很不客气地说："你这病一发现就很严重，很后期了，顶多半年或 8 个月就会再进来。"

当时我告诉自己，我一定不要再进来！回家之后很认真地调养身体，加上运动练功，一个月后回诊，医生说目前积极的治疗方式就是再来一次剖腹探查（第 3 次剖腹），要我隔一星期给他答复是否同意开刀。隔一星期我再去，验血报告 CA125 指数又上升了，为 26U/mL，那时我心都凉了，心情跌到谷底，一直再问自己不是 6 ～ 8 个月才复发吗？为什么现在才 3 个多月，指标就长上来了呢？

医生说两个方案：一是马上开刀，二是再观察一个月指数继续上升就化疗。

我泄气地躺在床上破口大骂再也不要练气功了。老公也无奈地说，你先休息一星期再说。这时的我，连求生的力气都没了。在床上整整躺了两天两夜，吃饭时间吃饭，吃完又躺回床上。

老公、儿子、妈妈、妹妹们都不知如何安慰我，怕我看到他们伤心会使我更难过，他们把伤心藏起来假装没事，躲到外面哭，不敢在我面前表露，而我也是把伤心藏起来，一直赖在床上不愿面对事实。

也许是我睡清醒后脑袋就清楚了，听见外面的鸟叫声还是那么清脆。第三天早上醒来发现我还没死，死神都还没来，我不应该早早地跟死神招手，我当下决定不再躺在床上，起床走出去，让家人放心。因为那些日子妈妈打电话来先生接的，告诉她我在睡觉，她没说啥就挂电话。我知道她也难过伤心，后来她又打电话来，儿子跟她说我在公园运动，妈妈说在公园那就好，我知道妈妈宽心了。我到了公园伤心地哭够，我告诉自己宁愿在公园练功，也不要再回到医院去开刀、化疗。从那天起，每天清晨到公园坚持练完才离开公园，每天练功没有一天停止，即使大热天、下雨天、台风天、寒流来，我都坚持不停止练功。

治疗期间我心情不好、信心不足，化疗的日子很难熬，先生每星期送我去抗癌基金会做团体治疗、咨询，在那里认识了许多癌友，彼此分享生病心情、历程，学着面对疾病，改变心态，也在那期间碰到了教我郭林气功的师傅，在化疗期间啥事也不能做，心想学学郭林气功吧，就这样我与郭林气功结缘了。

从疗程结束后，我没有再进医院做第三次开刀或化疗，后来检查报告又从26U/mL—22U/mL—16U/mL—12U/mL 到现在都正常，但是依然没在 10U/mL 以下，医生也从不说我好了，都说算是病情稳定。直到 6 年半回诊，医生终于宣布我完全康复了，还说我是这病活得最久的，要我多保重。

下面分享我抗癌近 8 年来的心路历程，分心态、饮食、运动三方面：

在心态方面：有好长一段时间在公园里会莫名其妙地忧伤掉眼泪，埋怨老天为何选择我，让我生病，也曾愤怒地对老天说："为何不选那些流浪汉，那些坏人让他们去生病，我还这么年轻！"也对安慰我的朋友说："你们不懂我受的苦，别来安慰我，你们自己去化疗看看，再来跟我说面对它。"面临生命的尽头将要到时，我内心也会害怕，不是因为怕死，而是那份不舍让我心痛。

生病期间，我深深地感受到亲人的爱，我舍不得离开爱我的人。在基金会癌友的分享学习让我很感动，也学着为我的生命努力，学着做个无可救药的乐观者，相信相由心生（即你的想法会创造你想要的实相）。相信很重要，你相信你会康复，你会有很多力量帮助你的身体康复。

在饮食方面：在化疗期间，我告诉自己胃只有一个，我要吃有营养的高蛋白食物，吃牛、羊、猪、鸡、鱼，只要能达到化疗时血象正常，我也尝试吃各种生机健康食品，每化疗一次胖一公斤，尽量保持不延迟化疗时间。疗程结束时，医生说我这病一般 6～8 个月就会复发，如果保持两年内不复发概率就小多了。这两年是我抗癌最艰苦期，可以难受的因素可用 8 个字形容：八仙过海，各显神通。尤其是 6～8 个月那段时间，身体一有个风吹草动，会心慌害怕。那段时间差不多 10 天，一个星期就跑去化验指数，指数正常了心才安，家里人也跟着紧张。

那时，真的是一人生病全家抗癌，各种抗癌食品、补品、秘方都有，有人说每天嚼日日春（百日花）的叶子三片可抗癌，我也跟着吃了两星期，太苦了就没有坚持吃了。又有人说蒲公英煮汤喝可消肿瘤，我疯狂地到处找蒲公英。那年春天我在公园找到了一棵蒲公英，带回家让家人认识蒲公英的样子，一个月后妈妈家里的菜田里种了一大块蒲公英，原来是我 78 岁的妈妈带着小圆锹、麻布袋，骑了半个小时的脚踏车，到我说的那个公园一棵一棵地把它挖回家种，现在我家菜园的蒲公英每棵都长得很大。我吃灵芝、花粉 8 个月，后来听说吃灵芝久了，疾病会反扑，所以又改吃中药半年。也吃了一年半纯素食，其中唯一坚持的是每天吃一个水果，也应验了那句话："每日一水果、医生远离我。"

在运动方面：手术加上化疗，带来了很多后遗症，如肠粘连、肠梗阻、拉肚子、便秘、手麻、脚麻、大腿淋巴水肿等等毛病。我跟医生讲，医生说大毛病帮你处理解决了，小毛病就自己忍忍，多运动。

刚开始我都是走路散步运动，后来在抗癌基金会做团体治疗时，碰到肺腺癌康复者教我郭林气功，她康复的例子激励了我，她持续练郭林新气功不复发。我相信我练了也不会复发。每天以轻松的心情去公园做功。我还特别记住北京万老师说过的话。她说："我们癌症患者 5 年之内不要去外地旅游，跟着团走行程太累，会累病的。"所以每年我都安排查功行程当作度假。我到过北京、福州、海口、武夷山，一边查功，一边观光一下。但是今年我将安排去美西玩，套句花花妹妹的话："活着，真好！"

活出生命的宽度

吕　淼（上海，网名苗苗，癌龄8年）

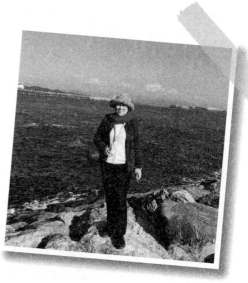

　　我叫吕淼，1960 年出生，在上海飞机制造厂（现名中国商飞）工作。2010 年患病，至今已经八载。

　　2010 年年初得病前，我就出现了一系列症状：一是年初开始，隔三岔五地会有淡黄色水样液体从阴道里冲下来。二是有尿频、尿急。三是一周总有一次性的睡前或半夜胸痛，痛感不厉害（后来医生告诉我，这是因为腹水积得太多，造成的压迫感）。四是腰部感觉很不舒服，坐不住。坐着要用垫子支撑着腰部。五是到 3 月份小腹部开始发胀，尿频、尿急症状加剧。根据这些症状，我意识到身体出问题了。

　　2010 年 3 月 24 日，我去了附近的二级医院，经医生手诊、触诊后，建议彩超检查，检查显示，在盆腔右侧有一个超大囊实性包块。医生建议马上住院手术。第二天我又去了三甲妇科医院，即上海市第一妇婴保健院进一步就诊，又做了 B 超，显示盆腔右侧有一个直径 15cm 的巨大囊块。医生直截了当地告诉我："得了卵巢癌，需要马上做手术。"

　　我做梦也没想到我会得癌。顿时，感觉天塌下来了。心想，我还没有退休呢，还有很多事想做啊！我爱好旅游，原来一直憧憬着退休后过上自在逍遥的旅游生活。我很想游遍祖国的名山大川，去新疆，去西藏，去一切我想去的地方。还有，最令我伤心的是还没有看到我女儿成家，如果我的生命戛然而止，一切想法都将化为乌有。我越想越伤心、难过，心有不甘啦，泪水止不住地流了下来。

　　第二天住进医院，做各项术前检查，CA125 达到 1000U/mL（该院检验 1000 封顶）。医生要求我去外院做个胃镜和肠镜（妇科医院没有这种仪器），并告知我，他将邀请上海交通大学医学院附属仁济医院的外科医生协同手术。

4 月 6 日，清明节后的第一个工作日。早上 7 点半我被推进了手术室，实行卵巢肿瘤减灭术，历时 6 个小时，切除了双侧卵巢、子宫、阑尾、大网膜。

术后病理报告：双侧卵巢浆液性腺癌，3 期 C，低分化。左侧输卵管癌。左右双侧输卵管水肿增粗，表面结节，膀胱表面菜花样组织，浆液性腺癌浸润子宫浆膜面、阑尾浆膜面，子宫表面散在结节灶布满菜花样组织，左卵巢增大约 10cm×9cm×9cm，呈囊实性，表面菜花样组织，右卵巢增大至 15cm×14cm×12cm，呈囊实性，表面菜花样组织，膈肌、腹膜布满粟粒样结节，大网膜散在结节病灶，肠表面结节、横结肠系膜表面结节，脂肪纤维结缔组织见浆液性腺癌转移，盆腔取 9 个淋巴有 4 个转移。术中见淡黄色腹水 1000mL，肝、胃、脾表面未见肿块，脉管未见癌栓。术中出血 800mL，输血 600mL。手术中医生在盆腔里撒了药粉（说是为了杀灭肉眼看不到的微小癌细胞），一周后开始腹腔化疗共 3 次，临出院前两天进行了静脉化疗，用进口的紫杉醇＋顺铂。住院 29 天后出院，以后每隔 21 天化疗一次，共计化了 6 次。

由于腹腔内手术范围比较大，人很虚弱，吃饭后就躺下。出院一周后，出现了肠粘连问题。我趴在床上直叫疼，后遵医嘱饭后一定要走动，饭后在房内慢慢走动，肠粘连不治而愈。

患癌后，我的心理压力很大。总担心复发，每天活在癌症的阴影里。为了活下去，我去了上海市癌症康复俱乐部进行了系统的学习。学郭林气功，学抗癌养生法——移景疗法，聆听抗癌明星的心路历程，有的明星已有多处转移，但还是笑对生活，让我得到了很大的启发和鼓舞。特别是移景疗法，始终让生命充满激情，让人每到一处有一种新鲜感，有一种"活着真好"强烈的感叹。好好地活着，就有美的感觉。

心态调整后，我开始规划康复之路。手术后 10 个月，我毅然去了广西巴马。从 2011 年 2 月 17 日开始一直到 2012 年 5 月 25 日，我来来回回去巴马 3 次，累计住了 6 个月。巴马的空气、水、美丽的景色，滋养着我，被化疗摧残的身体慢慢得到修复。

在巴马期间，我还顺便去了广西境内的南宁、北海、涠洲岛、德天瀑布，以及与广西相邻的越南、海口、三亚。一边养身一边实现着我的旅游梦想，过上了所谓的"移景疗法"式的生活。在与大自然的接触中，我的情绪稳定，免疫力、抵抗力都有增强。所以在坚持医药治疗、适当锻炼的同时只要走得动，移景疗法不失为一种康复的好方法。

我知道积极治疗是康复的基础。只要回到上海，我就去住院做中医中药免疫治疗。免疫治疗我坚持了两年半，免疫治疗建议指标正常时作为巩固用，指标不正常时不建议采用。每次住院 10 天，用静脉滴注艾迪（清热解毒，消瘀散结），每天的剂量适当大些，8 支艾迪 +4 支参麦注射液（养阴生津，能提高肿瘤患者的免疫机能）。胸腺肽（基肽）每年注射 5 ～ 6 次。出门旅游，我都备足了药，药箱中有百士欣、华蟾素、斑蝥胶囊、肿节风、百令胶囊、硒酵母片、大剂量的维生素 C 片，以及内分泌治疗药三苯氧胺。

我在 3 年内，认真服汤药。每天清晨喝的第一杯是苏打水（买小苏打粉每天两勺或医院的碳酸氢钠片六七片温水泡一杯），主要是想中和一下体内的酸性环境，但苏打水的问题医学有争议，也有专家反对酸碱度这个观点。有专家提醒，苏打水一定要在血压正常情况下喝，因为它含钠，高血压者不能喝。

化疗结束后，我积极地练郭林气功。上午、下午各一次，主要是做自由行功，用升降开合功作为预备功和收功，每次 50 分钟左右。练功以后觉得不会感冒了。持续了半年，因为经常要出远门就没有坚持锻炼下去，回上海后也是断断续续的。

2013 年夏秋之际，我的肿瘤指标 CA125 在慢慢地爬升，从 16U/mL、22U/mL、27U/mL、34U/mL，到 43U/mL。我半个月验一次血，后来医生安排做 PET-CT，CT 显示腹膜后腹主动脉旁有一枚肿大淋巴结，直径约 1.6cm。我的主治医生说等 CA125 升到 100U/mL 再处理，主动脉旁开刀很难，切不干净。去复旦大学附属肿瘤医院咨询也是同样的说法。

两个多月后，MRI 显示腹膜后淋巴结已长大至 2.2cm 了，我想要是在长大了就不好，会压迫主动脉血管。经阳光姐介绍我去解放军第八五医院用加速器做了精准放疗 12 次，3 个月后查 CA125 又归位到 11U/mL。我这次放疗是成功的，只是伤了胃，吃了一年多奥美拉唑片，停吃中药、苏打水，改吃温热的东西，受伤的胃经过调养慢慢地痊愈了。

所以，这里要特别提醒一下，如果是一个病灶选择放射治疗是正确的，如果多处有病灶放疗不可取，应选择化疗。

2015年6月，也就是患卵巢癌5年后，我又得了恶性黑色素瘤，2016年8月做黑痣切除术，取腹股沟淋巴结6枚，幸好发现得早，淋巴结没有转移，故不需要化疗，2017年一直在打进口干扰素和白介素2，目前病情稳定。

反思我为什么会得卵巢癌的原因，大概如下：

一是在38岁中年之后，经常补充雌激素，特别是癌前的一年为了补充中年女性钙流失，我每天喝950mL的牛奶。这一年肿块长得特别快，现在牛奶、酸奶我都不碰了。

二是我喜欢吃甜食，奶油类的面包蛋糕，也爱吃香香的油炸食品。

三是晚睡，这是我生活的一种常态。

后来得黑色素瘤，有多种原因：一是癌症体质，本来卵巢癌就有淋巴转移。二是不注意防晒，错误地认为多晒太阳可补钙。三是家事太多心累。父母同在2014年病倒，我全身心地投入，这一年的8月份和12月份父母相继病故。四是2015年操心女儿的新房装修和置办嫁妆，我像个陀螺一样不知疲倦地奔跑着。4月下旬还外出旅游9天。5月初女儿结婚，办完婚事仅一周，我又去国外旅游18天，与中国时差6小时。12点睡下，3点半起床炒股，要钱不要命。

病是吃出来的，所以饮食很重要。病后我少荤多素，三黄鸡不吃。刚得病的头两年不去饭店吃，每天坚持多生吃蔬菜，把生菜、圆椒、紫色、黄瓜与葡萄混在一起，打成泥吃。我还多挑碱性食品吃，晚上一般喝强碱性的小米粥。我拒绝甜食。

既然患癌是不容否认的事实，不过却可以让活着的时刻尽量内容丰富、将生活的品质提高。生命没有了长度，但要活出生命的宽度。几乎所有的快乐都是靠一颗欢愉的内心来拥有的，唯有快乐的内心，才会使美好的事物流向你。姐妹们，不妨将爱和喜悦当成我们病后新的生活目标吧！

演讲后讨论：

1. 化疗结束，大夫安排吃三苯氧胺。因ER（雌激素指标）阳性，所以可以吃三苯氧胺，但此药副作用就是钙质流失，所以要补钙。

2. 确诊前胃痛、肚子坠胀、喜欢蹲着都是病的征兆，但我们都忽略了。

3. 治疗期间，冷静不乱阵脚。主动脉旁边独立的病灶，可以选择放疗，多发的病灶应该选择化疗。放疗是我的主治医生反对的，他说放疗后不能手术了。

4.患者不能累。身体受累，对病情有很大影响；不能气、急、累，心病也影响病情。

5.平时我吃大剂量的维生素 C（每次 5 片，每天 3 次，对防止感冒很好）和硒酵母片。目前还吃维生素 B_2。

把握今天　展望明天

（上海，网名莎莎，癌龄8年）

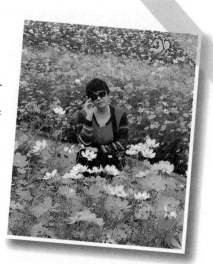

　　我的网名叫莎莎，生于 1963 年，现为一家国有企业的职员，是一名输卵管癌及卵巢癌患者。

　　回顾这几年的抗癌历程，真是倍感心酸。时间回转到 2009 年的下半年，当时每次月经完后，阴道时有出血现象，有时阴道会莫名其妙地流出无色无味的液体来。月经来时肚子会有一阵阵绞痛，误以为是痛经，体重也明显上升，尤其是腰围变粗了，开始认为发胖了，变成了直筒腰。于是我去就近的一家医院就诊。

　　开始，专家认为我患了宫颈癌，做了宫颈刮片，刮片报告是阴性，于是医生开了药让我回家吃。吃了药，仍不见好转，我又去医院就诊。医生又给我做了宫颈刮片，报告出来还是阴性，医生说可能是节孕环出了问题，要把节孕环取出来。

　　就在节孕环取出的第二天，肚子一阵阵绞痛，医生让我打了 3 天点滴。3 天过后，肚子比以前更痛，脸色苍白，浑身无力。医生又连忙让我做阴道 B 超检查，报告出来后发现有包块加炎症，于是医生建议我马上住院。

　　当天（周五）下午我住进病房。病房医生在没做任何检查的情况下对我说周一安排给我做腹腔镜手术，把包块拿掉。我心里有点害怕，心想怎么不做任何检查就手术呢。我实在不放心这个医院，所以要求出院让老公陪我去市区的三甲大医院做手术。老公对我说："医生说了，是腹腔镜，就打三个孔的小手术，你放心吧。"听了老公的劝，在这家医院做了腹腔镜手术。

　　第二天，医生对我说："你的手术难度比较大，我们是慢慢地把包块从肠子上剥离出来的，手术做得很辛苦。"手术后，医生每天让我中药灌肠，我也搞不明白，这病与肠子有何关系，为何要灌肠（灌肠一周）。当时，正处在春节之前，所以我在年前就匆匆地出院了。

回家后，我很疑惑。当时的第六感觉告诉我：这家医院的手术有问题。

过完春节，我便去了市区的中国福利会国际和平妇婴保健院和上海市红房子妇产科医院复诊。经过两家医院复诊，CA125 为 45U/mL。两家医院为我做 B 超医生都说："你的包块还在呀，你的手术，没有切除包块哦！你可以去找给你做手术的医生讨个说法，把医药费要回来！"

主治医生看了 B 超报告，对我说："你 2 月份刚做的手术，现在才 4 月份，不可能再来一刀吧，过段时间再说吧。"

我说："CA125 指标高了，怎么办？"医生说："指标高不能代表什么，有些患者的 CA125 在 1000U/mL 都是良性的肿瘤，有些人 CA125 指标很正常，反而是恶性的肿瘤。"

就在当天，我拿着中国福利会国际和平妇婴保健院和上海市红房子妇产科医院的 B 超报告立马回到那家医院，找到了当时给我手术的医生，医生感到很茫然，装模作样给我做了妇科检查，说："哎呀，怎么又有了？"你想，遇到这样的医生，让人多么气愤！

过几天后，我带着朋友及同事去这家医院投诉科，希望医院给个说法，至少得认个错吧。谁也没有想到，一个弱势患者要想与医院打医疗官司，却是如此的艰难又耗费精力！亲友们劝我，治病要紧，不要为此事生大气。加之我的工作很忙，所以冷静地想了想，就把这事放下了。

当年的 7 月，我拿了 MRI 报告又去了上海市红房子妇产科医院就诊。医生看了 MRI 也没说什么，就让我做了一个肿瘤标志物检查。由于当时单位的工作忙，验血报告没及时去取回。此外，压在心里还有两个原因：一是在 2 月做的手术，身体还没有缓过劲来，不敢马上手术；二是我担心在单位工作大忙的时候请假，会失去工作。

后来我打听到解放军第 411 医院不用开腹（自费 2 万元），从阴道进入把包块取出手术，第二天就可以上班。我想这样不错，工作、手术两不误蛮好的。当年的 10 月 8 日，我把手头上事情安排好后，就去了解放军第 411 医院，准备手术。

医生让我做了 B 超检查，B 超结果出来了，医生对我说："我们做不了你的手术。"还问我是否验过血。我一想验血报告还在上海市红房子妇产科医院里，顿时让我感觉问题严重了，立马赶到上海市红房子妇产科医院拿了验血报告。一见 CA125 指标已经是 584U/mL，于是我就马上挂号就诊。

2010 年 11 月 2 日，我选择入住上海交通大学医学院附属瑞金医院。当时 CA125 指标已经到达 1021U/mL。妇科、外科会诊决定穿刺。几天后，穿刺结果出来了，找到腺癌细胞。当时我听到这个消息，一下子瘫在病床上，脑子一片空白，感觉人活着已经没有意义了，满脑子里想的都是老爸、老妈和儿子怎么办。

当时，儿子在念大四，正处于考公务员和写毕业论文的紧要当口。我怕影响他的学业就没告诉他。我老爸、老妈年龄都大了，能瞒着就瞒着呗，就把这个消息告诉了我唯一的姐姐，说我要做手术，但没告知是癌症。

2011 年 11 月 19 日早晨 7 点，我被推进了手术室，下午 2 点回到了病房。在手术期间，医生出来找我家人三次。第一次说是手术比较困难，取肿块有生命危险，需要家人签字。第二次又说我已经大出血了，无法切除肿块，风险太大。医生说做下去的话，50% 的成功概率都没有了。家人决定不做了。这次手术，切除了我的全子宫还有所有附件，但剩下阴道直肠上的肿瘤不敢切除，就这样关闭了。第三次是医生叫家人把预先买好的自费药退给药房，因为本打算做完手术后要把它撒在盆腔里消除残余的癌细胞。眼见现在这样，医生认为已经没有必要了，就让家人去药房把药退了。

当时病理上写着："左侧输卵管低分化浆液性乳头状腺癌 3 期 C；右侧卵巢浆液囊腺瘤交界恶性。"

当初我什么都不知道，家人骗我说手术比较乐观，原先手术后打算用在盆腔里自费药都退了，不需要用了。

为了救命，家人要求医院给我用了进口的泰素（自费 11200 元）加卡铂进行化疗。做完第一次化疗，出院回家休息。回到家，我想看出院小结，了解一下自己的病情。开始老公说什么都不肯给我，最后经不住我纠缠，只好拿给我看了。当我看到小结上写着"肿块无法切除"，顿时忍不住号啕大哭起来。这是我患病以来第一次哭。

我回到家中，吃什么拉什么。出院 10 天，体重下降 10 斤左右。当时，我感觉自己快撑不下去了。

老公再三问我是否要儿子请假回来看看，因为手术后，医生判决我"生命为半年，最多活不过两年"。为了不影响儿子考公务员和写毕业论文，我咬牙没通知儿子。我心里想还是能熬到儿子放寒假吧。10 天过后，渐渐地不再拉肚子了，体重也控制了，于是又继续做化疗。做完二次化疗，肿瘤明显缩小，CA125 指标也降至 53U/mL。医生看到了手术后的希望，对我说："你对药物比较敏感，做完三次化疗后再帮你做手术。"当时的我，听了这话，就别提心里多么高兴。

我有手术机会了，可以把肿瘤从身体里除掉了，心情一下子好了许多。由于碰上春节，外科主任没时间给我会诊及手术，所以又多做了一次化疗，也就是做了第 4 次化疗后，再做肿瘤切除手术。手术前医生找我谈话，提出三个方案：①打开腹腔，如无法手术，就马上关闭。②肿瘤切除，但需要肛门改道。③肿瘤切除，保住肛门。我同意了医生的方案，把自己交给了医生。

3 月 1 日，开始了第二次手术，这次手术非常顺利，将肿块从肠子上剥离出来，肿瘤切除后肛门也保住了，这个结果是我和医生都想看到的。后续又做了 7 次的泰素加卡铂的化疗，CA125 指标渐渐降到 6U/mL，但血小板降至 30×10^9/L，身体感觉不适，发烧了，停业了化疗。

我一共做了 11 次静脉化疗，十分虚弱。家人为了我尽快恢复身体，听别人说吃什么好就去买什么，诸如冬虫夏草、铁皮石斛、大连刺参、孢子粉，加上上海龙华医院田建辉医生、李和根医生的中药调理，并且每月还去上海龙华医院做免疫治疗，身体渐渐地恢复了。就在我身体恢复的同时，2011 年 7 月我老妈查出甲状腺癌，我每天在医院和家里来回奔波照顾老妈，早晨 7：30 到老妈病床，晚上 7：30 离开，直到老妈 2012 年 5 月离世。那时没时间熬中药，我只能吃上海龙华医院代煎的。由于我在老妈生病期间奔波劳累，2012 年 10 月 26 日 CA125 指标由 6U/mL 上升至 164U/mL，B 超显示，老地方又长出了 4cm 的包块。

2012 年 12 月 12 日，我进行了第三次切除手术，并用了 6 次和美新（注射

用盐酸托泊替康）（自费 8800 元一次）加卡铂化疗，做完第一次化疗。CA125
指标由 164U/mL 降到了 16U/mL，指标渐渐地达到正常值。

2013 年 4 月，治疗告一段落。同年 7 月我的 CA125 指标渐渐地又升到了
153U/mL。老地方又长出 2.3cm 的包块，医生让我多找专家会诊，包括放射科
主任、肿瘤放化疗科主任、妇科主任。

妇科主任明确地说无法实施手术；肿瘤放化疗科主任说，他可以通过放疗
把肿瘤杀死。就这样，我由肿瘤科医生做了 3 次泽菲（盐酸吉西他滨）加卡铂
化疗，做了 20 次外放疗，4 次内置放疗，CA125 指标下降到 9.1U/mL。做完放
化疗已经是 2014 年 3 月底，肿瘤和肿瘤指标都处于稳定状态。

然而，放疗 10 天后，大便逐渐困难起来，放疗的副作用出现了。肛管水肿
厉害，肛门出血，疼痛加剧，肛门有下坠感，整天躺在床上症状不见好转。放
疗医生告知，过 6 个月后症状会有所好转，但我没见好转反而日渐加重，到最
后直肠水肿严重到无法大小便，处于半梗阻状态。这些都是放疗的副作用所导
致的（放疗的副作用是终身的）。

于是，我到处求医问药。复旦大学附属肿瘤医院、上海中医药大学附属龙
华医院、上海中医药大学附属曙光医院，没有一位医生能接收我。我只好又回
到上海交通大学医学院附属瑞金医院找了外科主任，我说："我的手术、化疗、
放疗都在你们医院做的，你一定要给我解决排泄问题。"他想了半天最后说，我
可以帮你做手术，解决你大便排泄问题但不解决肿瘤问题。于是，他给我开了
两盒泻药让我先试试。

回家后，吃了他开的泻药仍然不能排泄大便。由于不能排泄，人无法进食，
我一下子瘦了 30 多斤，肛门疼痛加重，每天必须靠吃止痛片来缓解。躺在床上
我已经不想活了，满脑袋里都在想怎么样去死。我姐姐还有亲戚怕我出意外，
就提议再去做手术，老公怕我闯不过这关卡，因为当时一天只吃一只猕猴桃、
一瓶养乐多、一杯酸奶。

2014 年 9 月，我再次住进上海交通大学医学院附属瑞金医院外科，做了第
4 次手术。一个周一的上午，由赵任主任给我做了造瘘术。这次手术后，我大
便了。能排泄就能进食，人的精神逐渐恢复起来。但肛门的疼痛没减轻，每天
还是靠吃止痛片过日子，不能坐，只能躺在床上。经过几个月的休养，病情逐

渐好转。

2015 年 5 月检测 CA125 又上升至 87U/mL，这次我又去了复旦大学附属肿瘤医院找到李子庭，他让我口服化疗 7 个月，口服化疗后指标没降。门诊唐医生让我做了上腹部 CT，下腹部 MRI 检查。CT 报告显示：腹主动脉淋巴结肿大，考虑转移可能性。我拿着报告又去找了李子庭医生，他得知我腹部做过 5 次手术，手术难度比较大，建议化疗，用泰素加顺铂做 6 次静脉化疗。

2016 年 4 月 29 日结束全部化疗。因为 CA125 在一点点上升，2017 年 2 月又做了 30 次放疗，到 3 月 28 日结束。后又用顺铂做了 5 个疗程的化疗，病情稳定到 2018 年 3 月。后因胆囊问题引起 CA125 升高，又做了 4 个疗程的化疗，现病情稳定。

我总结一下，有如下几点可供姐妹们参考。

1. 一定要找对医院，多走几家，最好去正规专科医院就诊。

2. 手术化疗结束了，不要误认为自己是正常人了。必须要定期复查，做到勤查勤看。

3. 一旦复发，不要误认为等于死亡，必须调整好心态，积极配合医生治疗。没有好的心态，任何人也帮不了你。

4. 放疗过的部位不宜手术开刀。放疗，一定要慎重。

5. 有手术机会必须先考虑手术，如在正规大医院没有手术机会，千万别去小医院做手术。

我的生命我做主

孙建华（天津，网名听雨，癌龄8年）

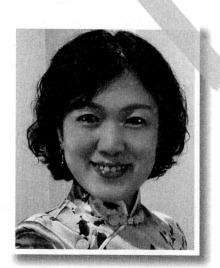

我叫孙建华，网名听雨，在天津市滨海新区政府机关工作。

2010年12月22日，我在天津市中心妇产科医院检查B超发现腹部包块，但住院点滴几天后，再做B超，肿块就不见了。大夫和我商量是否延缓手术，担心手术做空，但直觉告诉我，这个手术必须做。

因为我在1996年时，曾经做过卵巢囊肿手术。当时术后诊断为畸胎瘤。这次手术3个月后，总是感觉右腹部疼痛，月经后7天，分泌物就为脓性，到各大医院做检查化验都认为是盆腔炎。既然是盆腔炎，我就吃点药，厉害了打点滴缓解一下，用这种治疗方式一直持续到手术前。

自己的感觉有时是对的。我实实在在地觉得，应该要彻底解决身体的疑难问题了。因为身体不舒服，阴道分泌物已经由脓性变为聚脓性分泌物，大便困难，腹部拒按，吃饭两三口就有胀饱感，自己感觉不好。

手术前，我跟大夫讲要采用剖腹手术，不要做腹腔镜手术。术前CA125是70U/mL。手术时大夫在打开腹腔后，一下就傻眼了，满腹腔都是脓性包块，立即请妇瘤科曲芃芃主任前来诊断是否可以继续手术。曲主任看后和另两位主任一起把手术做了，共用6个小时。术后病理诊断："浆液性乳头状腺癌3期C"。

术后，我一心盼着早点回家，但医院就是不给出院通知。最后主任告诉我实际病情，这时的心理反应和姐妹们一样，顿觉天旋地转，无法接受。术后共做了化疗6次，用的是紫杉醇和卡铂，其痛苦反应真是生不如死。

在化疗第3次时，也就是2011年4月，我有幸结识了丁老师，我的气功老师。她教我练自控功。我的老师患鼻咽癌30多年，一直坚持行功打坐，不吃药至今。老师告诉我什么补品也别吃，这叫"虚不受补"。每天早上5点出来练

176

功，晚上睡不着觉时就打坐。

当时我心想，在医院里治疗这种病的都是负面消息，但我的老师用这种功法 30 多年了，我就想练一练没坏处，就这样开始坚持练了 12 天。去医院化疗前验血，我的各项数据都合格了，我高兴，太开心了，我觉得有救了。因为我当时化疗 3 次，升白针打了 3 针，肝功就出现问题了，靠吃中药维持才能坚持化疗。我的主治大夫曲芃芃看了我这次的化验单后问我吃了什么药？我讲我练气功了。主任说非常好，告诉我只要别累着就行，还把咱群里的墨子婉介绍过来向我取经。

化疗期间的夜晚，睡不着觉我就打坐，打坐时只要一念阿弥陀佛，一会儿就流泪，流泪后就舒服。我也不管是什么原因，只知道流泪是排毒，所以打坐我是一直坚持的。

现在，我的 CA125 指标一直稳定，CA199 指标也在个位数上。

这几年，我打过太极，练过站桩，还有 108 拜。因为太极对我身体的灵活性有要求，我就没有坚持，其他几项我还都在坚持，我觉得值！

我参加过人化性疗法。通过学习，要学会告诉自己，得病是自己的过失造成的，要学会改变不好的习性，要"化禀性，复天性"。据说这是一种佛教休养方法，对调整心态很有帮助。

饮食方面，前几年我走了点弯路，只要身体一舒服了，就什么都吃。可吃是吃了，消化不动啊，难受！通过参加身心灵净体内排毒养生的学习活动，我更加知道吃的重要性了，必须牢牢记住要管我自己的嘴。

生命不息　战斗不止

吴立红（天津，网名风雨彩虹，癌龄8年）

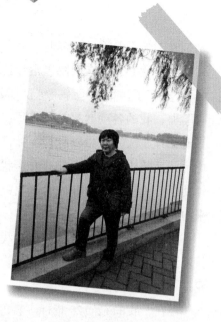

2010 年 8 月 19 日，我的手术是在石家庄的河北医科大学第二医院做的，在手术中发现情况不好做的速冻病理诊断，确定是输卵管癌。病理报告：浆液性卵巢腺癌，3 期 A。医生说我的肿瘤是恶性程度高的。输卵管癌在医学上属于卵巢癌范畴。

2010 年春天，我就感觉有点不正常，白带偶尔像水一样，不是太多。于是我去看大夫，做彩超检查。因为，我在 2008 年无意中查体发现有子宫肌瘤的，肌瘤不大，大夫建议半年查一次，所以我每半年做一次彩超。当时，彩超做出来的结果，只是提示子宫肌瘤稍大了一点，可能是 3 点多吧，双侧附件和卵巢都正常。我感觉做彩超的大夫不认真，她只是在子宫部位看了看就完事了，没往卵巢部位查。

到 5 月份，我就感觉胃不舒服，摸腹部感觉有小包块。于是我就告诉妈妈，妈妈说："可能是寒吧，你姥姥也有，我就没当回事。"老人的经验之谈，作为一种安慰，让我精神放松了许多。于是我去小诊所，找一个认识的大夫扎针灸治胃。

她当时也摸着这个包块了，问我过去有没有这小包块。我告诉她："听妈妈讲，可能是寒吧。"她也就没当回事，只给我扎针灸。但是，胃还是一直不舒服，不见缓解。当时，孩子面临高考，我工作也忙，就把这事搁下了。

6 月份，孩子高考完后，我的精神压力开始放松一些，顿时感觉身体更差劲了，腹部剧痛，痛的晚上不能入睡。去诊所输液，输了 10 天有点好转，但这时腹部的包块长得很快，似乎已经有拳头大了，我心里不踏实了。懂事的孩子，总催我去医院检查。

我再到医院检查，大夫检查仔细多了。彩超显示：左腹部有 11cm×11cm×6.7cm 不规则囊实性包块，初步诊断为子宫肌瘤，大夫建议我马上手术。回家后我把所有的事安排了一下，第二天就去了石家庄的河北医科大学第二医院妇科，几天后检查完安排手术。检查指标：癌胚抗原 CA199 为 14.4U/mL，CA153 为 7.6U/mL，甲胎蛋白 3.1U/mL，CA125 为 100U/mL。

大夫不确定是否属于良性，于是告诉我，如果良性就留一侧卵巢，恶性的就两边全切。手术中发现异常，做了冰冻快速病理诊断。病理报告为输卵管癌，要扩大手术，全切。术后病理报告："左输卵管癌，浆液性腺癌 3 期 A"。术后化疗，用环磷酸胺＋顺铂。化疗 4 次后，胸片提示肺部有小结节。残端有 1.2cm 大小包块，于是改用多西他赛＋奥沙利铂。用了 1 次，肺部结节消失，3 次后残端小包块也没了。就这样，多西他赛＋奥沙利铂 21 天一疗程，连续 8 次，3 个月化疗 1 次。一共化疗 16 次。

化疗期间也没吃过什么药，化疗完了我就上班了。这是因为没经验，不知道保养。傻乎乎的我，在班上啥活都干，吃饭也不定时，饥一顿饱一顿的。那时刚好赶上家里那时出了点事，对我打击挺大。就这样，又累，又气，都凑在一块了。

2014 年，我的 CA125 有了变化，从最初稳定的 8U/mL 慢慢上升。6 月底检查是 8.5U/mL，10 月底 11.9U/mL；2015 年 1 月底 13.5U/mL，7 月初 23.3U/mL。这时我去天津市肿瘤医院，大夫告诉我可能是复发了，但现在不能打化疗，升到 100U/mL 多再打。我说那可不行，我当初生病时 CA125 才 100U/mL，大夫说那就到了 70U/mL 多，你再来找我化疗吧。

2015 年 9 月底，等 CA125 长到 60U/mL 时，瘤子就长到 4cm×5cm，打了 12 次化疗，紫杉醇＋奈达铂。现在还有 1.9cm×2.4cm。

刚开始我想手术，大夫说位置不好，做不干净更不好，干脆化疗吧。用药六七次后，东西不再缩小了。我问大夫现在怎么办？另一个大夫说，你的这东西是在腹腔深处，手术有难度，也不是不能做，再说你这瘤子这么小了，挨一刀有点冤了，下次化疗，你就一个半月以后再来，咱们看看它长不长，不长就再检查，长就再想办法。

10 月 10 日检查 CA125 正常，2017 年底 CA125 又开始慢慢上升，目前正在治疗中……

其实，也没有什么再害怕的了，现在的医疗技术在进步，医生的经验也丰富，总会有办法的。加油！

微笑面对每天的我

曹伟时（上海，网名禾苗，癌龄8年）

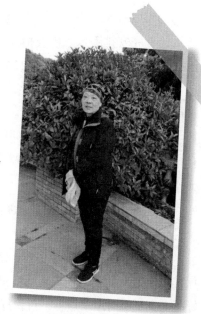

我是上海的禾苗，真实名叫曹伟时，出生于 1958 年 7 月，在航空研究所工作。

我的抗癌路，已经走过了 8 年。

2010 年 5 月，因每月例假过多，伴有贫血。想想 52 岁了，已进入更年期，该绝经了。于是，就去了医院。阴超检查结果显示，卵巢长有囊肿，CA125 为 130U/mL。

当时医生说，指标不高，良性可能性大，决定在上海市红房子妇产科医院做切除手术。当时我也不懂，还以为良性囊肿切除是一个简单的小手术，几天就可出院。但经过一系列的检查后，手术历经 6 小时，全子宫、双侧卵巢、输卵管、大网膜、阑尾等做了切除术，清扫了盆腔淋巴结。病理结果为"卵巢浆液性腺癌 3 期 C"。术后接着做了 6 次紫杉醇＋卡铂的化疗，半年后又做了 3 次紫杉醇＋卡铂的加强化疗。CA125 指标在 10U/mL 左右浮动，之后就吃中药调理，定期复查。

在 2013 年 11 月例行检查中，CA125 为 130U/mL，HE4 为 180U/mL。PET–CT 检查，发现盆腔转移复发，接着做了 6 次化疗，用药为紫杉醇＋卡铂，以及 6 次环鳞酰胺＋顺铂化疗。化疗后又吃了 7 个月的依托泊苷口服化疗药和三苯氧胺，CA125 始为 20U/mL，HE4 为 80U/mL。2014 年 9 月，我在吃口服化疗药的同时，还进行了中医调理，用艾迪静脉滴注，属于是扶正抗癌的中药制剂。

在 2015 年 9 月，CA125 从 20U/mL 开始慢慢上升，每月上升 5U/mL 左右。2016 年 4 月，CA125 上升到了 67U/mL。经过一系列的检查，确诊为"阴道残端低分化腺癌"，卵巢癌复发转移了！

医生考虑阴道残端化疗，可能效果不好，随后采取了 30 次的放疗，放疗后查 CA125 为 53U/mL，HE4 是 115U/mL。后来又进行了化疗，用白蛋白紫杉醇

3 次后，增加了贝伐珠单抗，又做了 5 个疗程，CA125 降到 40U/mL。我看中医时，医生说从结果看，化疗效果不明显，继续化疗身体会越来越虚弱，让身体休息一下，先调养。于是就采取了中医免疫治疗，至今病情平稳。

尽管如此，但仍然在可控范围内。抗癌 8 年了，我还活着，这就是胜利。

我有今天应当感恩给我医治的中、西医大夫，感恩家人和亲朋好友，正是他们的无私奉献、耐心引导和积极鼓励，给了我抗癌的信心、勇气和力量，使我慢慢走出郁闷的阴霾，勇敢地应战癌魔，也更坚定了我抗癌的信念。相信随着医学水平的提高，抗癌的春天会到来！

现在的我，正在不断地改变自己，不再像以往那样，事事爱憎分明，有棱有角；不再像以往那样，做任何事都追求无瑕疵；不再纠结和在乎别人对我的态度和评价。我学会放下了一切，珍惜生命，珍惜每一天，一切顺其自然，就像姐妹们说的那样，"没心没肺"地微笑着面对每一天！

我加入了癌症康复俱乐部，曾经和病友一起参加各种有益的康复讲座。我们一起旅游，一起跳舞。我们一起去社区敬老院做公益性演出，为老人献爱心。我们还参加各种舞蹈比赛，并多次获奖。放下包袱，积极参加社会公益活动，我感到很自豪，生活很充实，每天日子过得好快，心里充满了喜乐！

经过几次的复发，我也在思考一些问题。我觉得康复后，应该做点事情，但做任何一件事，一定不要感到累，这是保健康的底线，毕竟我们的身体素质不如正常人，很单薄脆弱，承担不了以前习以为常的重担。如果我们要硬充好汉，那是伤不起的！就好像我们旅游，走到高处悬崖边，有时要从小道的洞穴中爬过去，就不得不弯腰，不得不低头，这是一种现实。往往我们总感觉这件事情非得自己亲力亲为不可，好像身不由己，硬撑着要自己去做，实际上就是我们真的没有放下。世间的事情，离开谁都行，不要以为离开自己就不行，没有这样严重。表面上看像是你很负责任，实际上是一种贪欲在作怪。反正我经常提醒自己，凡事量力而行，轻松愉快地过好每一天！

在饮食方面，我每天吃一碗杂粮粥，做米饭里放些黑米、血糯米，一起煮，口感不错。我喜欢吃芋艿、地瓜、土豆、玉米棒子，不吃甜食，每天吃当季新鲜的蔬菜和水果，吃应季的菜，少许吃点荤菜。现在养成一个习惯，吃完食物就漱口，所以已连续三年没有看牙医。

在运动方面，我每天上下午都散步半小时，做力所能及的家务活，经常听冥想健身类音乐，使身心轻松愉悦。群里的很多姐妹做郭林气功得益了，我有打算学的计划。

喜乐之心是良药

邵丽思（香港，网名思思，癌龄8年）

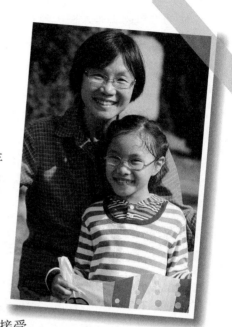

我是香港的邵丽思，患癌 8 年。

在患癌前，我的工作是会计。2010 年 12 月，我感到腰两旁痛得厉害，以为是肾结石，还有阴道分泌物出现异味。在睡觉的时候，好像有两个乒乓球在我腰里，我感到不太正常，便找妇科医生检查。他立刻安排我在次日做 CT 扫描。在冬至那天，我被证实患了卵巢癌，已经到了扩散的程度。由于情况严重，我被安排当天的晚上接受手术。我心里想为了两岁的女儿，一定要把这病医好。但那一刻，感到自己无能为力，我便不断地祷告。当我被推进手术室时，心里竟然一点也不害怕，反倒有一份平安的感觉。感谢神！

4 个小时的手术还算顺利。手术前的 CA125 是 1880U/mL，手术切除了双卵巢、子宫、大网膜，并清扫了淋巴，肿瘤最大的在大网膜上，已扩散到淋巴，淋巴多于一半都有转移，抽出 1000mL 的腹水。手术后 CA125 只降至 900U/mL。病理报告：卵巢浆液性低分化腺癌，3 期 C。医生告诉手术没有切除干净，有些地方的肿瘤小于 2cm 不便切除，要靠化疗药去消灭了。

手术后第三天，麻醉药过后，负面情绪充斥我整个脑海。一个恐怖的概念"癌症等于死亡"始终挥之不去。我想，要是我死了，女儿往后没有妈妈的日子怎么办？她才两岁，便要跟爸爸相依为命？我年纪老迈的父母将来的生活怎么办呢？谁来照顾呢？白发人送黑发人二老如何承受等。思考的和担心的问题滚滚而来。还有，我是家庭的经济支柱，将来的生活如何是好呢？怎样承担这庞大的医疗开支？想着，想着，泪水就像决堤的洪水一样奔涌出来。后来，我

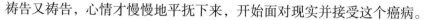
祷告又祷告，心情才慢慢地平抚下来，开始面对现实并接受这个癌病。

感谢上帝派了小天使（公司人事部的好朋友），她向老板建议安排我失业的丈夫到我公司，做我部分的工作，经济的担忧终于放下了。

这场大病让我知道，我原来是"福杯满溢"的人。因为我有支持和爱我的丈夫、女儿、父母和疼我的很多好朋友。在医院养病期间，医生告诉我，会有少于两成的患者在5年后仍然生存。那一刻我跟自己说"我就是那两成的其中一个"。

手术后，腹水又再出现。第4个星期便开始化疗，每3个星期一次，药用紫杉醇和卡铂，其间安排了CT检查，以确定其他地方有无转移。做完了第一次化疗，好不幸地我被证实患了乳癌，肿瘤直径约1.6cm，但庆幸是原位癌。医生安慰我："化疗药都是医治乳癌的，也可能收到一箭双雕的效果，化疗完了再看吧！"

整个化疗原定8次，后来因为药效不错，医生看到化疗的效果明显，6次化疗后的CA125（单位：U/mL）从900-57-26-16-14-13，也就不再要求继续了。虽然化疗效果很好，但可惜的是乳房的肿瘤还在，因此医生提出将整个乳房切除。那一刻，我崩溃了！这样一来，我还有什么呢？我还是一个女人吗？

短短半年内，我作为一个女人，最重要的器官全部被拿去了。这种揪心的疼，这种失落感，真是无法言表！

然而，我真的非常感激我的丈夫，他在关键时刻帮我作了决定："可以医治，就要彻底医好！现在还有什么比你的健康更重要的呢？"就这样，我的乳房双切手术也顺利完成了。

记得在第三次化疗后的第二天，我便跟老师学习郭林气功，很努力地练习。因为我知道，此时不可以坐以待毙！可惜那时候没有找老师查功，所以很多动作都做得不好，有一位满有爱心的师姐，一边很耐心地矫正我的错处，一边叹气地说："教导一位新人要比矫正你的错处容易得多！"所以，我花费了很长时间才把一些错误动作改正过来。

半年后，2012年1月，我妈妈也不幸被证实患了乳癌。我开始怀疑上帝，为什么这样对我？一浪接着一浪，我支持不住了……我呼叫上帝！要我受苦也罢，为什么连为我日夜辛劳，而且年纪老迈的妈妈也要这样受苦？当然，我没有得到上帝的答案！

我一直陪伴着妈妈顺利地完成了手术和电疗。在这过程里，我成了妈妈的小天使，因为她见证了我患病的全部过程，当她自己面对的时候，一点也不惧怕。

其实，每个癌症患者在治疗后，最恐惧的是"复发"。我又何尝不是这样？担心害怕复发，而复发还是在 2012 年 9 月发生了。当时，我的 CA125 是 84U/mL，在肠的淋巴处有一粒单发性肿瘤。那一刻，我是十分彷徨和惧怕的，好像距离死亡越来越近了！

这一次，我没有了工作，也没有了医疗保障。当我寻找治疗的方案时，只有在有限储蓄下作出计划，量力而行。我一直痛苦地思考：应该找有经验的公家医生教授做手术？还是在私家医院用更好更新的化疗方案？

那新疗法便是，每星期静脉注射紫杉醇和每三个星期注射卡铂。据医生提供的数据称，这方案的效果，相等于每三个星期注射一次紫杉醇＋卡铂和靶向药的效果。据了解，政府医院还没有这个方案的。

我站在十字路口不知如何选择的时候，我恳切地祷告。就在那刻，一位同路的姊妹跟我通电话。她为我综合分析了利弊。结果我有了决定，我身上的重担和心里的不安，立刻如释重负，那平安的感觉真不可以用笔墨形容。

手术很成功，我还收了一张很实惠的手术账单，那是我完全意料之外的。更让我意料不及的，教授医生竟然接纳我的恳求，让我成为政府医院采用新疗法的第一个患者。

我真的那么幸运吗？我深信那是天父的安排！也确信这是祂的大能和恩典！这世界的万物，上帝都眷顾，连飞鸟也无须愁苦，更何况我们是祂宝贵的女儿呢！

我便顺利地完成了 6 个疗程，CA125 也降到 9U/mL。之后我便开始吃中药，气功也一直坚持练习。

2014 年 1 月，CA125 在两个月间从 9U/mL 升至 271U/mL，PET-CT 发现疤痕下面有一个单发性的 1.4cm 肿瘤 SUV3.8。手可触摸到。医生建议手术和化疗。刚巧那时候我在转看另一位擅长医治末期癌症且经验丰富的中医师时，他不太赞成手术和化疗。

我心里有点忐忑不安。一方面希望用中药延长用化疗药时间，另一方面又恐怕"炸弹"随时爆炸。不知怎样选择的时候，刚巧复发的同路姊妹来看医生。我心中突然产生一个很奇妙的想法，那就是我也查验一下CA125。只要我的CA125下降或者受到控制，我便跟中医师的方案走，但那时候我从来没有听说过CA125在没有西医治疗还出现下降的个案。

CA125的结果是267U/mL。在这段时间里，医院来电话安排做手术，但奇妙的是我的电话失灵，失去了两次尽快手术的机会，但心里却感到异常的平静。就这样，我决定搁置手术，跟随中医师的治疗。感谢神！祂明白我的心意，为我作了最好的安排！

起初5个月，CA125跌至55U/mL，两年期间都有升有跌。我坚持每天吃中药，在山上加时练气功。在这期间，精神和心里有满满的平安和喜乐！

在2015年底，CA125又慢慢攀升，直至12月，因为家里发生了一些事情，情绪方面受到一些波动。在2016年3月复活节的时候，下腹突然痛得厉害，腹胀得有点像生女儿时皮肤拉紧的感觉，心知不妙，CA125已暴升至2051U/mL并有腹水，我便马上照PET-CT，结果是原有的肿瘤由1.4cm SUV3.8增至5.8cm SUV8.5，肝面1.4cm，肿瘤如胡椒粒般分布整个腹腔里，胃面、脾面都有。

这次，我不得不接受化疗了，静脉注射，每星期用紫杉醇，每隔三星期用卡铂。非常感恩，效果很理想！按照过往的升幅，应该从3428U/mL升上5000U/mL。但是在落药前三星期查验，CA125由3428U/mL下降至19U/mL。

由于手臂上的血管已被化疗药严重损坏，所以在化疗前便做了个输液港（PORT），这减少了我心理上因为静脉穿刺带来的恐惧。化疗期间，副作用也不算很厉害，仅脚尖有些麻痹。我每天早上坚持在山上做郭林气功，功目包括：定步功、自然行功、中快功、点步功、升降开合等，所以脚部麻痹也得到了改善。

至2017年1月，CA125降至正常后停止治疗，病情一直较平稳。至2018年1月，再次复发，并接受治疗至今。

抗癌路上我愈战愈勇

张明芬 (广东，网名明芬，癌龄8年)

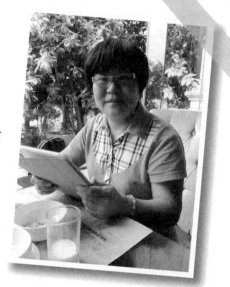

我叫张明芬，来自广州市。

我于 2010 年 12 月 30 日在中山大学附属孙逸仙医院做了卵巢癌切除手术，至今 8 年了，复发了 4 次，每次治疗都是在摸索、尝试中进行的，像摸着石头过河一样，一步一步走过来，现在还在治疗中。

我得病、治疗的经过是这样的。

在 2010 年 6～7 月间，有时早上起床的时候，腰椎部出现一阵阵剧痛，每次躺下、坐起来就会出现这种情况。我原来患有腰肌劳损，腰部不适的情况经常会有的，但这次的疼痛跟过去有点不一样，我以为是床垫不合适，就加了一层软一点的垫子，感觉好了一点，腰疼得到了缓解。

因为平时工作比较忙，腰疼的事没怎么管，过了几个月，国庆假期我去了广州市红十字会医院照了个腰椎 X 线片。我一直以为是腰部的问题，医生看结果说，你的腰部没事，好像腹部有点阴影，建议我去做个妇科 B 超，结果 B 超显示卵巢有个直径约 7cm 囊肿。妇科医生看着结果对我说，现在不知道是良性还是恶性，要观察一段时间。

我很害怕，问医生要不要手术？因为我身体一向都比较好，很少去医院，平时看见别人流血或护士拿着针筒就会头晕，就连体检时扎手指抽血也不敢看。

这时医生对我说，暂时不用手术，吃些药，但要密切观察肿块的变化，我才松了一口气。当时我什么都不懂，其实这是医生错误地处理了我的病情，肿块已有 7cm 了，应该给我做进一步检查确诊。

这段时间，我比较注意观察腹部的变化，感觉肚子好像慢慢地胀了，其他没有什么不舒服。两个月后，12 月 7 日，我又去了广东省人民医院做妇科检查。该医院是广州市最权威的医院，在这里检查心里会踏实点。我挂了个妇科主任的号，做了 B 超检查，结果肿块大小和两个月前差不多，医生在妇检时还说："你的肚子怎么这么大？"我说："我也不知道，平时也没吃太多的东西，我自己都感到奇怪，就算胖了，也不会这么快呀！"当时的满心疑虑，百思不得其解。后来才知道，这时已经开始腹水了。当时不懂，也不知道腹胀是和卵巢囊肿有关系。

医生轻描淡写地说："是卵巢囊肿，只是做个微创手术摘除就可以了。"她既没有叫我做手术，也没有再做进一步检查治疗。我怀着忐忑不安地心情回家了。这样我又一次让医生耽误了最佳的治疗时间。

回家后，我总是感到不对劲，肚子慢慢变大，医生又没有给治疗，好像投医无门似的。过了一个星期，肚子大得又快了，我开始吃不下饭，吃上两三口就咽不下去了，水也一次只能喝两三口。到了 12 月 22 日，肚子更大了，像怀孕 6 个月似的。这时，我就去中山大学孙逸仙纪念医院挂了妇科肿瘤专科，准备做微创手术，先摘掉卵巢囊肿。这次终于找对医生了，妇科肿瘤科的医生对这个症状很有经验，一看我腹胀得这么严重，马上加急查 CA125，结果 1347U/mL，然后立即住院。

经过一系列检查，MRI 显示：盆腔内有 98mm×78mm×96mm 包块，并侵犯直肠、子宫，盆腔淋巴结转移、腹膜转移，并大量腹水。因腹水较多，医生决定先做手术。

2010 年 12 月 30 日，中山大学孙逸仙纪念医院的林仲秋教授给我施行卵巢癌细胞减灭手术：全子宫双附件、阑尾、大网膜、盆腔淋巴结、直肠壁肿物切除，抽 4000mL 腹水。手术很成功，林仲秋教授说："5 年没问题。"我听了很茫然，后来听说 5 年是医生对患者说的最大预期，再多了他也不会说的，也不知道他是否在安慰我。

术后病理诊断：卵巢低分化浆液性乳头状囊腺癌 3 期 C。

2011 年 1 月 6 日开始术后化疗，采用紫杉醇＋卡铂方案。8 次化疗，前 6 次是用紫杉醇静脉化疗，卡铂腹腔灌注化疗，第 7、8 次静脉化疗。腹腔化疗是在腹部穿刺，用一支像圆珠笔芯粗、长约10cm的针管，在没有麻药的状态下直接插入腹部。医生说，打麻药针时也很疼，而且害怕插到肠管里，所以干脆不打麻药。腹化时要求，必须把一大瓶配好的卡铂，在20分钟内全部打进腹腔。

我有尖锐恐惧症。每次到腹部穿刺的时候，那种恐惧、痛苦和无助真是难以用言语表达。穿刺的时候还要看运气，医生技术好些，位置拿捏准确一些的就顺利，如果来个实习生，扎到肠子那就痛得不得了了，因为这种穿刺的手法全凭医生的感觉、技术、胆量、经验。我还算幸运，顺利通过了8次化疗。

在康复期间，我坚持吃了一年多的中药。按照医生的嘱咐，不要过量运动，只是散步慢走。饮食也比较注意忌口，吃清淡的，吃一些瘦肉、排骨、鱼。但在2012年11月，距最后一次化疗结束后1年6个月，我还是复发了。

当时，例行B超检查发现阴道残端与直肠之间有增生肿物，医生建议做个PET-CT，结果确诊复发，除了阴道残端外，在脾脏、肾上腺也发现新增转移瘤，CA125升到101U/mL。

PET/CT检查后，我转到了中山大学附属肿瘤医院，找刘继红教授看。我在网上查看"岭南名医录"，刘教授是排名第一的妇科肿瘤医生。考虑我有多处分散病灶，手术困难，前期化疗效果不错，就继续采用紫杉醇＋卡铂方案化疗。化疗3个疗程后，CA125恢复正常，病灶消失。为巩固效果，延迟复发时间，在做完第4疗程后，我又打了5个疗程的安维汀（前两次还加有紫杉醇）。安维汀是靶向药，可以延迟复发，因为药价昂贵，且对我的具体治疗效果也不清楚，所以没有继续打。

2014年4月份，距上次化疗1年3个月（距上次打安维汀7个月），我的病第2次复发，复发病灶与上次复发位置相同，还新发现了肝包膜也有转移瘤。看来安维汀效果不明显。

考虑对化疗敏感，效果不错，教授决定继续化疗，采用紫杉醇＋顺铂方案化疗。3个疗程化疗后，CA125恢复正常，病灶消失。为巩固效果又加做了1个疗程。随后尝试对阴道残端病灶做了5次后装放疗。后装放疗，是在CT定位，经阴道对病灶的局部放疗。

2015年1月份，距上次化疗7个月（距上次后装放疗5个月），第3次复发。

PET–CT 显示复发病灶与前复发位置基本相同，CA125 为 189U/mL。考虑相隔时间短，担心化疗出现耐药性，教授建议改打"里葆多"。里葆多是一种新化疗药。5 月份，2 个疗程后没有效果，CA125 在继续上升，CT 显示肿瘤继续增大。那时距上次化疗已有一年了，教授说还是采用紫杉醇＋卡铂方案化疗（改为周疗）。2 个疗程后，CA125 恢复正常，病灶明显缩小，但未消失。化疗效果虽然好，但不能完全杀灭病灶，在医生建议下做了肝、脾、右侧肾上腺的射频消融术（因怕伤害直肠，阴道残端病灶没有做消融），随后继续做完第 4 次化疗。

第 4 次复发是在 2016 年 1 月，距上次化疗仅 4 个月。PET–CT 显示阴道残端再现病灶，脾部消融后也再生病灶，肝和肾上腺消融后未见复发。考虑化疗耐药性，决定再做脾脏射频消融术，在阴道残端做粒子植入术（穿了半年防辐射服），术后口服依托泊苷 3 个疗程。经过上述历时 4 个月的治疗，有些效果，但还是无法控制病情，因此换用奥沙利铂静脉化疗。奥沙利铂的效果不错，1 个疗程后 CA125 从 300U/mL 降低 168U/mL。2016 年 9 月 23 日，打了第 2 次奥沙利铂，至今一切正常。

总结我这些年的治疗和康复。

一、好心情非常重要。得了这个病，是我一生的重大打击和严峻考验，这时理智面对是最重要的。得病后，你可能会想：为什么是我？可是你再冷静地想想：为什么不能是我？是我又如何！怨天尤人于事无补，自暴自弃更会自我暗示加重病情。只有理智、坚强、乐观面对才能增强自身免疫力和自愈力，有助治疗，提高生活质量。

二、要科学治疗。要尽量找大的专科医院、科室、医生看。因为他们接触的病例多，经验丰富，有成熟的治疗方案，有较多的治疗手段和设备。现在公认的最有效的癌症治疗方法是手术、化疗、放疗。基因、靶向、生物等疗法在研究开发中，不是很成熟，可以辅助治疗。其他的一些治疗还没有确切的数据证明其治疗效果。在身体和条件允许的情况下应该坚持首选手术、化疗、放疗来治疗。其他治疗只能辅助，千万不能异想天开，为此妨碍正规治疗。切忌病急乱投医。

三、正确进行中医治疗。癌症治疗，中医的辅助作用很大，主要在于增强自身免疫力，减少手术、化疗、放疗的副作用。

四、适当的运动。适当的运动可以增强免疫力，减少手术、化疗、放疗的副作用。我认为我们身体虚弱，经不起大量的体力消耗，一些功法可以锻炼身体和心智，对身心治疗效果很好。但不可过量，更不可只练功不治疗。

五、均衡饮食。有激素的东西不吃，煎炸类的尽量不吃，但也不用太忌口，不然会造成营养不均衡，减少生活乐趣。其实有些就是平常的健康饮食，不必避讳。

活在当下

欧阳萍（福建，网名希望，癌龄8年）

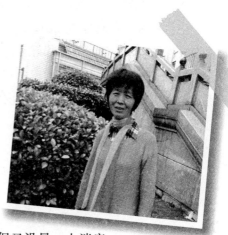

　　我叫欧阳萍，工作在福建省南平市，在单位从事财务工作。

　　我的抗癌经历，要从 2010 年 9～10 月间说起。当时有一段时间总感觉胃部不适，食欲减少，腰酸，尿急，次数多但又没量，人消瘦。我原本就有胃痛和腰疼的毛病，当时正在装修房子，觉得人消瘦也正常，实在疼得不行，就用几天的消炎药，晚上在家就用艾灸盒灸腹部。

　　到了 11 月初，正好单位组织体检。我做腹部 B 超时发现右附件有一囊性包块，约拳头大小，子宫多发肌瘤。经过两个医院检查，都说可能是囊肿。由于胃一直不适，当时担心胃出了问题，就住院做胃镜检查，检查后发现有一息肉，就在内镜下做胃息肉切除术。病理报告，腺瘤性息肉。

　　2010 年 12 月 3 日，我入住福建省南平市第一医院，B 超显示包块已经 12cm×5.7cm，当时 CA125 为 88.1U/mL。12 月 7 日，在全麻下进行减灭术：全子宫切除＋双侧附件切除＋双侧卵巢动静脉高位结扎术＋大网膜切除术＋阑尾切除术＋盆腹腔多点活检术。术后病理：双侧卵巢浆液性乳头状囊腺癌，侵及囊壁，宫颈管壁淋巴管内见癌栓。送检大网膜、膀胱腹腔反折活检，阑尾，腹膜上活检，肠系膜活检及子宫后穹窿活检，均见癌转移。诊断："双卵巢浆液性乳头状囊腺癌 3 期 C"。

　　手术后由于体虚，虚汗不断，每晚更换几套衣服，18 天后才进行化疗。方案是，紫杉醇＋顺铂＋腹腔灌注。当时腹腔灌注，是用一根长达 10cm 多的针管直接在腹部穿刺，那种痛苦和无助真无法形容。糟糕的是，做穿刺的医生技术差些，一针扎下去不行再来一针，第二次化疗时又扎了两针才把药打进腹腔，但肚子不胀，B 超查了又查，也查不到药水灌到哪儿。如此折腾后，我一看到那根长长的针十分恐惧，拒绝这种化疗的继续。

2011 年 1 月 19 日，结束第二次化疗。待身体有些恢复我开始加强锻炼，学习太极拳，打打柔力球，散步等。同时吃中药调理身体。

2011 年 12 月，CA125 开始上升，彩超检查发现盆腔内有个不均质团块 3.1cm×2.8cm×2.5cm。后转至福建省肿瘤医院，检查 CA125 为 53.6U/mL。增强 CT 检查，盆腔有个 3.4cm×4.1cm 包块。诊断结果：复发。

由于第一次没完成化疗，就按方案：紫杉醇＋奈达铂，5 个疗程。2012 年 4 月 14 日结束，CA125 为 7.37U/mL。接着，按医生建议做 DC–CIK 生物治疗 3 次，6 月结束。7 月参加郭林气功学习班，每天坚持半天练习。

2013 年 3 月复查时，CA125 又升高。4 月 27 日～5 月 28 日，用多柔比星脂质体＋卡铂方案。化疗 2 疗程后，我想想以前虽然化疗那么多次，而且还做了生物治疗，也没有控制，所以只要指标正常，就不再继续化疗。

一年后，也就是 2014 年 5 月，CA125 又上升到 94U/mL。MRI 检查确诊盆腔复发，肿块 4.2cm×4.9cm。5 月 23 日至 7 月 30 日，用紫杉醇＋奈达铂药物化疗，3 疗程结束。

2015 年 8 月指标开始往上，观察了两月仍继续上升并出现便血，检查 CA125 为 191U/mL，MRI 检查：腹腔病灶较前增多增大，最大 4.5cm×3.5cm，较大者位于直肠窝，盆腔淋巴结肿大，较大者位于左侧髂外血管后方（1.3cm×1.0cm），左锁骨区有肿大淋巴结。10 月 28 日用培美曲赛化疗三周期，前两次指标有降，第三疗程后指标没有降。由于该药全自费，指标又没降，所以本人要求换药。

2016 年 1 月 22 日～2 月 23 日用紫杉醇酯质体加洛铂，用了两个周期，指标就降到正常值。由于身体原因，我结束化疗。到 6 月份指标反弹，再次发现便血，同时也出现了脚浮肿问题。经过一系列检查，确诊腹腔盆腔、腹膜转移，腹膜后及盆腔淋巴结转移，直肠有浸润。CA125 为 236U/mL，锁骨淋巴等多处转移。

带着检查结果，我去了复旦大学附属肿瘤医院，找肠胃科、妇科专家咨询，是否能进行手术，被否定了。因为病灶多处且分散，手术困难。医生告诉我，现在只有化疗维持。

7月29日开始化疗，用吉西他滨＋顺铂，做了4个疗程后，至今指标正常。我个人体会有几点，也许是造成生病的原因吧。

生气、着急、疲劳是癌症患者的大敌。我是个性格内向的人，遇事爱纠结、较真、易生气、上火，就是所谓的癌症性格。回想起来，前两次的复发都跟生气、着急有关。生病后看了一些相关的书籍，才有了正确认识。

在这几年抗癌症的日子里，我也认识到拥有一个好的心态非常重要，所以尽量做到想开了，放下了，用积极正面的感恩心态对待生活中一切，尽量改变自己过去爱纠结、较真的脾气。我想，生命是人世间最宝贵的财富，为何不开开心心享受生活？

饮食方面，我第一次看老中医，当时他就和我说，卵巢癌患者，不宜吃鸡、羊、牛肉，除此外我还有一部分海鲜也不吃，平时多吃粗粮、新鲜果蔬。

身体锻炼方面，自从接触了郭林气功后，我锻炼方式基本以练功为主。练功能从自然界中大口吸入氧气，改善体质，增加人体免疫机能，特别是对化疗后尽早恢复体质有帮助。

生病8个年头了。回想一路走来的艰辛，真是一言难尽。在这里我要感谢我丈夫的辛苦照顾和陪伴，感谢我的家人、亲朋好友的关爱和支持，因为有他们我才能坚持走下来，不管今后的路怎样，我都坦然面对，过好当下每一天。

适合自己的是最好的

高　芳（辽宁，网名芳子，癌龄8年）

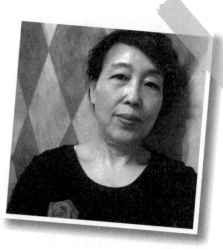

我是来自辽宁的高芳，已经抗癌 8 年。

2010 年我还在工作时，检查身体发现出了问题。

其实，在此生病之前，我的身体就不太好，但单位每年检查身体，一直没有查到问题。1993 年曾有多发子宫肌瘤，是良性的，做了手术，术后恢复得很好。

2006 年家里出了一些问题，爱人脑干出血，病情严重，几乎变成了植物人。我坚持工作的同时还要照顾他，一直很累，总是感觉身体不舒服，但检查时又没有发现什么大问题，只是吃些中药调理。

2010 年体检，发现盆腔有问题，开腹证实是晚期的腺性卵巢癌，而且有腹水。幸运的是我的手术还算比较成功，而且术后化疗比较顺利。6 次化疗结束后，我休息 8 个月。

由于我没认识到这个病的严重性，所以在化疗完成后，我把自己当成了一个什么事也没有发生过的正常人，该上班就去上班，该旅游就去旅游。不久，我就感觉身体不舒服，检查发现 CA125 已经超过正常值，阴道残端转移。复发了。立即接受了化疗。

第一次复发后，我在辽宁省肿瘤医院做了 8 次化疗，在中国医科大学盛京医院做了手术。第 3 年和第 4 年，稍安。从第 5 年开始，我认识到这个病非常难缠，容易反复。我经历了多次复发后总结出经验：如果出现寝食难安，心烦意乱，身心疲乏，很想睡一觉，但只要一睡就惊醒，非常痛苦。那么 CA125 一定超标了。

2016 年，再次出现了状况。中间相继出现残端继发性转移，肝部继发性转移，淋巴转移，后来又说我有骨转移了。但无论转移到哪里，我的症状就是一复发就吃不好睡不好，特别不舒服，只有接受化疗。

化疗的方案基本是紫杉醇加铂类，卡铂或者奈达铂。2013年肝转移时换了泽菲和铂类，2014年肝转移之后，医生建议使用贝伐珠单抗，这是个中华医学会纳入的项目，对肠癌、肺癌有赠送，但卵巢癌没有纳入。该药比较贵，但这个对于卵巢癌的效果比较好。一直用到2015年末2016年初。由于长期化疗，我的骨髓抑制严重，血象不正常，加上腹泻，导致了肾衰竭，我进了ICU，下了病危通知。本来要做透析，但我出现了罕见的过敏，只能放弃透析，后来经抢救，我转危为安回到病房，又出现了心衰，经过会诊才逃过一劫。我的特点就是每次用药都很敏感，用上一两次病情就能稳定一段时间。

2016年8月出院后，医生怕我承受不住化疗了。我也觉得似乎无路可走了，开始关注另外的方法，接触了郭林气功。坚持练气功到春节后，身体恢复得不错。但是，我总觉得练功不到位，于是就去无锡找龚丽云老师学习了一个多月。

2017年3月末，我感觉肠鸣严重，非常担心肠梗阻，立刻去上海看急诊，调理2天后返回沈阳，确认患上了严重肠梗阻，在保守治疗了21天后病情没有好转，同时出现了出血症状，医生让我自己决定是手术还是继续保守治疗，无奈我接受了肠梗阻手术。术后回到ICU4天4夜，并接受了4次化疗，到今年8月刚刚结束化疗，等待下一步检查。

下面，我想谈谈自己的感想。

人生是一个丰富多彩的过程，其实生病也是人生过程的一道景观，有失也有得。

生病是人生路途遇到驿站，就像一首交响曲，节奏突然放慢了，但还是生命交响曲的内容，你可以把它认清，但别把它当成一种思想包袱。在这时，心情、信念、信仰最重要。

在我的人际圈子里，所有人都认为我是奇迹中的奇迹。生病的前两年，我对我的病情并不非常清楚，原因是我告诉自己要保持心情，癌症的确可怕，但我知道我走的这段很黑暗的夜路，只要坚持走一程，就可以奔向黎明，就还有生的希望。走夜路不能向两边看，只能向前方的光明走。所以，我对我的病，是什么状况，什么类型，属于几期的，我一概都不问，因为我认为这是专业医生应该关心的问题。非常幸运，我的家人一直陪伴我身边，他们有精力去关心这些。对于我来讲，主要的任务是安心养病，少知道，少烦恼。直到两年后，我才随着进一步治疗，有了一点点的了解。

另外，在医生的选择上，主治医生什么方案，科室主任什么方案，我会对比哪个更合理，更切合我的身体接受能力。我只选择适合我的稳妥的方案。一味地看西医，过于猛烈；完全的中医，我又觉得不可靠。沈阳三大医院我都看过了，省肿瘤是专科，经验比较多，我看的是省肿瘤的中医科，它的中西医结合更适合我。

一路走来，我的收获是：

1. 看病的选择很重要。

2. 用好的心态去接受。

3. 夜路要走多长、怎么走都要靠自己。

4. 内心要有信仰。

生病后，我很幸运结缘于佛教。佛教也是中华优秀文化的一部分，既是一种宗教，也是一种人生哲学，只要你不迷信，对于安顿心灵、调节情绪、控制欲望、促进健康是很有帮助的。我母亲和姐姐都是虔诚的佛教徒，用心求佛，获得纯化精神的力量。端午节的头一天，我住院说节后做手术，在等床位时，我姐姐每天都来给我讲心经。虽然我听不懂，但我都会很耐心地听，每天抄写心经。这些年无论遇到什么事情我都保持这种心态，不抱怨，不执拗，不委屈，不气馁。虽然现在说起来很轻松，其实心理调整的过程很漫长，心中有了信仰，不再害怕，所以我从不流泪。

治疗过程中，我是一个特别听话的患者，不做一个"聪明的患者"。我们自以为的聪明，特别是偏执的聪明，是医生最头疼的。研究治病方案是医生的事情，我们只要根据自己的感受，自己的接受能力，参考医生意见拿主意就是了，不乱猜，不怀疑。这个对我自己比较有好处，因为我凡事都是喜欢从里到外要搞明白的人，所以外延更多的东西我不过于关注，避免在内涵上受太多混淆。

从开始生病起，我们就要把自己关照好。生病的人都可能因为过于要强，过于劳累的缘故。尤其是热爱家庭的女人、事业好强的女人、精明过人的女人，对于家庭、事业、丈夫、儿女、油盐酱醋、柴米油盐等家里家外，事无巨细，过于操劳。现在有病了，就要改一改了，应该放下的就放下，一定要记得休息下来，把自己当成孩子一样娇惯，精心地看护好自己，不能做的绝对不做，保持自己心情舒展、畅快，不受委屈最重要。

我后来发展到多处转移时，全腹 CT 看不清楚，光 PET-CT 都做了 8 次，化疗次数达 40 多次。从此之后，我告诉自己再也不要去记具体化疗次数了，因为以后的路还不知道怎么样去走，能走多长，有没有黎明。我觉得现在多活一天，就是在黎明的路上走，活着就好。化疗，有时候会把人的脑子化傻了，我也挺愿意这样傻下去。傻傻的，不管那么多闲事，高高兴兴、快乐每一天，不是很好吗？我们的身体很累了，心也很累了，为什么还要操那么多闲心，发那么多的闲愁呢？

我在北京吃过林洪生教授的药。不做化疗期间，我一直在吃中药，从没停过，包括现在化疗期间，我依旧在吃一位朋友介绍的中医大夫的药。总之这个病，不管是西医，还是中医，是饮食，还是锻炼，适合自己的就是最好的。摸着石头过河，水深的不去，水流太急的避开，慢慢地就会找到过河的路。

乐观抗双癌

（北京，网名龙飞凤舞，癌龄8年）

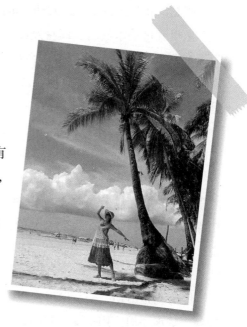

我是一个土生土长的北京人。因名有"凤"字，生于1964年属龙，又喜欢舞蹈，所以起了个"龙飞凤舞"的网名。

2010年7月28日早晨，我被腹痛疼醒，那两天腹胀，因我时常便秘，以为用点开塞露，把大便排出来就好了。可是，疼痛持续了1个多时仍不见好转。于是，就到我家附近的北京市普仁医院看急诊。

大夫询问后让我马上做B超。B超发现左卵巢有囊实性肿块，盆腔有积液，子宫肌瘤。急诊转妇科，妇科当即让我住院治疗。

下午，办完住院手续，我就开始发烧，体温39℃，并伴有呕吐，腹痛加剧。先后有三个医生（主治医生、副主任、主任）为我检查。那时，她们的腹压式妇检，疼得我真是无法忍受。还在没有麻醉下，拿了特大号的针头针管从阴道抽取积液，疼得我失声尖叫。那样的疼痛，不堪回首。

治疗先是昼夜不停地输液消炎，输了两天，烧退之后又做B超，发现盆腔积液增加，囊肿蒂扭转180度。于是紧急进入手术室做开腹手术，取出8cm×7cm×6cm囊实性肿物，上有0.5cm破口，有黄色米汤样液体缓慢流出。当时的病理报告为左卵巢乳头状浆液性囊腺瘤，子宫内膜复合性增生，局部为重度不典型增生。

家人觉得应该去北京妇幼保健院治疗，那里治疗妇科疾病最权威。于是，女儿从医院借出了病理载玻片，拿到北京妇幼保健院，经那里的医生检测会诊，说我是左卵巢交界性混合性上皮源性肿瘤含黏液性肿瘤，子宫内膜样肿瘤，局部坏死，符合高分化腺癌变。

于是，我又住进了北京妇幼保健院，并于8月27进行了第二次手术。

记得我进手术室时，浑身发冷，冷得直哆嗦，麻醉师以为我紧张，也许是为缓和紧张气氛，麻醉师就和我聊天，问我是做什么工作的？我说我是"坐家"，他随即说："您是作家啊？那您有什么作品啊？"我说："我是天天坐在家里的'坐家'。"

他笑着说："您真行，这会儿还能开玩笑。就冲您这好心态，您一定会好起来的。"我说我真的不紧张，就是特别冷。

他说："手术室是凉些，为的是手术器械保持一定温度。好了！我要为您麻醉了，您先好好睡上一觉。"手术进行了七八个小时。筋膜外子宫切除，右卵巢切除，盆腔淋巴清扫，大网膜切除，阑尾切除，肠粘连松解术。之后医生和我说，原刀口切开后，发现肠粘连非常严重，只能是一点点剥离，延长了手术时间。术中输血400mL。

因为我是不到一个月做了两次手术，身体极度虚弱。手术几天后都不排气，禁食、禁水一周，用卡文［脂肪乳氨基酸（17）葡萄糖（11%）注射液］治疗。一个月之后，开始化疗。医生给我用的是进口的紫杉醇加卡铂。这个方案对我很有效，第一次化疗，我CA125就从1000U/mL降到了22U/mL，第二次就到了7U/mL，然后是6.5U/mL。可是我的白细胞、血小板却逐渐下降，白细胞降到$1.8×10^9$/L，血小板也严重不足。本来到时间该进行的第二个疗程的化疗，只能延后。医生让我注射升白针和增血小板的针，好几天连着打，指标上来了才进行第二个疗程的化疗。以后的几次化疗，都是如法炮制。每次打升白针和增血小板针，我就出现浑身骨头酸痛，脚疼得不能走路。最后一次化疗时，我脚后跟肿胀的像面包，不敢碰。

我的体重化疗前106斤，化疗后为90斤。头发没等掉光，我就给刮光了，原本白白的脸，化疗后长了好多小黑点。刀口也不敢抻着，常常蜷缩着身子。别人到我家，看到这样的我都认不出来了，他们惊愕的表情，我现在也没忘。那时候我就决心找回自己。

为加强营养，尽快恢复，我每天乌鸡汤炖海参，喝五红汤（红豆、红枣、红花生、红枸杞、红糖），吃阿胶糕，还把猪蹄熬成肉冻吃。炖牛肉，炖牛蹄筋。我一般不忌口。化疗期间，没忍住一口气吃了4个螃蟹。

6次化疗结束后，听病友们说吃中药调理好。我也去了宽街那的北京中医医院，挂了著名的一个高龄专家号。我坐到她旁边椅子上，她让我伸舌头给她看，说我舌头都是黑的，然后就让助手写方子。我忙说，您还没给我号脉呢？她才说了声，噢！才给我号的脉。等我拿起她助手写的方子要出门时，她又问："你化疗完了吗？"当时我就觉得，她真的老了，老的有些糊涂了。我是不会再找她看了。

第二次看中医，还是这个中医院，我挑了一个30～40岁的副主任。我觉得她肯定已积累了一定的经验，事业还处在上升期，会认真敬业的。果然，她是个认真负责的大夫。询问详细，耐心指导，暖心安慰。我在她这看了半年，但中药我实在是难以下咽。喝了半年就不喝了。化疗后半年，西药、中药都不吃了。北京妇幼保健院的大夫对我说吃半年就可以了。

经人介绍我参加了北京抗癌乐园天坛分园，在那学了郭林新气功。每天早上就和功友们一起练功，天坛公园松树多，含氧量高，非常适合练功。有几个功友无冬无夏，连春节假日都练，可是依然没能留住她们的生命。和我一起练功的，那一年走了好几个人，我很难过。加上练功时，不能说话，在那里我感觉有些憋闷。

园里召开联欢会，看到姐妹们有唱歌的，有跳舞。我眼前一亮，她们也热情相邀，让我加入到她们的队伍中。这样，我就开始欢快地唱歌跳舞了。其实，无论是练郭林气功，还是唱歌跳舞，我们都是为了锻炼身体。用自己喜欢的适合的方式调养身心。我现在在总园艺术团，我们艺术团的人经常说我们是用艺术细胞战胜癌细胞。我们用歌声、用舞蹈宣传防癌、抗癌知识，鼓励刚患癌不久的患者，让他们自信坚强。

我坚持做公益活动，作为志愿者去养老院慰问演出，让老人的晚年生活丰富多彩。用生命感动生命，用生命延长生命。

回想起刚知道我患的是癌的时候，我还是挺坚强的，我为此一滴眼泪都没掉过，比较理性。我说我的病能治就治，不能治就坦然面对。对女儿也交代了家里的事，让她好好学习，好好生活，做了走的准备。不幸中的万幸，虽然我患有卵巢、子宫内膜这两个癌，但都是1期C。

我现在自省我得病的原因，大体与我的性格有关，就是凡事要求完美，太要强。我是个单亲妈妈，多年来我独自带女儿生活，我从没想过再找人。我始终憋着一口气，我和女儿两人一定要好好活出个样子来。我得病的时候，赶上老爸和大哥同时生病住院，家人应顾不暇。女儿又面临高考，为了不耽误她学习，我经常是一个人去医院打针、化疗。

化疗时，人家让家属签字，我就找病房别人的家属帮我签字。可是孝顺的女儿还是有两次请假到医院陪伴我。女儿是我这辈子最大的精神支柱。我病后，她在家做饭、洗衣、收拾家务，一下子就长大了许多，也考上了北京一所挺不错的大学，我特别欣慰。

生活中我喜欢唱歌、跳舞，还喜欢旅游。旅游可以开阔眼界，愉悦身心。我现在微信的这个头像就是前些时候去菲律宾长滩岛拍的。我经常和癌友们一起去游玩，因为同是患者会量力而行，不会玩得很累，彼此之间也会照顾和关爱。

我得了这场病，让我明白了许多，不会再去纠结过往，学会放松生活，平和心态，一切随缘随喜，随遇而安。

调整心态　放松治疗

黄宗书（重庆，网名紫色凤，癌龄7年）

我是一名幼儿园老师，学名"开心果"。性格开朗的我，平常爱好广泛，但不喜欢屋外运动，是个十足的懒人，在生病前非常喜欢打麻将。

2009年，我因卵巢囊肿做过手术，医生征询我是否要卵巢切除，经过反复权衡之后，卵巢切除手术未做。大夫叮嘱我，一定要定期检查。

在此之后，我以为事情过去了。后来，出现半年来一次例假的现象，我以为是更年期症状，也没有当回事。有一次，我在网上查看，有一条"如果胃痛或者例假不准就应该引起重视"的信息，开始引起警惕。

2011年11月，我在体检中发现左卵巢有一个直径约9cm的肿瘤。2011年11月16日，做了微创手术，历时8个多小时。在手术中，大夫发现问题严重，马上改做开腹手术。病理结果显示：卵巢癌乳头状腺癌3期C。CA125为90U/mL。

术后化疗药用多西他赛。化疗6次，效果好。2012年3月结束化疗后又进行了三次巩固性化疗。由于医院没有原来的药物，改用紫杉醇，效果也比较明显。

2014年2月，我感觉胃部不适，但没有引起重视，一直吃中药，而且认为肿瘤已经切除，并做了那么多次化疗，就没有太在意。2014年3月复发，又进行了3次化疗。大夫要求我接着做第4次，因为难受，我没有坚持做完化疗。为了放松心情，开始出门旅游，感觉心情很好。

2014年6月复查，检查CA125超标，第二次复发。我害怕化疗，改看名中医，服中药，但眼见指标由30U/mL多上升到100U/mL多，再到300U/mL多，一路上升。于是住院做了 PEC-CT 检查，发现腹膜后结肠处有一很小结节，大夫不建议做手术，因此正常化疗及巩固化疗后，CA125 指标正常。

2015 年 2 月，结束复发治疗。2015 年 3 月后，开始服中药至今，但指标一直在升，到 10 月涨到 200U/mL，大夫说指标 400U/mL 内不要急于化疗。10 月去包头尝试民间疗法——吃鼹鼠肉，希望减缓指标上升的步伐，两月后检查，指标依然上升。后来，我才知道这个民间治疗方法纯粹是搞导游的人瞎编的故事，没有科学依据，有不少人上当受骗。只是草原的旅游，望见那无边无际的绿色草原，还有那雪白的羊群、奔驰的骏马，让我忘掉很多。

适当放松心情是非常必要的，良好的心态也是一种好的治疗。此外，在繁重工作期间，我早上每天熬姜蒜水喝，防止感冒，提高免疫力。

自生病以来，复发了几次，情况不断，治疗不断，通过旅游，适当调整一下心情，也找到一些快乐。不管如何，总算挺到了现在。

好好珍惜眼前人

罗玉琴（广东，网名绿水无弦，癌龄7年）

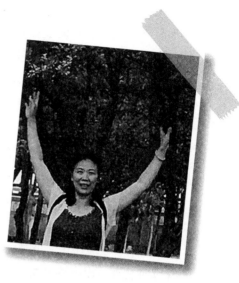

我是一个单亲妈妈，事业上也算是一个女强人。2011 年 11 月初发现病情。发现病情有些幸运，当时姐姐得病住院，我陪伴她时也捎带地做了一个检查，妇科 B 超显示，左附件有一囊肿，大小约 5.5cm×4.9cm。医生建议住院手术。

第二天，我就住进了广州市花都区中西医结合医院的妇科病房。开始，做腹腔镜探查手术，结果切片活检发现是恶性的，于是就改做开腹手术，将子宫全部切除，还做了盆腔淋巴清扫。术后病理报告："卵巢成年型颗粒细胞瘤 1 期 C。"

术后自己清醒了，只有闺蜜小玲和我的儿子在身边，我就主动安排后事。主治医师、主任告诉我说："不要担心，没有什么大事的，我们的老护士长和你一样的病，至今 15 年了，到现在还好好的，你就安心治疗吧！"医生给了我一颗定心丸，让我信心满满地全力配合医生的治疗方案，努力地做好治疗。

我选用 BEP 方案化疗：依托泊 140mg×5d、博来霉素 15mg×3d、顺铂 30mg×5d，静脉滴注联合化疗，并加强护肝、护胃及水化治疗。

化疗期间，我听护士长的话，没有忌口，想吃什么就吃什么，吃什么不吐就吃什么。只有能吃得下东西，才能够扛得住化疗。吃得下米饭就吃米饭，吃不下米饭就喝汤，喝稀饭，再就是吃东北饭店的饺子或者馄饨。我整天除了看电视就想着吃什么，其他的什么工作统统的不去想它，就这样顺利地完成了三次化疗。

由于我的肺部受到损伤，所以我只能放弃了第 4 次的化疗。出院后，医生也没有让我带任何的药物，所以出了院门我就带着来照顾我的姐姐、姐夫一起上了工地。

那时候，我姐姐在网上帮我搜索一些抗癌食疗的信息。她按照网上搜集到的信息资料，给我煲汤，以增加营养和抵抗力。她煲了五红汤，还尽买一些碱性高的蔬菜及水果，对我关照得无微不至。

在化疗结束后的一段时间里，一般情况下，我都是在家里电话安排工作的，特殊情况才去现场。我一直牢记出院前主任对我的嘱咐："以后不要太拼命了，不要让自己累着，不要让自己着急，不要让自己生气，好好地爱惜自己，保证以后还有大把好日子等着你！"

2013年，我看到一个肺癌患者，她没有化疗，主要吃灵芝，我也吃了一些。她用的配方：灵芝160克，红豆杉30克，黄芪和甘草若干，广西米酒一点点，6碗水，用电锅炖5个小时后，就拿它当水喝。我喝了一年。

我按时复查，没有练过功，也许是我的工作相当于我做了适当的锻炼了吧，所以我至今也没有吃过什么药物和补品，就这么顺利走过来了。这比起我们这个群里吃过不少苦的姐妹，我算是一个幸运儿。但是，大家的抗癌经历、意志品质，许多用艰辛的心血总结出来的做人智慧、养生智慧、大爱精神都深深地教育了我、感染了我、戳疼了我的心！

我的腿，现在还有些肿，主要是淋巴管堵了，只能采取针灸的方法治疗。医生不提倡这种方法，说是怕发炎感染。现在做手法引流的医院，香港大学在深圳有香港大学深圳医院，上海有上海交通大学医学院附属第九人民医院，北京有北京清华长庚医院，这些医院可以做这种手法引流，其中的北京清华长庚医院可以报销。

我想告诉姐妹们，我们得了这个病，自己过得的确很不容易，但是你们的老公到现在还依然守护着你，这更不容易，所以请大家加倍珍惜自己的身边人吧！我真的好羡慕你们！

我想欣喜地告诉大家，如今的我，也找到了一个愿意陪伴照顾我的心上人了。我作为一个单身多年的女人，尤其是到了这个年纪，还生了这种病，之所以能够找到相依相伴的男人，这在于我有一种坚定的信念："我有爱，而且有真爱，就一定会得到真爱。"我感受爱的意念就是一种力量，如果你的意念强烈，对身体是会有好处的。人世间，爱是无敌的力量，是战胜一切困难的力量。爱就在你的心中，只要你珍惜眼前人，患难之时就能见真情。一个生病的人，更需要树立爱的信念。我之所以将自己亲身经历告诉大家，就是想让大家明白爱的信念对治疗有多重要！

真爱，是一种伟大的力量，只有牢固树立爱的信念，真爱的力量才会出现。如今有些年轻的妹妹，生病以后就好像到了世界末日，有的甚至还想轻生，这是缺乏对爱的理解和执着。我们应该力所能及地做好自己的本分，好好珍惜眼前人！

愿我们在未来的路上，越活越精神，越走越远！

坚定信念一定战胜病魔

孙馥爱（天津，网名梦想启航，癌龄7年）

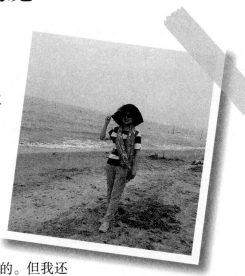

大家都叫我"梦想启航"，其实我的真名叫孙馥爱，天津人。我原在天津开发区一外资企业工作，现在是一名抗癌7年的老战士了。

2011年5月中旬，我在两次月经之间，发现阴道出血，血色非常浅，是浅粉色的那种。当时我与同事聊这事，同事们说快到更年期了，月经自然会不正常的。但我还是有些不放心，在5月下旬的一个周六，我去了天津市中心妇产科医院看大夫。

大夫检查后，说我的血是从子宫里流出来的，然后给我开了B超单子。因为医院当时做B超的人特别多，周日我才做上B超。

B超显示，盆腔实性包块，在子宫与卵巢之间。因为做完B超已到中午，大夫都已经下班了，所以我是周二拿着报告看大夫。大夫说要手术。大夫解释道，如果长在子宫上就是子宫肌瘤，如果长在卵巢上就不太好。因为我在这之前，就有子宫肌瘤，就没向坏处想。

大夫开了住院证，因为单位工作忙，我将手里的工作安排了一下，请好假，在6月1日办理了住院手续。

住院后做了一系列检查，6月8日进行了开腹手术，手术进行了6个小时，将子宫、双附件及大网膜全摘除了，清扫了淋巴。术后确诊为右卵巢移行细胞癌1期C。

术后10天进行了化疗，方案是紫杉醇+卡铂，打了3次，因为每次打药都发烧，然后大夫说我卡铂过敏，后换为紫杉醇+顺铂，又化疗了3次。我一共化疗6次。

手术前 CA125 为 119U/mL，术后 73U/mL，6 个化疗后 CA125 降到了 5U/mL。出院体力恢复后，2012 年我报名参加了天津老年大学音乐系的学习，并且早上参加社区太极拳队打太极拳。在 2013 年冬季一次偶然的机会遇见了马姐（网上墨子婉），她说她每天都去水上公园练气功，这样我也就开始学习郭林气功并且练习。

在 2015 年 4 月至 5 月期间，因七情干扰，情绪一直不好，生气着急，到 2015 年 6 月验血检查时 CA125 就升上来了。CA125 到了 47U/mL。B 超、胸片都没有发现问题，大夫说观察两个月或者检查 PET-CT，这时我自己已经感觉身上不像以前有劲了，而且消瘦。我就进行了 PET-CT 检查。PET-CT 显示，上腹膜后多发淋巴转移。大夫说这种情况只能化疗不能手术。随后我办理了住院手续，开始化疗。还是原来的方案（紫杉醇＋顺铂）。大夫让我化疗 6 个疗程，当进行第 4 个疗程的时候，我出现右下腹疼痛、发烧、呕吐，吃什么吐什么，喝水也吐，看了两家医院也没查出原因，当时怀疑阑尾炎。最后找到我的主治大夫曲主任，她说你马上去南开医院急腹症去看，最后我在南开医院检查，是腹部小肠积气，结肠积便、积气，排除了阑尾炎。医生说，下面堵了所以上面就吐。在医院输液一天烧退了，也不吐了。

但是，因为呕吐，我的嗓子已经肿得不行，吃饭、喝水都非常疼，体力下降，并错过了 21 天的化疗周期。当时和大夫商量是继续打化疗还是停止，当时我的 CA125 降到了 8U/mL，大夫说，既然已经错过了就先观察，等以后有问题再说。我当时体力不行，也不想再打了，所以在 2015 年 10 月结束了化疗。

2016 年 3 月复查时，CA125 指标又高了，当时的 CA125 是 55U/mL，大夫说让我观察三个月，三个月以后 CA125 升到 247U/mL，我在 2016 年 7 月底又开始了化疗。在进行第二个化疗时我出现了过敏反应。

那天静脉输顺铂时，刚刚输上，我就感觉手麻、嘴麻。于是让我家老公快去找护士，他刚出病房，我就麻到了手臂。我赶紧将输液开关关上，感觉难受得不行，一会儿就什么也不知道了，人处于休克状态了（后来据说，当时大夫就给下了病危通知书）。经大夫、护士的奋力抢救，我终于醒了过来。当我有意识睁开眼时，发现我的病床周围，围满了大夫、护士。

人清醒了，但身体一点力气都没有，经过三天的重症监护及治疗，我的体力才基本恢复，但心脏却受到严重的损伤，一活动，心就慌。大夫说让我将身体养好了再去化疗。我现在吃中药调理身体。

经历了复发转移，我觉得我们这种患者绝对不能累着，不能着急，不能生气，饮食要粗细搭配，多吃新鲜蔬菜、水果，心情要愉悦，适当地做些锻炼。

当时我手术出院后，天真地认为手术后就没事了，病情也比较轻，又没有转移，吃东西也不忌口，也没有马上服用中药，练郭林气功也是上午练，下午不练，三天打鱼两天晒网的。练功对于我来说只是走走形式，一点也没用心感悟，只是练的气功操，所以身体的环境就没有改变，遇到风吹草动必然会有状况发生，所以我们一定要吸取教训。

在这里我要感谢我的丈夫！在我生病时，他无微不至地关心照顾我，不离不弃，承担了所有的家务。也感谢我的家人和朋友们给我的关爱和帮助。我在这里说：谢谢你们了！是你们给了我战胜疾病的勇气和力量。

坚定信心　与癌抗争

张秀平（河北，网名秀水，癌龄7年）

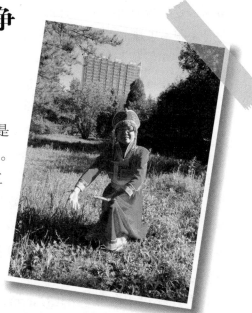

我叫张秀平，来自河北廊坊。我是 1957 年 10 月 10 日 出 生，今 年 61 岁。 1982 年我大学毕业后到中石油研究院工 作，一直从事石油勘探工作，2012 年 退休。

2008 年 10 月 单 位 体 检 时 发 现 CA125 高出正常值，为 80U/mL，没有 发现病灶，去妇产医院看过几次，吃了 一些中成药，指标有时升有时降。我也上网查了一下，说 CA125 升高可能是卵 巢癌，也可能是炎症，我就想我们家也没人得癌，我身体虽不是很强壮，但也 不怎么生病，也很少感冒，在我的记忆里都没打过点滴，我怎么会得癌呢？肯 定就是炎症，所以一直认为是炎症，不可能是癌。

2009 年 10 月体检，CA125 升到 258U/mL，发现右侧附件区有一个囊肿， 大小为 2.4cm×2.2cm。还是没有引起重视，大夫也认为是良性的，说是子宫内 膜异位症。

2010 年 9 月体检，CA125 升到 560U/mL，左附件有一个 2.9cm×2.6cm 囊肿， 右侧卵巢旁有一个 2.3cm×2.1cm 囊性包块。去妇产医院看，大夫还是认为是良 性的，但建议做手术。我当时对这个病不了解，在网上查有关信息，说卵巢囊 肿会自己消失的，所以还不愿意做手术，不过也还是有点不放心。后来听朋友 介绍，于 2011 年元月，我去找北京协和医院的一个退休老大夫看了一下（她在 一家私人医院出诊）。大夫说我的情况不太好，让我尽快做手术。这样，我就 到妇产医院预约手术时间，定在春节之后。

2011 年 2 月 22 日，我做了腹腔镜手术。术中发现情况不好，肿瘤没切除，只取了标本送检。病理结果显示，卵巢交界性浆液性囊腺瘤。于是立刻转到肿瘤科。定于 2011 年 3 月 4 日行根治术。当时，我想着还要做一次大手术，情况好像也很不乐观，心里七上八下的。

术前 CT 显示，子宫上方有一囊实性肿物，边界不清，大小约 8.5cm×6.2cm×6.0cm。术前 B 超显示，右附件区可见一个囊性包块，大小 4.4cm×3.5cm，左附件区可见一个囊实性包块，大小 5.1cm×5.0cm。手术持续 6 个多小时。手术切除了全子宫、双附件、大网膜、阑尾、盆腔淋巴结，以及腹主动脉淋巴结清扫。术中可见淡血色腹水约 80mL，左侧卵巢肿物直径约为 5cm，右侧卵巢肿物直径约为 4cm，表面包膜破裂，菜花样；子宫、直肠、膀胱、肝脏、膈肌表面及结肠侧沟可见转移病灶，直径小于 2cm；大网膜可见转移病灶，大小约为 10cm×3cm×3cm。病理结果为卵巢浆液性乳头状囊腺癌 3 期 C，高 - 中分化，右侧合并巧克力囊肿，左输卵管管壁见癌浸润，大网膜见癌转移。

术后第 12 天做第一次化疗，先后共做了 3 次，用的是紫杉醇和卡铂。每次化后都打升白针。术后，CA125 降到 55U/mL，第一次化疗后指标就正常了。由于白细胞太低，刚做完手术又接着化疗，身体特别虚弱，反应也特别厉害，加上我对这个病的严重性认识不足，接受不了化疗的痛苦，所以没有完成 6 次化疗。

出院之后，我就看中医，服中药。这样过了 3 年，好在 CA125 指标在 14 ～ 35U/mL 之间变化。到 2014 年 6 月，CA125 升到 70U/mL，之后做了生物、中药等抗癌治疗，包括白花蛇舌草注射液、苦参碱注射液、苦参素注射液、康艾注射液、康莱特注射液、艾迪注射液等。到 2015 年一年间指标在 50 ～ 90U/mL 之间变化，有时升，有时降。

刚得病的时候也听说北京有个抗癌乐园，但不知道在哪里，我们廊坊去北京也不太方便，也就没去找。因为我是在北京治疗的，在廊坊也没有认识的病友，因此和病友都没什么联系，基本都是稀里糊涂过来的。

2015 年 7 月，我到北京大学人民医院找非常著名的崔恒教授看病，当时 CA125 是 94U/mL，他让继续观察。正是在崔恒教授那里看病的时候，碰到了大姐大群的仙人掌妹妹，她把我拉到了大姐大群。在这里，我要感谢仙人掌和代姐，是她们又把我推荐到这个精英群，这才算是找到了组织。在群里听姐妹们经常交流病情，才学到了好多知识。

听了崔教授的话，观察到 2015 年 9 月，CA125 增长至 134U/mL。我就开始吃口服化疗药 VP16，吃了 4 个疗程，CA125（单位：U/mL）变化的曲线为 134-33-90-66-107。大夫说是耐药了，我想可能是我吃的药量还不够。一天 50mg，吃 10 天，休息 10 天，这是中医开的药量，而西医大夫认为，这种药量不足。

到 2016 年 3 月，CA125 又降为 66U/mL，但是 MRI 发现盆腔腹膜后腹主动脉旁有多发扩散，最大 2.1cm×1.1cm 的淋巴结转移病灶。又吃了两个疗程的口服化疗药六甲密胺，CA125（单位：U/mL）变化为 66-110-225。化疗药没效果，指标不降反升，而且白细胞也降到 $3×10^9$/L。无奈之下准备去做化疗，这时听病友说北京东城中医院有个大夫看得好，就决定先吃中药试试。吃了两个月，CA125 降到 190U/mL，又过了一个月，降到了 57U/mL，10 月份查的 CA125 是 40U/mL，MRI 检查与 3 月份没变化。针对这个情况我准备再吃一段时间中药，走一步看一步，希望中药能稳定住我的病情。2017 年指标又缓缓升高，听说内蒙古国际蒙医院的身心互动疗法很有效，就去听了几堂大课，指标也慢慢下来了。直到现在比较稳定。

我的指标的变化规律是，累一下就升，休息一下就会降一点。

饮食方面，以素为主，肉食主要吃一点鸭子、鱼和猪肉。一些抗癌食品比如西兰花、芦笋、红薯等差不多天天吃。另外还吃了一段时间的灵芝类保健品。

运动方面，每天早上起床后去我家对面的小公园散步，和大家一起做经络拍打操，活动大概一个多小时，回来吃早饭。晚饭后再去公园转一圈。现在不热了，改为下午出去转，一般一天一万步。

生病原因，我分析了一下：第一，不良的生活习惯，爱吃甜食，爱吃肉。第二，久坐不动，我们的工作是在计算机上干活，一坐就是两三个小时；再就是不爱运动，可以说是从不运动。第三，可能是疲劳过度，前几年我老公生了几年病，孩子又小，工作又忙，那几年我常常感到特别累。发病之前那两年，总感觉小腹有下坠感，不能弯腰干活，弯腰肚子就下坠得不舒服，肚子也经常胀痛，总认为是肠胃的问题，没有及时就医调理。

心态方面，我一直认为我的病没那么严重。其实我手术后，医生跟我爱人说："你爱人的病挺严重的，也就三四年吧。"这些话他当时没告诉我，是这两年才慢慢说的。开始的三年，是不停地化疗，所以我在化疗中心理负担没那么重。如今也闯过 7 年了，我认为决不能随便相信医生对我们生命周期的判决，要相信我们自身的自愈能力。再说，人的身体组织不光是生物细胞的组合，还有思想情感，爱的力量。

健康的人活着需要有一种精神，没有精神的人，活着如同行尸走肉。对于我们这些生病了的女人来说，活着的动力是爱和责任。好比说，我老妈都快 90 岁了，我决不能让白发人送黑发人。还有我老公和儿子，假如我死了，他们没有人像我这样爱他们，一定会感到孤单的，所以我要好好活着。

我是退休前一年做手术的，所以病后就没上班，一年后就办退休了。退休后，我把一切都放下了，改掉了过去的一些不良的生活习惯，有时间就去老年大学上上课，学写字、画画，闲来看看书。

我的教训：第一是劳累。我觉得复发的主要原因还是劳累造成的。第二有怀疑就应该去找专科医生，不是专科医生没有这方面的经验，容易耽误病情。我就是在术前浪费了很多时间，耽误太久了。

在这里我要感谢医生、护士对我的精心治疗，我感觉我的手术做得还是很不错的，大夫说凡是看得见的病灶都清理了，他们尽力了。我要感谢亲人们对我无微不至的关心照顾，特别是我老公每天变着花样给我做吃的，还要感谢同事、朋友、领导对我的关心和支持。

摆正心态　勇敢面对

马宝凤（天津，网名墨子婉，癌龄7年）

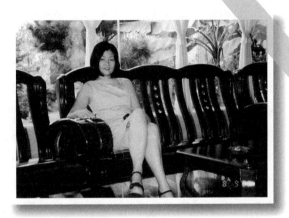

　　我叫马宝凤，1964 年生人，在天津电力系统工作，先后从事基层团委、党办、公司纪检监察、工会等工作，是一个地地道道的党务工作者。自己曾经是个工作狂，家里事一切不管，孩子是奶奶亲手带大，周围邻居和老师们曾以为我是孩子的姑妈，因孩子接送我从没管过，将整个身心完全投入到工作中，致使自己经常劳累，疲乏过度。每天下班回到家中都要先睡上一会儿，再起来吃饭。患病期间，还在忙着工作。说真的，自己既不是一个好儿媳，也不是一个好老婆，更不是一个好妈妈，但绝对是公司的一名好员工。长期劳累处于亚健康状态是自己得病的重要原因。

　　2011 年 3 月 10 日（周四），对我来说那是一个晴天霹雳的日子。由于腹胀、腰围见粗、低烧，就诊于天津市中心妇产医院。经 B 超检查，发现左侧卵巢有一个直径为 15cm 大小的肿块，随即老公就为我办理了住院手续。

　　一系列检查完毕，手术不能按期进行，原因是凝血问题严重，要求先去血液研究所把血调整正常了再做手术。老公带我急急忙忙开车一起去了血液研究所，但没能挂到当天的号。就这样回到了天津市中心妇产医院，最终是请来天津天河医院一个主任给我会诊，按期手术，但一定要按她说的去做——手术下来后要有人不停地给我按摩双脚和下肢，以防止血栓。

　　就这样，手术于 3 月 15 日如期进行。手术当天，亲朋好友、同事来了很多人。老公和我侄子把我推到手术室，告诉我：“别害怕，我们在外等着你。”

　　手术之前大夫找我谈话，说如果是良性的，子宫给你留着，否则切掉。其

215

实说这些话无非是走个程序，或是想安慰我。手术安排在第一台，早晨7点就进去了，中午1点多回到病房。手术及麻醉共进行了6个多小时，将全子宫、双附件、大网膜、阑尾及盆壁粘连病灶处全部切除，并清扫淋巴。手术记录显示肿瘤直径为16cm，短短4天又长了1cm。在我次日醒来之后，听到的信息是，我的同事也是好姐妹们，白天一直轮流给我按摩双脚。晚上是我大哥和我老公给我按摩，下肢还有一台机器全天候按摩，使我安全度过血栓危险期。

但由于身体极其虚弱，大小便一直不能自理，都是由老公和哥嫂同时将我抬起后，赶紧放便盆，在病床上大小便。我每一次大小便所流的汗水，几乎湿透了病号服。与我同期手术的患者早就下地活动了，而我好久了还不能下地，家人鼓励我，让我下地走一走，可我感觉很虚弱无力，但还是同意试试，就由老公和我二哥扶着我下了地。两个大老爷们儿一边一个搀扶着我，基本上是驾着，不要我用力气。谁知，我没走两步就晕倒了。等我醒过来，已经吸上了氧气。上半身已躺在病床上，两条腿还让我哥哥平托着，老公和哥嫂还有大夫、护士围着我。这时老公对我说："你可吓坏我们了！还没走两步路，脑袋就往后仰，眼球全是白的。"大夫说这是一过性休克，因身体太虚了。大夫说，不要急着下地，家人也不再勉强我了。大夫走后，我发现大小便已经失禁了，而自己全然不知。后来我总在想，人的生死就在一呼一吸之间，也不是那么可怕的，真的是眼睛一闭不睁就过去了，哈。

接下来就是在医院一边输液一边等待病理结果。各项检查都是由老公用轮椅推着去做。可见我的身体是多么的糟糕！

可以说我的手术做得很干净，非常成功。病理结果是左侧卵巢及输卵管浆液性管高分化肿瘤，病变累及右侧卵巢表面与皮质。

化疗开始了，医嘱是6～8个疗程，用药紫杉醇和卡铂，时长21天1个疗程。当我做完第一个化疗CA125由术前300U/mL降到了20U/mL，化疗期间偶尔出现恶心，但没有呕吐，身体更加虚弱。

出院回家坐电梯是由几个大小伙子用椅子把我抬上去的。家里不能有声音，不能有影像，当时身体就是这么一种状况。

待到第二次化疗时，白细胞升不上来，就去医院打升白针，回家时还要带回升白针，放冰箱里保存。由于我身体太差，经不起来回折腾，就让我家姑姑给我在家打。白细胞上不来怎么办？我的主治大夫曲芃芃主任就让我去找 38 床病友咨询，她和我病一样。由此我认识了日后称呼的大师姐，也是咱们群的听雨，是她引我认识了恩师丁老师，开始跟老师学张明武抗癌自控气功。清晰记得那时的我，脚上像穿了一双大铁鞋，后背像背了一座大山。

我做了 6 个疗程化疗就终止了，曲主任说我身体反应太大。此后开始服中药、练功，规律地饮食起居，加强各项养生调理，定期复查。安全平稳地度过了 5 年。

2015 年 10 月份因前胸疼痛，住进天津中医药大学第一附属医院心脑血管科调理，近 20 天的时间里，每天针灸、拔罐、泡脚、静脉滴注。各项检查，身体无大碍，唯有肿瘤标志物细胞角质蛋白 19 片段是 3.78ng/mL，较正常值 2.08ng/mL 略高，其他一切正常。

在此，我特意挂肿瘤科，向医生详细咨询。肿瘤科大夫和心脑血管科主任都说没事。因此出院后我就彻底放松下来了。

没想到的是，2016 年 4 月 15 日再次复查，肿瘤标志物 CEA 到了 6.75（此值我最低时小于 0.5），细胞角质素（细胞角质蛋白 19 片段）达到 24.29ng/mL（正常值是 <3.3ng/mL）、CA153 为 33U/mL（正常值是 <28U/mL），CA125 和 CA199 也比以往检查的值 7U/mL 左右到了 18U/mL。

拿着报告单我就直接挂了肿瘤科值班医生章伟副主任的号，他第一句话就是："我高度怀疑你复发、转移。"

当即，就做了下腹部、甲状腺、颈部和乳腺 B 超。检查结果：盆腔未发现异常。其他还和以往检查结果一样，颈部淋巴结炎性肿大，右乳纤维瘤。我的心一下就平静下来。

次日早晨再做空腹 B 超，结果显示：肝部有一个 6cm×5.4cm 的肿块，并累及肾上。

章主任看了报告说："你直接去肿瘤医院做 PET–CT 吧。"就在我下楼要走的时候碰上了田菲主任，因我服用她的中药 3 年多，迫不及待地拿出报告给她看。她看了报告说："不要急于手术，先去做 PET–CT 吧，以免打开后再合上。"这句话到目前我都还在琢磨……

天津市肿瘤医院挂号是非常困难的，连去两天都没有挂到号，最后托人还等了好几天。2016 年 4 月 22 日，我住进了 8 楼肝胆科，开始系列检查。

23 日进行了全血检查，发现其中肿瘤标志物多项升高；25 日又做了肝胆、胰、脾、肾、腹膜后、盆腔、下肢血管 B 超，诊断结果显示：肝右叶占位性病变——考虑转移瘤，大小 6.8cm×5.6cm；盆腔未见明显肿物；双下肢深静脉未见明显血栓形成。胸部 MRI 显示肺部未见异常。

29 日上腹 MRI 报告显示：肝右后叶肿物可见不规则信号肿物影，增强扫描后强化不均匀，边界不清，大小约 5.9cm×5.4cm×6.7cm，肿物跨越肝肾隐窝，考虑转移瘤，累及右肾上腺。

随身携带的心电监测等检查都做了，就是 PET-CT 我一直迟迟没有预约，极度抗拒，总感觉辐射太大。负责我的主治医生说："复发转移，最好是做手术，有问题可以一次性手术解决。"这期间我老公也劝我做。我联想到田主任说的话很纠结，但最终还是做了。

这期间，发生了很多巧合的事情，自我感觉上苍在救我。就说手术吧，定了几次都没成行。原因之一是不知为什么就剧烈地咳嗽起来，而且非常厉害，5 年来没有感冒过。我为了能按时手术，大把大把的药不停地吃，可最终主任还是说这样剧咳，做不了手术，咳嗽会引起感染的，因此将手术时间后延了。

第二次手术时间定了下来，但 5 月 3 日的 PET-CT 报告出来了，诊断意见：① PET-CT 显示肝右后叶软组织肿物，大小约 6.4cm×5.1cm，显示异常放射性浓聚，考虑为恶性，转移可能性大，临近左肾上腺受累，建议活检。②盆底筋膜多发结节，PET-CT 显像可见放射性浓聚，考虑为转移。就是因为这个盆底筋膜结节多发转移，又一次将手术毙掉。

还有一次是让我做肾盂造影，提前一天喝泻药，两袋泻药还剩半袋没喝完，就通知手术不做了，所以肾盂造影也就不用做了，可泻药已经喝了，虽然伤身体，可对我是个好事，给我的肠道洗了个澡。

为什么这么说？因一个时期以来，我大便总是不痛快，虽然每天有意识去解，但大便很少很细，自我感觉肠道有地方堵塞，这次喝泻药完全证实了这点，同时做 PET-CT 也显示我的升结肠有放射性浓聚，属于炎性。喝泻药时，护士对我说，必须让她们看到我解出的是清水才可以。可我喝下去，一会上一次洗手间，每次都是清水。到了深夜出现芝麻糊状，次日清晨出现球状，之后陆续是成型正常。

所以我总结三点歪打正着，一是咳嗽，一是幸亏做了 PET-CT，否则真是手术打开又得合上；另外，喝泻药也打通了我的肠道系统，否则日后的化疗便秘会更加堵塞。所以我在想，是不是上苍在救我，感恩上苍！

再说当时武强主任说手术不能做了，我老公一听吓坏了，那么大的病灶在身体里那怎么行，恳求武主任一定要给做手术。主任说要相信科学，并当着我老公面给妇科李主任打了电话，将这种情况进行了沟通。李主任说这种情况不能做手术，要先化疗，然后再考虑手术。武主任看我老公有些接受不了，就让我们去办公室慢慢谈。

我曾经跟武强主任说过，我老公不如我坚强，有什么事就直接告诉我。我们俩到主任办公室后，主任跟我说了以上的情况，又给专门做化疗的淋巴瘤内科李主任打电话，李主任说的和妇科李主任是同样的观点，要先化疗，并且像我这种情况要腹腔灌注和静脉注射同时做，效果更佳。

腹腔灌注肝胆科做不了，主任就征求我的意见，他说："化疗与手术同等重要，还是先去专门做化疗的李主任那里化疗吧。"我开始有些犹豫，因武强主任是我先生的朋友介绍的，总觉得更可靠一些。武主任说："你去吧，李主任那是专门研究化疗的，特别专业，什么病种都会做。"

既然三个科室主任都一个观点，我点头同意。就这样我转到了 21 楼淋巴瘤内科，腹腔灌注和静脉注射化疗同时做。

腹腔灌注做了 4 次，用药是顺铂；静脉注射是多西他赛和卡铂。每次化疗前要做一次血象检查；每 2 次化疗后做一次增强 CT。

第一次增强 CT 检查，盆底筋膜结节就没有了，肝肾也已剥离，肾门上还有一点，肝部病灶缩小至 5.4cm×5.31cm。第一次化疗的血象检验，CA125 到了 44U/mL，这是我复发转移后 CA125 指标的最高值。大夫说不用看这些，这是化疗后的细胞反扑。

第 4 次腹腔灌注及静脉注射化疗结束后，做了第二次增强 CT 检查，这次检查效果更明显。肾脏只是周围有些欠清晰，肝脏病灶缩小到 3.6cm×2.8cm。盆腔基本都正常了。此时我要求将肿瘤标志物 CA153、CA242、CA199 也查一下，这三个值都高，大夫说因为还有病灶。

第5次化疗腹腔灌注停止，只有静脉注射，加大了卡铂的用药量。第6次化疗结束后做了第3次增强CT检查，病灶缩小至3.5cm×2.5cm。此次检查，病灶区域缩小缓慢的趋势极其明显。

主任说已有些耐药，让我去肝胆科会诊是否手术？我曾提建议，是否能换药？主任说，换药也可以，但换药也有可能耐药，还是先听武强主任怎么说，然后再定。我最想知道的是，化疗能否彻底将病灶化没，主任说不太容易。

此时的肿瘤标志物检查：SCCAg鳞状细胞癌相关抗原是2.5μg/L（正常值是0～1.5μg/L）其他一切正常。CEA是2.24μg/L（正常值是0～5μg/L）；CA125是7.25μg/L（正常值是0～35μg/L）；CA199是25.87μg/L（正常值是0～39μg/L）；CA242是12.23μg/L（正常值是0～20μg/L）；CA153是9.74μg/L（正常值是0～25μg/L）；AFP甲胎蛋白3.93μg/L（正常值是0～20μg/L）；HE4人附睾分泌蛋白4是81.03pmol/L（正常值是0～140pmol/L）；β–HCG（人绒毛膜促性腺激素）0.822mIU/mL（正常值是绝经前0～5.3mIU/mL；绝经后是0～8.3mIU/mL）

我又找到肝胆科武主任，他决定手术后再做化疗。

2016年10月5日，我办理了住院手续。14日10点30分，麻醉师和我老公将我推进了手术室，下午2点手术完毕被送进重症监护室，待了3天，然后住进普通病房，拔了胃管和尿管。第5天我就开始下地，在床边站了几分钟，之后每天下地溜达，大小便都是到卫生间去解决。24日出院，拔掉了引流管。当天还做了腹部B超检查，没有积液，一切显示正常，B超大夫说手术非常成功！

武主任说三周后的周五，也就是11月11日复查，然后再议下一步的治疗。我感到五年前的卵巢切除术与这次手术相比，身体已大不相同，现在较以前身体已经有了质的飞跃，这与我练功是分不开的。

2016年12月5日复查一切正常，说明手术非常成功。截至2018年8月病情一直稳定。

目前从总的来看，治疗效果是明显的，正规三甲医院的治疗首选是正确的，可以说没有走弯路，也就是说还是要相信科学。

　现在回想治疗除化疗，以及回到家中难受那几天，从第11天开始，我基本能坚持上午半天公园练功的，晚上静坐；饮食没有忌口，坚持喝"梦想起航"给我的升白方子、脊骨蘑菇汤和一个 4 味中药的方子，每天坚持早晚 2 次服用，没有打过一次升白针。

通过整理以上检查记录，我发现，后期做的 PET-CT 报告比前期其他检查报告病灶要小一些。起初我考虑是误差，但仔细想想，那段时日应与我练功是否有关系。那段日子，大师姐一直鼓励我多练功，手术延后的一个月里一直练功。我当时练功也是很下功夫，除去检查我不仅坚持上午练功，还增加了下午 3 个功，晚上也坚持静坐。总练功时间一天在 7 小时左右。所以是否与练功有关，后来因手术总是不能按期进行，采用化疗，也就未再关注练功之事。这些有待日后分析。

现场问答：

问：5 年前治愈后是如何调养身体的，采取了哪些调养方法？

答：第一，练功打坐，让我的经络逐渐畅通好转。2011 年第三次化疗结束后半个月，开始了学练张明武抗癌自控气功。学功是比较辛苦的。记得第一次见到老师后，老师说，练功是每天早晨 5 点至 7 点，然后回家休息，9 点至 11 点继续。想练功必须坚持，否则就不要学。我心想，我哪起得来呀，我是不上班就睡一天懒觉的人，一天饭可以不吃，但早晨的觉是不能不睡的，但学练还是开始了。

每天早晨不到 4 点就要起床，因身体很虚弱，老公将车后座放平，铺上被褥，带上枕头和盖的，像个双人床，带上吃喝，4 点准时开车出发，我可以在车上睡一个小时，5 点准时到达学功地点，然后开始跟老师学练。7 点学完，老公带我去吃早点，然后再到公园停车睡觉休息，9 点继续学练，11 点学完后开车回家。通过练功，白细胞有所回升，就这样坚持了一段时间。老公每天来回接送，实在辛苦也不安全，后来我就在公园附近的快捷酒店住了下来，老公会时常带着我公公、婆婆和女儿去看我。快捷酒店就在公园对过，但对于我来说，走过去相当地费劲，脚上好像穿了一双大铁鞋。于是大师姐听雨就开车接送我，将那点体力保存下来练功。学练结束后，我就开始了自己在天津水上公园练功的历程。

我自己开始一直坚持早晨 5 点至 7 点在公园练功，后来在公园结识了很多练功的病友，就在公园待的时间更长了，甚至一上午都在公园。每天坚持，风雨无阻。

晚上睡前练习静坐，做转乾坤功，2 个小时左右，从没间断过。晚饭后有时还到公园散步、站桩。偶尔还做冥想健身法和八段锦。通过练功，身体越来越强壮，越来越舒服，到后来我已离不开练功了。

所以在这里我要感谢大师姐，感谢我的老师！没有大师姐引领我练气功，我肯定是治疗结束后就每天躺在床上，我本身就凝血不好，我想我也早就不在了。

第二，吃天津中医药大学第一附属医院的中药调理，以及拉筋、拍打、针灸、泡脚、拔罐、按摩。中药一吃就坚持了 4 年多，喝五行汤和五红水。这使我的身体素质越来越好，气血循环明显改善。还用象数疗法调理身体，感觉很舒服。给自己好的意念，不胡思乱想。

第三，学善人思想。让自己的心态更加平和，心情更加平静，善心做事，减少对事物的贪欲，做到及时反省自己。这个对我效果非常明显。

第四，放松心态开心旅游。7 年来，我和病友们一起去北戴河，每年要玩 2～3 次，住 1 周或 10 天。我还去了韩国、日本等地旅游。无论去哪里，早晨坚持练功不间断，比较有规律。因为这个群体都能互相体谅、理解，病友们在一起既开心又放松还不累，让我感到虽然离开了自己心爱的工作，但又找到了新的组织。想想得病初期刚到公园练功，总想难道我就这样与公园的大爷、大娘们为伍了吗？现在心态完全不一样了，现在的想法是，我能在今后的 30 年每天都能到公园练功是我最幸福的事情！恩师及大师姐和我有约，30 年后共庆相聚，我会为此而努力！

第五，换个方式生活。以前生活方式得病了，那么就和以前反着来，彻底改变体质。过去性子急，后来有意识让自己缓下来、慢下来，让生活有规律。过去出门总要精心打扮一下，现在不讲究这些，舒适即可。记得年轻时，我妈妈总跟我说："你冬天穿丝袜，等老了，让你夏天穿棉裤。"真是血的教训呀。

我把朋友相约饭店吃饭的活动全部推掉。对待自己，真的要像对待婴儿般呵护！再也不像以前那样只满足口味而不顾及身体了。

第六，家人和朋友们的关心呵护与陪伴让我感到温暖。我年迈的 80 多岁公公、婆婆对我非常照顾，像对待亲生女儿一样。每天给我们换样做好吃的，给我熬五行汤喝，水果切好送到嘴边。这次复发转移，其中两次的增强 CT 检查，因我老公工作太忙，都是公公、婆婆陪我去的。只要检查，需要家属陪伴，公公、婆婆总要陪伴。最近婆婆因为陪我上医院，还将手腕摔骨折了，让我真是内疚、心疼。

我的两个哥哥和嫂子，对我更是无微不至的关心呵护。最初得病和这次复发转移，所有的治疗费用都是哥哥、嫂子出的。大哥、大嫂就像父母一样关心疼爱我！

当然，我老公对我更是没话说，最初得病时，老公请假半年多，一直看护照顾陪伴我，带我晒太阳，陪我锻炼。他不会做饭，就去饭店买煲好的汤给我喝，还不断鼓励安慰我。我和老公都有共同的信念：一定没事的。

善人思想有个患难不弃则同在的概念。善人曾说过，夫妻一方有难，只要另一方不放弃，有难一方是走不掉的。所以我经常跟老公开玩笑，你一定要紧紧抓住我啊，这样我就走不了。老公就说好的，紧紧抓住！呵呵……但愿善人思想真的灵验。

还有，公司总部各处室及党群系统并肩作战的战友，以及基层单位的领导和朋友们、公司领导、网络公司的领导，以及电力系统兄弟单位的朋友们，在百忙的工作中抽出时间，甚至从国外和外地赶回，前来医院、家里探望，并带来那么多的慰问金和慰问品，给予我最真挚的关心和鼓励，让我从那最艰难的困境中摆脱出来。

总之，家人和朋友们的关心，确实让我感到既温暖又开心，支撑我顺利度过了那艰难的时刻。

问：为什么会得病和复发转移？

关于 5 年前为什么会得病？我想，原因大概有如下几点：

第一，我曾是一位极爱美的人，一年四季穿丝袜，导致浑身经络不通。外面水管还有保温棉裹住，而我的双腿却没有。冬天，身上也只穿很薄的衣服，外面套一件大衣，所以我不生病谁生病？

第二，工作长期劳累导致身体疲乏。无论是公事还是私事，我经常熬夜。每逢公司召开职工代表大会及工会各类会议，或迎接检查、兄弟单位交流，以及培训等，我都要熬夜写报告；此外自己经常看韩剧，有时看通宵，早晨起床后就直接去上班,我不得病谁得病?

第三,我不会做饭,所以买房都追着公婆家的附近买。长期跟公婆一起吃。我长期不吃早点,中午单位管饭,晚饭也时常与朋友、同事外面胡吃海塞,根本不考虑养生,所以在家吃饭的时间也不多。那时单位管饭,可有的同事不吃,自己带饭,我很是不明白。现在想想,人家就是吃自己做的饭放心。那时吃东西也很少,身体弱不禁风。

第五,几个死党朋友,经常热衷于一起去美容院、足疗店、洗浴去按摩蒸桑拿,然后搓澡做精油护理。现在想想,那时哪有好的精油,精油按摩进入血液极快,我不得病谁得病。

5年后复发转移,究其原因,概括起来有如下几点:

第一,2015年10月份那次住院,我放松了警惕,疏忽大意。之前,每2～3个月复查一次,因这次住院检查一切无大碍,间隔时间至2016年4月才去复查,发现复发转移。

第二,练功时间缩短甚至取消。后期由于搬家,家和公园的距离较远,也就不去那么早了,有时6点左右到,然后11点左右回家,比较有规律。也是因那次住院检查一切正常,导致我练功有些松散。有时,早功9点才到公园,10点半也和功友们一起回家了;晚功几乎就不练了,即使静坐也是几分钟的事。

第三,停掉了中药。近1年时间中药完全停掉,之前是出去旅游停掉,回来后继续喝。

第四,熬夜看韩剧和玩游戏。晚上不静坐干什么了呢?生病前的坏习惯又来了,熬夜看韩剧,看到深夜12点,偶有1点。说真的,本来知道这些习惯不好,就是知道了还改不过来,我感觉这就是我的魔障,玩游戏手机犯卡就着急,身体总爱出汗,感觉不舒服,后来就不敢玩了,但此时危险已悄悄向我袭来。

第五,劳累。以前不会做饭,一直跟公公婆婆一起吃,后由搬家自己开始学做饭,然后姑姑家孩子的学校离我家近,就住在了我家。小孩吃饭和我们三口吃素食不一样的,他们家是无肉不欢,感觉那段时间很疲乏,特别是早晨还要开车送他上学,那段时间我真的不想开车,一开车就犯困,后来就让老公送完他上学再送我去公园练功。老公有时太忙接不了我,我就自己坐公交车回家。我多次在公交车上睡着坐过了站,练功也感觉疲乏。其实,极度疲劳提醒我,身体出现了状况，但没引起重视。

7年来的经验教训告诉我，我们这些患者，着急、受累、生气都是大忌。但我占了2条，着急、受累。尽管遇到了挫折，但我不灰心。病来了，就勇敢地面对，时刻调整好自己的心态，总结以往好的养生经验，不断借鉴姐妹们的养生秘诀，开开心心、快快乐乐过好每一天！相信我们一定会战胜肿瘤，迈向健康的康庄大道！

借用曾经喜欢的一段话与大家共勉：命运有一半在自己手里，另一半在上帝手里，只要这一秒不放弃，下一秒就有希望。

附：升白方子

党参20克，黄芪30克，甘草13克，北沙参12克。水煎服。

大枣20枚、鲜姜5克、蘑菇半斤或草菇半斤（绝不可以用香菇）、猪脊骨4块，炖汤。炖熟以后适当加盐（这是一天的量）。

先喝中药，后喝汤。中药每天喝一副，每副药分两次喝。

以上是升补白细胞的方子。

早饭半小时后喝中药，再过半小时喝脊骨汤，连汤带肉一起吃。

晚饭半小时后喝中药，再过半小时喝脊骨汤，连汤带肉一起吃。

另外，猪脊骨、牛骨、牛尾、猪蹄、鲫鱼做汤，升白细胞的效果都不错，注意顿顿都要吃，换着样吃。

化疗期间可以吃海带、紫菜、黄鳝、泥鳅、海参等，这些都是升白细胞的食品。

化疗后的前15天，白细胞低是正常的，只要坚持吃升白方，多睡觉，适当锻炼，适当在屋里走动，白细胞准能上来。在最后四五天白细胞才会回升，前面化验数值低说明不了问题。要看最后，下一次化疗前一天的数据。

那4味中药和猪脊骨汤统称升白方。中药是支持化疗，保护内脏，起到减毒增效的作用；猪脊骨汤才是升白细胞的主打。一定要连汤带肉包括蘑菇、红枣一起吃。猪脊骨可以跟牛尾换着样吃。其他食材喜欢吃什么就加什么。鲜蘑菇不能少。

树立信心　战胜病魔

赵建萍（陕西，网名相约，癌龄7年）

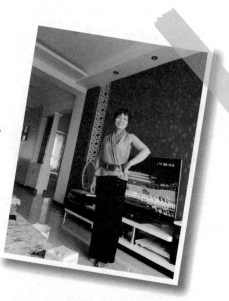

我是陕西的赵建萍，原在商业系统工作，现已退休。

2011 年 3 月，我突然感觉身体出现状况了，左腰软组织部位有时感到不舒服。去当地家门口医院让大夫看，做尿检，尿检结果显示没事。过了几天还是那样，我就去看了中医，大夫把脉说让我做附件 B 超，看是否有囊肿。

第二天，我就去了医院做了 B 超。B 超显示有包块。我就拿着 B 超结果，找了妇产科主任，主任看完单子让我尽快住院。我也没吭气，拿着结果回家，吃完中午饭后就去办了住院手续。

第三天手术，开始用半麻。我感觉受不了，开始实施全麻。手术后两个小时左右我清醒了，家人安慰说："没事的，你好好养病吧。"

手术显示：左侧卵巢增大，有 12cm×10cm×8cm 大小肿物，左侧输卵管表面见结节，脉管内见癌栓，右侧卵巢增大，直径约 6cm，并有菜花样结节，右侧输卵管有充血，宫底不平，子宫后壁充血粘连。左右腹股沟、大网膜、阑尾、淋巴未见癌转移。病理为"卵巢双侧低分化浆液性乳头状囊腺癌，3 期 B"。

术中腹腔灌注顺铂。术后医生要求化疗，直到此时我才知道得了恶性肿瘤，心里很不好受。

在亲朋好友的劝慰下，自己也想通了，心情调整过来，吃五谷杂粮哪有不得病的？化疗 6 次，方案是紫杉醇＋顺铂。6 个化疗十分艰难，但自己还是坚持了下来。

化疗结束后，我就每天坚持练郭林气功，不论刮风下雨都坚持练，练功中认识了好多病友，并向病友学习了好多经验。5 年中我一直喝中药，但不是每天喝，喝一段时间，停一段时间。

2012 年复查，CA125 为标 35.87U/mL，高于正常值，但高得不多，医生让观察。3 个月后回到正常值内，之后一直在正常值高限上下浮动。B 超显示无肿块。我觉得这个病是慢性病，不想轻易化疗，想吃中药、练功慢慢治疗。

2014 年开始，CA125 指标慢慢升高，升幅不大。我想，有郭林气功和野生灵芝，再加上中药，应该能控制，也就没太在意。

2015 年 5 月复查，CA125 为 300U/mL。9 月再去复查又升了 75U/mL。我觉得 CA125 升得不多，也就没太理会。

2016 年 3 月去复查，CA125 到了 910U/mL，B 超和 MRI 显示锁骨、腋窝有多个淋巴肿大，腹膜后有稍大淋巴肿大。于是我开始小剂量化疗 6 次，方案是紫杉醇 + 顺铂。第一次化疗后检查，CA125 降到 300U/mL，第二次降到 90U/mL，第四次就降到 19U/mL。医生要求两个月后做巩固治疗。两个月后 CA125 升到 80U/mL，接着换药做巩固治疗，病情稳定。2018 年年初 CA125 升高，接着治疗至今。

我在 2015 年参加了一个艾灸群，上午练功，下午艾灸，灸了子宫穴、关元穴和后腰。自己认为指标速升与艾灸有关，指标升高后已停止艾灸。

生病多来，我生活规律，家庭和睦，不生气，家人对我体贴照顾。在这漫长的日子里，有喜有悲。我高兴的是，生病以来相识了全国各地的病友，大家一起想办法，相互扶持，依靠智慧和信念，自己挽救自己，相互鼓励，共同渡过难关。

不断艰辛求索

刘春平（北京，网名春平，癌龄7年）

我是北京的刘春平，1961 年 10 月出生，大专文化，原在北京某大型国有零售企业做财务类工作，现已退休。

首先，介绍一下我的病情及治疗情况。

2011 年 3 月中旬行经时，我感觉小腹坠胀疼痛，大便和走路都觉不适。3 月底便到附近医院做 B 超检查，发现附件有肿物，考虑为子宫内膜异位。吃了些消炎药，疼痛减轻，但总感觉有些不舒服。

我姐建议我到三甲医院检查，4 月 20 日我到了首都医科大学宣武医院，B 超检查显示，盆腔实性包块。MRI 检查显示，盆腔内囊实性占位，病变来源左侧卵巢（尚不确定），左侧卵巢出血性囊肿，右侧卵巢多发囊肿。4 月 24 日我又到北京妇幼保健院行 B 超检查，结果显示：右附件区实性肿物，右卵巢周围不规则囊性回声。5 月 5 日我又到北京协和医院行 B 超检查，右侧附件区实性肿物，右卵巢囊性包块，卵巢病变待查。在北京协和医院挂过潘凌亚大夫的号，她给我进行手诊检查，说不像恶性，门诊结论："右附件实性肿物，性质待查，手术"，收入院。

5 月 22 日入院，24 日下午行腹腔镜探查，后做了卵巢癌手术，全子宫、双附件全切，卵巢动静脉结扎，大网膜、阑尾全切，清扫淋巴，盆腹腔、腹膜多点活检术。术中发现：左侧附件卵巢正常大小，表面可见菜花样外生乳头，直径 3～4cm，与周围组织无明显粘连。卵巢未见异常。右附件卵巢正常大小，表面可见菜花样外生乳头直径 2cm，与周围组织无明显粘连。术后病理诊断："卵巢浆液性中分化乳头状腺癌 2 期 C"。

6 月 1 日开始化疗，行 TC 方案（泰素＋伯尔定），共化疗 6 次。化疗结束后，我就开始服用中国中医科学院广安门医院贺用和大夫的中药，以及西黄解毒胶囊，每月定期检查，未见异常。这样平稳地度过了两年半。

2013 年 11 月，在例行复查 B 超时，发现肝上有囊肿。后来我就又去了中国医学科学院肿瘤医院，做了一个 PET–CT，检查结果，腹腔、肝脾膜、心包膜、左侧结肠旁等处多发结节，考虑为转移。马上住院化疗，经大夫研究还是用原化疗方案，用了两次。B 超复查显示，肝被膜下结节约 1.75cm×1.3cm，脾结节直径约为 2cm。遂改了化疗方案，即里葆多（盐酸多柔比星脂质体注射液）+ 草酸铂。从 2014 年 1 月到 5 月底共行 6 个疗程的化疗。6 月 CT 检查，肝被膜下结节直径约为 1.8cm，脾上结节 2.1cm×1.3cm。化疗效果不明显，遂停止了化疗。

2014 年 3 月在化疗期间我来到了玉渊潭抗癌乐园，开始学习郭林气功。2014 年 6 月化疗停止，我经人介绍找到张文彭大夫，改吃张大夫中药，并在这里的理疗科进行艾灸针灸及红外线照射等治疗。在这里治疗约一年，病灶仍缓慢增长，我就停止了艾灸治疗，但继续吃张大夫中药。一边练功，一边吃中药，密切观察。

2015 年 3 月 CT 检查，肝脾上结节有所增大，我建议医生采用其他方法，如手术或做介入。外科与妇科会诊，术前建议我做一个 PET–CT，结果显示，肝被膜结节缩小，脾周围多发结节较前增大，肠系膜及盆腔、腹膜多发结节。我的妇科大夫不建议手术，采用介入射频消融术。

我又到北京大学肿瘤医院找到陈敏华大夫，她也不建议我做手术，因为消融术一般为肝病常用，脾没做过，危险性大。所以 5 月 2 日开始了化疗，用的是紫杉醇 + 卡铂，做了两次，B 超检查，脾上结节 4.48cm×3.78cm。CT 显示脾上结节 3.5cm×4.5cm。医生感觉效果不理想，又改为白蛋白结合型紫杉醇 + 奈达铂。复查脾上结节继续增长，为 4.86cm×3.6cm。化疗效果不明显，做了一次就停止了，继续回家吃药、练功，密切关注。

8～10 月份 B 超检查显示，脾上结节逐步缩小到了 2.86cm×1.84cm，可 11 月的 CT 检查显示，脾上结节为 4.9cm×3.6cm。12 月 B 超显示，脾上结节为 4.2cm×3.06cm。肿块还在增长。

2015 年 12 月底，我又来到北京大学肿瘤医院中西医结合科，在这里用艾迪和胸腺喷丁以提高自身免疫力。2016 年 1 月 B 超检查，脾上结节为 5.0cm×4.3cm 和 3.3cm×2.3cm，结论是脾多发占位，性质待定。建议是观察。

2016 年 3 月，我看到一篇文章，报道黄金昶的火针疗法治好了卵巢癌，我查到了他在北京中医药大学第三附属医院门诊，我就挂了黄大夫的号，开始尝试火针疗法并吃黄大夫的中药。当时说两三次就见效，我一周两次，做了一个月后 B 超检查，结果为脾上结节还在长，为 5.54cm×3.81cm，火针没有制止住病灶的增长，而且这时我一向相对平稳的 CA125 指标一下升高到了 39.97U/mL，马上停止了火针疗法。

2016 年 4 月 B 超显示，脾上结节为 5.5cm×5.1cm 和 3.3cm×2.3cm，CA125 为 53.43U/mL。5 月 CT 检查脾为 5.3cm×4.9cm，CA125 为 57.7U/mL。6 月 125 升为 123.20U/mL。1 周后升为 154.4U/mL。上升速度加快。脾上 CT 显示 6.2cm×5.3cm，盆腔少量积水。又开始了化疗，方案为吉西他滨＋顺铂。4 个疗程后，CA125 逐步降至 38.11U/mL。可脾上病灶还是缓慢增长，为 6.3cm×5.1cm 和 3.5cm×2.7cm。医生停止化疗，说 CA125 下降已达到目的了，先保存体力，并建议对脾做进一步检查，以确定性质。

2016 年 9 月底结束化疗，11 月一次 B 超结果，脾上结节为 6.4cm×4.9cm 和 4.2cm×2.7cm。2017 年行脾摘除术，目前正在恢复中……

7 年的治疗，我经受了痛苦，同时也感受了许多来自外界的关爱。我要感谢领导和同事及朋友对我的关心和帮助，感谢我的爱人和孩子们对我无微不至的关怀和照顾，并承担起全部家务。我更要感谢我的姐姐，在我有病当初是她督促我看病，每次都陪着我检查，帮我找大夫挂号，还在经济上帮助我，是她引导我学习郭林气功。感谢功友们，我们经常一起交流，相互鼓励，共同走过了这艰辛但快乐的几年。

第二，饮食方面。

在生病后的头两年，我什么都吃，不忌口。复发以后服用张文彭大夫的中药，他不让吃羊肉、海鱼、海虾和辛辣食品，其他什么都可以吃。水果原来吃得多，后听黄金昶大夫说水果少吃，一是多寒性，二是含糖量高，卵巢患者怕寒，癌细胞喜欢糖，所以我现在吃得很少了，尽量多吃蔬菜。

从复发后我就不喝牛奶了，早上吃一个鸡蛋，有时冲泡点五谷粉，再吃点主食，早上还吃两片醋泡生姜。肉类，除羊肉外，其他肉都吃，但吃得很少。我生病之前不怎么爱喝水，现在尽量多喝一些，一般是柠檬水，有时是白水、茶水，还有时用灵芝和石斛泡水，一周吃一两次海参。

第三，药品方面。

除了化疗，我吃过中国中医科学院广安门医院的西黄解毒胶囊。近两年吃复方斑蝥胶囊、消癌平片和参丹散结胶囊，三种轮流吃。每天吃钙尔奇碳酸钙D_3片、维生素C片、维生素B_2片、酵母片和同仁堂的灵芝孢子粉等。

第四，运动方面。

自2014年3月开始学习郭林新气功，一直在坚持。我的亲身感受，它对化疗后恢复体力有一定帮助。没练功前，化疗难受，我就在家躺着，不想吃东西，越不吃就越难受。学功后一不舒服，我就出去走功，到外面吸点新鲜空气，感觉就舒服多了。练功可以大量吸氧，运动有助消化，吃得多，体力恢复得又快又好，但运动不能过度。我曾经练功一味追求功时，没有把握好功效，一心就想着练功，老想快速消除病灶，经常早晨出去到公园，一两点才回家吃饭，午觉也睡不好，晚上我还要走步，这一天下来我经常走2万～3万步，自己也感到很累，所以对自己的病情并没有产生好的效果。现在我改变了方法，劳逸结合，动静结合，适当运动，注重功效，注意休息，坚持练郭林新气功，坚持走步。

第五，自我分析。

我是一个性格内向不爱说话的人，有什么事都不愿意说，经常是自我消化。我虽不好胜，但非常好强，做什么事老想着要做得完美，生怕有半点瑕疵，从不愿意求别人，也不愿给别人添麻烦。性格决定命运，我觉得这就是我生病的主要原因。

另外，还有我晚上爱熬夜，不爱喝水，上班一坐就是半天，运动也很少，再加上处于更年期，所以容易生病。

生病以后，特别是学习郭林新气功，我认识了许多同病相怜的朋友，她们积极乐观、热情开朗的精神鼓舞着我，姐妹们勇敢坚强与病魔抗争，用积极乐观的态度对待生活，她们用聪颖智慧的头脑走出了一条自己的成功抗癌之路，也深深地打动了我，激励我在不断地求索中走出适合自己的康复之路。

抗癌路上智者胜

Mary（加拿大，网名秋爽，癌龄7年）

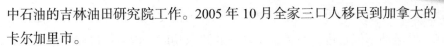

我 1969 年出生在东北，名字马莉，英文名 Mary（一样的好记）。1992 年，我毕业于东北石油学院的地质勘探系，分配到中石油的吉林油田研究院工作。2005 年 10 月全家三口人移民到加拿大的卡尔加里市。

在 2011 年 8～9 月份，我感觉疲劳、下腹胀，特别是下午尿频，晚上睡觉盗汗，腰围增粗。我要求家庭医生为我办理 B 超检查，医院将我排到 11 月 3 日。当时我发现盆腔有液体。排尿之后，空腹又做一遍，当时医生没让我回家。找个翻译问我可否做阴超，做完阴超之后，医生建议我进一步 CT 检查。检查结果返回到家庭医生那里，开始约 CT 检查。

我又做了宫颈涂片检查，当时妇科医生怀疑有问题，让我查验 CA125。第二天，当检查结果发给她时，她在第一时间就电话告诉我，说我的病情非常急，不能等到 11 月 26 日再做 CT 了。她亲自给医院打电话，把我的 CT 检查提前到 11 月 14 日。11 月 15 日结果出来，家庭医生拿到 CA125 检查结果，是 350U/mL。家庭医生说，我不知道该把你送到哪一个科（妇科或者肿瘤科），你去医院挂急诊吧，抽腹水看看化验结果。

晚上去医院急诊，抽出 1 升血性腹水。医生说明天我就给你送到 TOM BAKER 去，我以为是结核医院呢。第二天肿瘤医院打电话通知新患者登记，我说你拼写一下医院名字，一听 CANCER CENTRE，当时头就大了，才知道自己得癌了。

经过了几天胆战心惊地等待，在 11 月 21 日见到了肿瘤医院专家，当时大夫让先化疗 3 次，再用 CT 结果评估，看能否手术。这样 11 月 28 日开始用紫杉醇和卡铂在肿瘤医院门诊化疗三次。每次化疗，大夫开 Emend、地塞米松片口服，所以我的食欲也好，也没有吐过，白细胞也没低，CA125 下降到100U/mL。

2012 年 1 月 31 日，做了 CT 检查，大夫安排 2 月 8 日手术。2 月 8 日早上5 点去医院办了住院手续。8 点第一台手术，手术切除了卵巢、子宫、输卵管、大网膜、阑尾，大夫说他还 clean 了，估计是清扫淋巴。术后，医生说手术非常成功。术后一个月，才知道病理，是"交界性浆液卵巢腺癌 3 期 C"。大夫说你可以不化疗，但考虑你年轻，你还是再化疗 6 个疗程吧。还是紫杉醇＋卡铂。术后 CA125 降 34.99U/mL。6 个疗程后 CA125 降为 17.3U/mL，饮食正常。最后一个疗程时，白细胞有点低，后延后一周化疗。在 2012 年 7 月 15 日结束第一期战斗。

2012 年 10 月，是化疗后满 3 个月的复查，CA125 是 24U/mL。大夫就说，以后你半年来一次，已经 CANCER FREE 了，就是"没有癌细胞"了。这边保险公司也通知我上班，可我不想马上上班。于是就找单位领导商量，我可以不要钱，希望再休息 3 个月，等头发长起来了再回去上班。

这时，我选择在 2013 年 1 月 31 日返回中国。北京大雾，我想飞回老家已不可能，于是就在机场宾馆住了两宿。2 月 4 日返回东北老家，准备过年，一直也没有复查，直到 4 月份，妹妹带我去医院检查，当时 CA125 就 300U/mL多了，腹腔又发现腹水，赶紧改机票。4 月 5 日返回卡尔加里，去医院急诊，CT 检查确认复发，实际时间距离最后一次化疗不足 6 个月就复发了，估计手术做得不干净。

专家又给了化疗方案，可莱和卡铂，辅助药还是 Emend 和地塞米松片。这次化疗是 28 天一疗程。记得第二次化疗 CA125 上升到 800U/mL。我在门诊问护士，她们电话医生，医生说这种情况正常，以后会降下来。事实上后来确实下降了，但直到 6 个疗化疗结束，CA125 还是 100U/mL。

于是，又做了 CT 检查，医生又换了方案，改成口服他莫西芬（三苯氧胺），每次 0.25mg。每天 1 片。没有明显不适。服后一个月，CA125 降到 5U/mL。继续服用，直到 2014 年 1 月 31 日做 CT 检查，发现有两个包块，CA125 达到240U/mL。医生建议手术，说手术后不需要化疗。这样就在 2014 年 3 月 5 日进行了第二次手术，切了两节肠子，也不知道具体是什么部位的，医生给画了一张图解释，说是胃下面一节，肠下面半小节。

一个月后再见医生看病理结果，这次医生说病理非常特殊，不再是交界性的而是侵犯性的，必须化疗。方案是门诊静脉输注"注射用盐酸拓扑替康"，持续 5 天，每次 1mg。休息 10 个工作日，再开始下一疗程。前两次化疗还算可以，第三次就非常痛苦，白细胞和血色素都很低。出现了发烧、贫血，去医院输了两次血。感谢我妹妹带她孩子过来陪我 3 个月。

第 4 次化疗结束后，7 月份做 PET-CT 检查，发现盆腔还有东西，CA125 是 140U/mL。大夫又建议换药，吉西他滨和顺铂。由于当时身体非常虚弱，我就和医生商量，推迟化疗，若我想继续化疗时，再打电话预约。

但在 8 月末，我改主意了，想回国用中医艾灸疗法试一试。在 9 月 7 日，我和妹妹及孩子飞回中国。实际上是我想放弃治疗，只想回国看看。

在国内我每天艾灸、吃中药，还绣了一幅 2 米长的十字绣，就这样过了半年多也没什么不舒服的。2015 年 3 月 25 日，我返回加拿大，这半年期间我取消了 2015 年 10 月和 2016 年 2 月的 PET-CT 复查。在国内我也没做任何检查，就稀里糊涂过了半年多。回卡尔加里后，2016 年 4 月 10 日做了 PET-CT 检查，以及 CA125，由于半年没检查心里非常紧张。问大夫 CA125 时他说非常高，一紧张就听到了 4000U/mL！实际上是 400U/mL。PET-CT 检查，提示多发。问医生可否手术，医生说不能再手术了，趁天气好尽情出去玩吧。这样到了 5 月份，尽管天天艾灸和中药，腹水还是多了，走路都费劲。

在 5 月间，在我和诗旋相识在卡尔加里。当时她在美国治疗，抽空和丈夫一起游过温哥华，然后来到卡尔加里看望孩子，并联系到我，约我一起去山里森林公园游玩。她热心地向我介绍了国内郭林气功，并说孙云彩老师正定居在多伦多，建议我向她学习气功疗法。

6 月份，我去多伦多找到孙云彩老师学郭林气功。她一见我就说，虽然我去晚了，但也无所谓。不能手术，不能化疗，也不能等死，就试试吧。就这样 6 月 24 日我返回卡尔加里，在家门口操场上每天坚持练功。7 月 23 日大夫又让做 PET-CT 检查，我说就不做了，也没什么用。护士说那就验血吧，由于我自己理亏没做 PET-CT，见医生我也没好意思问 CA125 的值，医生见一面就打发我回家了。直到现在我也不知道那个验血报告 CA125 的值。

又过了 3 个月，医生又要求 PET-CT 检查和验血，我想检验一下气功的效果，所以这次就做了两个检查。10 月 2 日家庭医生告诉 CA125 降为 213U/mL。由于当时 CT 机器有问题，改在 9 日做了 CT，万万没想到 10 月 15 日见医生时，医生说现在的情况非常好，肿瘤稳定，有的都钙化了，现在可以手术了！这次给我用新的方法，腹腔热灌注。

2015 年的 11 月 13 日我第三次手术，切除了肿块，同时进行腹腔热灌注。术后病理结果，所有切除样品都是 LOW GRADE（高分化）。大夫根据这个病理结果，建议我采用单药化疗。由于我术后长期腹泻，又有盆腔感染、肺部感染，化疗一直推迟，直到现在也没做。后来，大夫也说看你也不想化疗，而且这种高分化肿瘤对化疗也不敏感，就继续观察吧。

2016 年 7 月 CT 和验血检查都正常。因为第三次手术后脱水严重，医生建议打营养液静脉注射，先后植入 PICC，后来换成 CVC 中央静置管。2016 年 12 月 CVC 中央静置管感染，高烧 40℃，输 10 天抗生素感染控制后出院。目前距离第三次手术已经接近 3 年，期间没有化疗和放疗，只是口服来曲唑。CA125 在缓慢上升，时不时会有肠梗阻发生，慢慢观察吧！

总结一下，国产化疗药和进口化疗药应该差别不大。我连盐水都不是国产的，可是也不到半年复发。第一次手术最为关键，腹腔化疗也很重要。前两次手术都没腹腔化疗，最后一次是腹腔热灌注。一年了指标还一直处于正常状态，而且是在没有任何化疗的情况下。要知道我自从第一次复发，CA125 就一直没正常过，而是处于未控状态，直到去年手术后腹腔热灌注。腹腔热灌注对腹腔积液效果比较好，所以姐妹们以后要多留心腹腔热灌注！尤其是有大量腹水的情况下。

调心收获健康

闫小红（河南，网名红，癌龄7年）

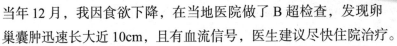

　　我是河南的红，今年41岁，公务员，生病前一直在行政机关办公室从事文秘工作。

　　我是在2011年年底发现问题的。当年12月，我因食欲下降，在当地医院做了B超检查，发现卵巢囊肿迅速长大近10cm，且有血流信号，医生建议尽快住院治疗。

　　其实，在此之前我一直有卵巢囊肿，约两三年了，一直在观察，各项指标都很正常，当时咨询几家医院都说是良性，考虑年纪太轻，都不建议手术，而且他们认为这是女性常见病。这次检查却发现突变，很后悔没有早些手术切除。

　　分析一下囊肿恶变的原因，主要有两方面。一是12月初母亲住院病危，在ICU，心里焦虑，几天吃不下饭；二是本身从事的工作也很劳累，整天熬夜写文件，几乎天天加班，长期的劳累过度，最终导致了囊肿恶变。

　　我很庆幸的是，因姐姐、姐夫都在我治疗的这家医院上班（当时他们并没有把可能是恶性的情况告诉我），所以我很快地住进了医院，做了手术，切除了双卵巢、子宫、大网膜，没有清扫淋巴。手术病理报告：双卵巢透明细胞癌。

　　当时我并不知道自己是恶性的，因为姐姐怕我受不了太大的打击，有意让医生给我开了个假的病理报告，我亲眼看到是交界性的，所以就放心了。但因术后感染，我持续高烧，精神很差，家人就准备让我转院，等退烧后立即转到中国医学科学院肿瘤医院，李晓光为我的主治大夫。

　　我高烧后，体质急剧下降，不仅走路累，就连说话都觉得累。在中国医学科学院肿瘤医院，我知道了自己的真实病情。李晓光大夫看到我的情况和当地的手术病历，建议先化疗，然后再做清扫淋巴手术，于是我先进行了紫杉醇和顺铂三个疗程的化疗。

2012年4月，我又进行了第二次手术，清扫淋巴。大约早上7点进手术室，下午4点出来，手术结果有14/45的淋巴转移。医生没有给我分期，说以第一次手术分期为准，但第一次手术也没给我分期，加上我急着转北京，病历都是现补的。自己分析至少是3期，根据淋巴转移数也应3期C了吧。有医生说，只要是复发就不再分期，都是晚期。

术后不久，增强CT显示，还有一枚肿大淋巴结遗留，约1cm，医生说也许化疗后就没有了。接着是紫杉醇和奈达铂化疗三个疗程，那枚肿大的淋巴结几乎没有变化，最后两个化疗是紫杉醇、奈大铂和安维汀。安维汀靶向药是我爱人要求加的，当时给李晓光主任说了几次，最后李晓光主任同意。但是化疗两次后，那枚肿大的淋巴结仍然没有变化。鉴于已经做了两次手术、8个化疗，身体虚弱，无奈中于2012年10月出院。

在北京治疗期间，我开始学习郭林气功，并且密切观察CA125和那枚肿大淋巴结的变化。

2013年3月底，也就是距离化疗结束正好半年时间，CA125由原来的4.5U/mL上升到16U/mL，后升到76U/mL，原来的肿大淋巴结开始长大到3cm左右。我马上与李主任联系，她建议清明节后立即到北京手术。

2013年4月7日，我在北京进行了第三次手术。术前CA125是126U/mL。这次手术简单，李主任说腹腔、盆腔很干净，仅此一枚，其他都很好，所以手术时间也很短，加上进出约两小时，此次手术也正好探查一下，所以很关键也很及时，手术切除很干净。

我的整个治疗过程共进行3次手术、8次化疗。术后身体恢复一切较好，到现在一直比较平稳。

病后调养很关键。当时生病后，我看了很多有关治疗的书，可能大家都是这样。书看得很杂，除了看这个病的治疗方法，也看一些关于生命的思考类，像《来世今生》《美国的医学博士》，也有佛教类的书《认识佛教》等。

我也看一些抗癌明星的书，从书中甚至从听她本人讲述中，去寻找一些抗癌成功的共性经验。比如，有的得病后做好事善事，有修路的，修着修着病好了；也有得病后学微雕的，然后病不治而愈；还有学宗教的、练气功的；还有坚决不放弃，执着生命追求的；还有放下一切，顺其自然，恬淡虚无的等。总之，存在各种各样的康复成功类型，所以我感觉康复比中 500 万元大奖的概率大多了，希望总是有的。

但是，自己该如何往下走？在还没有完全理清自己的思路时，我主要做着以下三件事：第一，吃中药。我吃中国中医科学院广安门医院孙桂芝的中药，前三年踏踏实实，按时按点吃（早 8 点晚 8 点），今年中药是换季节时吃，春季吃，夏季停，到初冬又吃，准备吃过春季。第二，练郭林新气功。我坚持的比较好，排除一切干扰去练功，没有特殊情况基本做到天天练。第三，努力改变自己。我们得病的原因有多种，往往在生病后怨天尤人，其实自己的不健康生活习惯是主因。当时我想如果我还是原来的我，那么病还是一样得，所以我会努力改变自己。改变饮食，不喜欢吃的但只要对康复好的就吃，爱吃的但对康复不好的就不吃；饮食上应该注意大的原则，少晕多素，少吃海鲜，基本不吃羊肉和带鱼，多吃水果蔬菜，每天都吃水果，练功就带着水果，粗细搭配，早晚杂粮粥。每天酸奶（加亚麻籽油）一杯。遵守作息规律，让自己晚上早些睡觉，不再熬夜；改变生活状态，全力养自己的身体，不强制自己去干活，不强制自己做不喜欢的事；改变心态，心怀感恩，快乐自己。

我决心在今后的康复路上，明确努力方向，做长期抗癌的思想准备，脚踏实地地走好每一步。

第一，努力学会放下。因为抗癌是一辈子的事，生病后大家都觉得放下了很多，我也是放弃了工作、放弃了金钱和名利的追求，放弃了不必要的社交，放弃了不是真正意义的朋友，凡此等等，能放下的尽量放下。但是，真的能放下所有的事和人吗？真的能宽容地面对曾经欺骗你伤害你的人吗？能放得下父母、老公和孩子吗？我意识到自己的不足，自己还没有那么豁达，所以还要继续修炼，继续学习放下，至少不被这些暂时放不下的人与事干扰自己的心绪。

第二，努力改变自己。除了要改变以前的生活方式、饮食特点、作息时间，还要改变自己的个性，不要那么急、那么浮躁、那么好胜、那么追求完美。要修心，让自己的心灵纯洁起来，使自己的身心完美，学会与自己的身体对话，了解自己的身体，呵护爱护它们，让自己的思想与身体结合起来。我一直认为，修心是调动自己潜意识的途径，能把自己潜意识的能力调动起来，那么内在的自身能量就是巨大的了。

第三，努力好好活着。这个病之所以叫绝症，是因为医学上还没有什么好办法完全治愈。医院的治疗是一种对疾病被动控制，康复才是一种主动控制，康复之路一定要靠自己一步一步地走，医生、家人都无法替代。医院暂时给你手术、化疗，那是治不了本的，治本要靠个人了解更多的治疗方法，如冥想疗法、音乐疗法、自然疗然、气功疗法等，选择一条适合自己的就坚持走下去，不要哪个都学，哪个都不坚持，我们要想办法发挥出潜意识的辅助治疗能力。我觉得很多疗法都是在修心，在调动人的潜意识，这虽然不是一般人能达到的境界，但只要做就会有收获。

第四，要学会感恩。乐于助人、快乐自己。帮助别人得到的快乐，就是一味良药，是在哪里也买不到的。真要做到忘我地去帮助别人，没准儿，病就自愈了。我也建议大家看下《了凡四训》。

感恩一路有你

郑美英（江西，网名向阳花，癌龄7年）

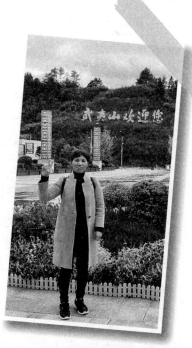

我是来自江西的郑美英，1967年12月2日出生于江西省上饶市，高中文化，个体户经营25年。2010～2011年期间，我在浙江省义乌国际商贸城做外贸，现居住江西老家。

我初次发病及诊治是在2011年8月中旬。当时，偶尔感觉右下腹隐痛，开始以为是节育环引起的不适，没有在意，拖着没去医院检查，到10月7日那天右腹痛得走路直不起腰，赶紧去义乌市医院挂了急诊科，做B超检查发现有子宫肌瘤（当时误诊），右侧卵巢囊性回声区可见一大小22cm×21cm界清，内可见部分强回声区，CDFI：周边有可见血流信号。

对医学无知的我，遇上了一十足的庸医，他根本不懂这种现象有可能就是卵巢癌，也不做深究。他看完结果说，肌瘤和囊肿不会这么痛，按压小腹痛的地方很像阑尾部位，可能是阑尾炎！就这样，就把我当阑尾炎，糊里糊涂地治。我打了一个星期消炎止痛的点滴，腹痛减轻，也可以走路了。我以为治好了，就没有再治了，偶尔会伴有小腹阵痛，也没有在意。

当时我做生意忙，加上医生也说过两个月后B超复查妇科，于是就拖到12月3日。这时来例假，不仅量少，而且长达半月也一直不干不净，由此我再次去医院复查。B超提示右侧附件区可见范围约87cm×48cm混合性回声，内有回声不均匀，欠规则，以低回声为主，内可见23cm×20cm囊性无回声。

医生建议做肿瘤标志物检查。结果显示，CA125已经高达1445U/mL，比正常值高出30多倍，考虑可能是不好的肿瘤，于是医生建议赶紧手术。

我考虑到医疗报销在本省高一点，就选择回家到南昌大学第一附属医院做手术。回到老家后，我通过找关系，在2011年12月18日这一天住进了南昌大学第一附属医院。20日做剖腹手术。术中探查发现，子宫、双附件、小肠、直肠、大网膜粘连成团，盆腹腔内有淡黄色腹水约200mL，没办法把它们分开，如果强行剥离开来会有生命危险。于是取部分大网膜做快速病理分析，结果诊断："转移性低分化腺癌，考虑是卵巢癌转移，3期C。"

医生建议先做2～3个化疗，等到肿块缩小，再行二次手术。12月27日开始用多西他赛107mg加奈达铂114mg化疗，12月30日出院。

2012年1月17日，B超显示右侧附件区58cm×43cm肿块，通过化疗缩小很多。第二次化疗用多西他赛加奈达铂各110mg。1月30日做增强CT显示，子宫右侧附近低密度影47cm×40cm。2月7日第三次化疗，还是用多西他赛＋奈达铂各110mg。化疗效果非常好，CA125降到正常值，为17.29U/mL。

在老家化疗期间，家人再三考虑，认为上海医疗技术方面更好，于是2012年1月5日带我去复旦大学附属肿瘤医院做进一步检查。病理分析结果显示与本省相同，诊断为"卵巢低分化腺癌3期C"。医院建议做完化疗后再做第二次手术。

我预约复旦大学附属肿瘤医院特需门诊专家臧荣余主任的号（因快过年，还需打第三次化疗）就赶回家了。过完年，16日在复旦大学附属肿瘤医院办完预入院，17日就正式入院了。一天都没有耽搁，进院后做全面检查。

由于手术加化疗，体质很弱，白细胞低到$2.7×10^9$/L，医生赶紧给我打升白针，只有升上去了才能进行手术。29日在全麻下行子宫、双附件、阑尾切除术，盆腔、腹腔肿瘤减灭术，肠修补术。手术进行得非常顺利，整个过程到返回病房不到3个小时。术后恢复较好。

术后12天，做第一次化疗，用紫杉醇＋卡铂，总共化疗6次，最后一次7月13日结束。化疗期间，出现疲惫乏力、食欲差、睡眠差、白细胞低、脚麻等反应，尤其是便秘严重，每次打完化疗一星期都排不出大便，用开塞露才能排出来，那种滋味真的很难受，有时大便后整个人都瘫痪在那里，一点力气都没有。还好，再苦的日子总算熬过来了。化疗结束后，CA125为11.7U/mL，人附睾蛋白4（HE4）为34.73pmol/L，指标正常。

此后，我在上海中医药大学附属龙华医院吃中药调理，断断续续一直到现在。

世间上任何事情，都存在因果关系。局限于自己的认识，我对我的病因分析如下。

1. 总结得病原因。首先是体力透支太多，无正常的作息时间，压力大，老熬夜，爱愁事，凡事要求完美，有事往心里压，爱生闷气。事事为家人和别人着想，不懂得照顾自己。

2. 求医教训。当发现身体出现重大的变化和不舒服，第一时间应该去找好的医院，好的医生看病，最怕的就是遇到庸医。不要以为眼前的工作忙，我们真的耽误不起！看病应该多找几家医院，听听不同医生的不同意见。我想当时我如果把自己看得重一点，多找几家医院看看，也不至于病情拖得那么严重，幸好化疗效果好，幸好遇到上海医术高明的臧教授，帮我把所有肉眼能见的病灶清理干净了，才让我至今得以正常。

3. 在饮食方面。我基本是荤素搭配，每天吃一两个鸡蛋或鸭蛋，以鱼为主，甲鱼、鲫鱼、鳝鱼、泥鳅、草鱼、海鲜都吃，老鸭、鸽子我也吃，但牛肉、羊肉、狗肉、鹅肉都不吃。蔬菜除了韭菜、芥菜、辣椒，其余的都吃。基本吃当季菜。五谷杂粮、红薯搭配吃。

4. 运动方面。运动是恢复体力的良药。化疗结束后，尽管体力较差，我有时还会出去走走。几年来，我学过八段锦、太极拳，但总感觉很累。2015年3月，我参加了郭林气功培训，至今还在坚持，感觉练功身体舒服，体力也好多了。

患病7个年头，回忆初次患病求医，道路曲折坎坷，术后一切顺利至今，我感恩给我治病的臧教授和他的团队，是他们挽救了我的生命！

感恩我的亲人和朋友在我生病期间，给我无微不至的关心和照顾。最难以报答的是我的姐姐，在我最需要帮助的时候，总是全力以赴，日夜守候在我身旁，照顾我，给我熬汤、煮饭，想着法子做我喜欢吃的东西。每当我想到得癌了心里难过流泪时，她总是开导我，让我消除恐癌的心理，由此不再那么害怕了，紧锁的眉头也慢慢地舒展开来。是儿女和父母让我有了要坚强地活下去的念头，他们需要我，孩子不能没有妈妈，父母不能没有他们的女儿，白发人不能送黑发。我要坚强地振作起来，为了亲人也应开心快乐地过好每一天。

总结到此，概括成一句话：生命中遇到的一切都是我该遇到的，坦然接受，少点抱怨，多点感恩。征服癌症从心开始，要学会内观自己，改掉一切不良习惯，让自己的心内环境好起来，免疫系统才会强大了，才可以抵抗癌症。

我一直在努力做到，感恩我生中遇到的每一个人、每一件事！

患病在天　抗癌在人

(山西，网名瑞雪寒梅，癌龄7年)

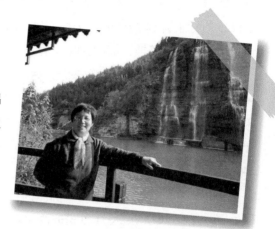

　　我是来自山西的瑞雪寒梅，出生于 1969 年，原来在一家国有企业上班，自从生病后就再没上过班了。

　　我是 2011 年 4 月 28 日做的手术，开始自己老感到乏力，食欲也不太好，又怕冷，4 月份已进入春天，大家都穿单薄衣服，我还是穿着羊绒衫、羊绒大衣，经常反复感冒，同时左下腹也隐隐作痛。在这种情况下，好心的同事催促我去做了 B 超。

　　我当时心里想，能有什么大毛病？我先到单位的职工医院检查，大夫说盆腔里有异物，但具体位置待查，建议我去市医院检查。

　　市医院的 B 超结果显示：左侧附件区可见大小约 20cm×12cm 的囊性暗区，右侧附件区可见大小约 12.8cm×7.5cm 的囊性暗区。壁上可见大小约 2.7cm×2.6cm 的强回声突起，盆腔可见深约 0.7cm 的液性暗区，医生建议马上住院手术。

　　我也就没有再多犹豫，当天就办了住院手续。经过术前的各项检查，于 2011 年 4 月 28 日下午进行了开腹手术。手术中切除了双侧卵巢肿瘤，送冰冻快速病检，结果回报是卵巢恶性肿瘤，故行全子宫、双附件、大网膜、盆腔淋巴结切除手术，同时留腹水 4mL 送检。一周后病检结果报告：双卵巢高－中分化，浆液性乳头状囊腺癌 1 期 C，子宫内膜、左右宫旁，大网膜、左右漏斗韧带及淋巴结均无癌侵入。腹水中找到癌细胞。

　　手术后第 7 天行 TC 方案化疗：紫杉醇＋卡铂，一共化疗了 6 次，2011 年 10 月份化疗结束。

　　在化疗期间经常白细胞升不起来，打过好几次升白针——重组人粒细胞刺激因子（瑞白）。我的病情稳定了三年。在这三年中几乎没有吃过中药，只是定期复查，一切指标正常，影像资料也显示正常。

2014 年 4 月份例行复查时，发现盆腔内见深度约 1.6cm 的液性暗区，CA125 指标上升到 27U/mL，HE4 上升到 65pmol/mL，尽管指标都在正常范围，但也给我敲了个警钟，都快到临界值了。

那段时间自己也老感觉乏力、体力不支。又过了一个多月，也就是 2014 年 6 月 3 日，在检查时发现 CA125 上升到 65U/mL，HE4 上升到 106pmol/mL。B 超显示，盆腔右侧腹膜明显增厚，其内有一枚低回声结节，有少量腹水。又开始做了 6 次化疗。这次的化疗方案是紫杉醇＋顺铂。前 4 次紫杉醇用量是 240mg，后两次是 210mg，顺铂没变。

化疗结束后我反思自己复发的原因：一是那段时间有些劳累，二是手术化疗后，只是在 2013 年 3、4 月份时吃过两个多月的中药，而后就再也没有吃中药调理。以前老对吃中药有些抵触，对中医中药认识不足，心想手术化疗解决不了的问题，中药能解决吗？最大原因还是自己存在侥幸心理，认为是 1 期 C，手术化疗后就万事大吉了。可这次已经复发了，所以治疗结束后必须改变观念。

化疗结束后，2013 年 12 月，我去北京中国中医科学院广安门医院看中医，我找的大夫是我们这儿一位患胰腺癌的病友给推荐的，前几年他一直吃这位大夫的中药，到 2016 年为止，7 年没有复发转移。所以我就奔着这位大夫去了。

可是我吃上这位大夫的药后，效果就没有那么好。刚开始觉得胃凉，总想上厕所，初以为是不习惯的原因，后来又去找他调了几次方子，还是不行。到后来就是常温下的水果、凉菜都不能吃，因为一吃就感觉肚胀，要么就是用不了多长时间就上厕所。

对这位大夫的药，我坚持了大约半年多的时间，但我最不愿意看到的一幕还是发生了，也就是 2015 年 8 月 13 日由于大量腹水不得已又住院治疗，查 125 上升到 422U/mL，HE4 上升到 216pmol/mL，住院后 4 天共抽腹水 8000mL。这次的化疗方案是多西他赛 120 mg 静脉点滴，顺铂 60mg 腹腔灌注，共化疗了 5 次，前三次是静脉点滴联合腹灌，第 4、5 次只有静脉点滴。

第一次化疗后，CA125 指标就从 422U/mL 降到了 223U/mL，HE4 从

216pmol/mL 降到 145pmol/mL。每次都在下降，化疗三次之后，CA125 就回到了正常值 4U/mL，HE4 也回到正常值 60pmol/mL。后来，因为身体实在受不了，白细胞也升不起来，指标和影像资料都正常了，就只做了 5 次化疗。

2016 年 4 月，我检查了一次，除了指标 724 有点儿偏高外，其他指标正常。B 超显示，盆腔有少量积液。医生让随时观察。5 月份我去扬州学习郭林气功，回来后就感觉老是疲乏，没精神，又去复查，不出所料 CA125 上升到 132U/mL，HE4 上升到 168pmol/mL，B 超显示又是大量腹水。于是在 2016 年 6 月再次住院化疗。这次的化疗方案是紫杉醇静脉点滴，香菇多糖加顺铂腹腔灌注。如此化疗了两次。第三次只是静脉点滴紫杉醇加卡铂，这样化疗了 4 次，先后共化疗 6 次。2016 年 12 月 2 日出院回家。

2017 年 5 月 9 日再度复发，CA125 升高，有腹水。用多西他赛＋奥沙利铂化疗 6 个疗程。因感冒 2017 年 12 月没有化疗，截止 2018 年 2 月 1 日 7 个疗程的化疗结束，开始口服艾坦，每天 1 粒。病情未能控制，于 2018 年 8 月 16 日再次复发，目前仍在治疗中……

总体说来，我的身体对药物比较敏感，一用药指标就下去了，病灶也缩小了。尽管这 7 年所走过的路坎坷不平，但坚持下来了。

经过这 7 年的艰难历程，我得出一点结论：得癌在天，抗癌在人。也就是说癌症已经得了，是不容置疑的事实，但接下来的抗癌路还得自己一步步摸索，找到一条适合自己走的抗癌路。

"世界上没有完全相同的两片树叶"，也就没有完全相同的两个人。由于个体的差异，同种药物用在同样病种的两个人身上，有时效果也不完全一样，所以别人的抗癌套路我们也不能盲目照搬，适合他的，不一定适合你，要相信适者生存，适合你的才是最好的生存之道。

下面再说说我的饮食方面。这 7 年来我做得还不是很好，争取以后逐步完善吧！因为我一直的习惯是喜欢吃水果、蔬菜，对肉类只是一般的喜好，只是自从得病以后，多注意一些营养的搭配、品种的多样化。以前吃得比较单调，现在尽量多吃一些维生素含量高、膳食纤维丰富的食材，多选用一些含抗癌成分的蔬果，比如多吃地瓜、山药、玉米；多食一些菌类，就是各种蘑菇，也包括木耳、银耳；多食一些含花青素的蔬果，比如茄子、紫甘蓝、葡萄等；尽量做到少油、少盐，少荤多素，少吃精米精面，多食粗粮杂粮，因为粮食加工的越细，营养破坏得越多。我经常熬五谷杂粮豆粥，放什么黑豆、红小豆、豇豆、黄豆、白扁豆等各种豆，黑米、糯米、小米、大米、薏米、枸杞、花生、大枣等。

在肉类方面，人们一般说的发物我尽量不吃，比如羊肉、狗肉、驴肉、无鳞鱼等，有时吃一些猪肉、牛肉、草鱼、鲤鱼、鲫鱼等，少吃甜食。自从我2014 年复发后不喝牛奶，鸡蛋每天吃一个。

在运动方面，2011 年 4 月份做的手术，7 月份就接触了郭林气功，到现在一直坚持练着，中间出去参加过两期培训班，且不谈它对我的康复起了多大作用，只当它是修身养性、健体强身的一种运动方式吧。我的练功体会是，练功一上午不觉得累，可是平常走路或是逛街两小时就觉得很累。

在娱乐生活方面，多了解一些养生保健知识，我经常看北京卫视《养生堂》，中央十套的《健康之路》，中央三套的搞笑娱乐节目，不看电视连续剧，不看影响情绪的节目。总之，多接触一些正能量、愉悦心情的东西。

爱也是治病的法宝。我的家人这 7 年来对我呵护备至，特别是我老公自从我生病后几乎承担了全部家务，每次住院治疗都是他守护在我身边，还有我的姐姐在精神上经常给我极大的鼓励和安慰，在经济上也经常帮助我，让我时时感受到爱的味道。

手术干净受益多

李小红（湖南，网名好运来，癌龄7年）

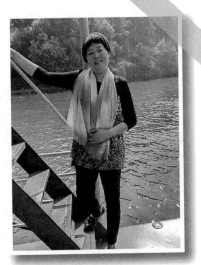

我叫李小红，家住在湖南株洲，1966年生。生病前做财务工作。

2011年春天，我感到下腹部胀痛，去我们这边的一医院妇科检查，做了彩超，结果是子宫腺肌症。我还做了防癌检查，因没查出什么异常，医生说没问题，就给我开了一些药回家服用。服药后，腹胀症状有所缓解。

到了6月份，出现大小便时疼痛。我又去了医院检查，彩超结果显示子宫有一个瘤子。于是，我在6月11日早上7点进行了全麻微创手术，切除了这个瘤子。等到手术快做完时候，妇科主任在宫腔镜看到我的卵巢有问题，就问我的主治医生怎么办？主治医生说预定的手术已经做完了，这就需要再做了。

妇科主任要再做开腹手术，我的主治医生尽快叫我家属来签字。接着，我又做了开腹手术。术中快速病理结果报告，卵巢癌。我想要不是细心的妇科主任及时发现，我早就没命了。开腹手术，切除了我的子宫、双附件、阑尾、大网膜，并做了盆腔淋巴清扫术、肠粘连松解术。术后病理报告，浆液性乳头状囊腺癌，中低分化，3期C。

术后，于6月19日开始用紫杉醇＋奥沙利铂做了7次化疗。在做到第7次化疗时候，因白细胞和血小板低下，感冒、发烧住院，当时情况很危险。进了医院，医生就给我输血小板、打升白针，一天两次，住了一周后才有所好转。医生看我身体太弱，就给我停止了化疗。化疗结束后检查，CA125为15U/mL。

出院后，我一直吃中药，每月复查CA125，每次均在正常范围，最高不

247

超过18U/mL。三个月做一次彩超，直到2013年6月复查，发现盆腔有一个7cm×5cm的包块。医生考虑复发，安排我做化疗，用紫杉醇＋奥沙利铂化疗，两次后瘤子小了一点。2013年8月23日，我在湖南省肿瘤医院做了第二次手术，手术切除了一小节直肠。术后我回地方医院做了4次化疗，用多西他赛＋顺铂。

出院后继续每月复查CA125，指标一直都正常，还是三个月做一次彩超。

2014年7月复查彩超时，发现盆腔有一个囊实性包块27cm×29cm，接着，医生让我吃了两个疗程的口服化疗药依托泊苷，每天2粒，吃了一盒。服药后，肿块缩小了。在大夫安排下，我于2014年8月26日在湖南省肿瘤医院做了第三次手术，这次手术切除了一小节小肠和部分膀胱。由于手术时把我的膀胱神经切断了，致使我一直在漏尿，每天都要穿"尿不湿"，回到了幼年的褓褓时代。

现在回想起来，我不应该做第三次的手术，否则也不会造成这样的后果，可能只打化疗或者做别的治疗都比手术要好一些。

2016年3月复查时，CA125有点偏高，达到60.4U/mL，之前两次复发我的CA125一直正常，就这次有点高，遂进一步检查做CT，发现盆腔又有一个45cm×52cm的包块。于是我用紫杉醇和卡铂化疗4次，肿块缩小到27cm×29cm，因为身体太弱吃不消，我停化疗休息了两个月。两个月后复查发现肿块又长大了，CA125指标也升到了45.3U/mL，于是又换了多柔比星＋卡铂化疗1次，但这次，CA125增高到54U/mL，肿瘤也增大了。医生让我改做放疗，做了25次放疗，放疗前肿瘤是32cm×29cm，放疗后为20cm×25cm。由于身体太弱，就在家调养，一直用中药调理。

这7年来，我吃的都是自己种的菜，早上吃五谷杂粮粥、红薯，每天一个鸭蛋，我不吃海参、雄鸡、鲤鱼、螃蟹、虾，但我经常吃鸭子，坚决不吃羊肉、狗肉、甜酒等大发的东西。

锻炼方面，我在2011年练过半年郭林气功，后因复发就没练了，然后改跳广场舞。一年后因为复发，也没跳了。后来每天晚饭后散步一小时，每天坚持。

我是一朵快乐的祥云

(陕西，网名祥云，癌龄7年)

　　我来自陕西汉中，1962年生人。我的网名是祥云，就是想做一朵快乐的彩云，高高地自由自在地飘在万里晴空中，每天俯瞰汉中锦绣大地的变化。

　　陕西汉中，山清水秀，素称鱼米之乡，是闻名遐迩的"小江南"。可是就在这样一个美丽的地方，我依然没能幸免与肿瘤君的亲近。

　　我属于"卵巢癌1期A"的，可能有姐妹会说：好早。其实，对我来说还是发现晚了，我本应该早把它消灭在萌芽状态的。因为我发病之前就有卵巢囊肿的，每半年去检查一次，持续了两年多。

　　我在县城做生意多年，平时也乐善好施，所以医院认识我的熟人也多。每次去检查都不用挂号，做B超也不用排队。妇科医生每次都说："没事，卵巢囊肿，大部分女性都有，到时候绝经了自然就没啦。"

　　在这里，我总结第一点，看病别找太熟的医生。她能帮你省时、省事、省钱，但因为在她意识中总把你当健康人，判断时就会出现健康大于有病的概率。因此，做B超的医生总会不经意地出现好心的诊断错误。

　　直到2011年夏天，妇科医生才发现我有问题，建议我去市医院检查。检测CA125为42U/mL。专家经多方检查定下了手术方案——腹腔镜切除术。

　　术前，医生征求我的意见，我说卵巢不能少。我当时正做化妆品生意，特爱美，认为没卵巢女人很快就老了。不过在手术麻醉中老公的签字，还是切除了一侧的卵巢。知道后挺伤心的。事实证明心态不老，人就不会老。

　　当时市医院的切片报告，要在手术后三天后才能出结果。过了一周了，同病室病友都出院了，也没说让我出院。医生让老公去她办公室谈话，告诉他诊断为"卵巢癌 1 期 A"。老公把医生诊断的结果告诉我，我不知道是怎么回到病房的，反正人是麻木的。老公也不敢和我说话，悄悄地出去了，很久才回来，眼睛红红的，紧紧地抱住我说："老婆，都怪我没照顾好你。"

说来也是，当时家庭条件太差，1997 年到 2006 年，我们做食品生意，基本上都早上 4 点起床，晚上 10 点后休息，一天忙得像陀螺一样，经常是忙得吃饭都省了。10 年后因为胃病，改行做化妆品，生意也很好，也是忙得不可开交。生病后，我还是忍痛把经营了 5 年的化妆品店转让了。

我总结第二点：透支身体赚钱，这个债迟早是要还回去的。市医院术后一周，就给我做了第一次化疗，然后让我回家休息，准备做第二次开腹大手术。回家后头发大把地掉，城里人都认识我，我和老公跑到乡下一家小店剃了光头。不过那个光头我没让谁看过，我自己就摸过也没看过，我不想自己印象中有那个样子。

回家后，越想越觉得不对头，我这么善良的女人，怎么会得这病，大概是医院弄错了吧？我和一个也在患病的朋友说了，她说一般不会错的，她推荐我去陕西省肿瘤医院做第二次手术。

做手术之前是要把切片拿到西安的，在两个大医院做了检测，确定是恶性的，我这才放下不甘心，接受了第二次手术。

第二次手术，医生们说是大扫除，腹腔里可能就剩肠子还在，孤单的肠子也是久经磨难，等会再说。这次不再考虑美不美了，就像医生说的，命要紧呢。医生当时预定方案是术后 4 次化疗。因为是两次手术，人特别虚弱，半个月后医生让选择是接着化疗还是出院调养后再去化疗，我们选择了后者。现在看来这个选择是对的。

为了化疗时能配合全身热疗，手术时预留了两个管子，就是化疗药从管子里直接打进去，过半小时后去做一小时的全身热疗，2900 元自费的。我觉全身热疗对治疗和身体都很有好处，是化疗时人最舒服、最愉悦的时候。

化疗时病房里的患者大都呕吐、不想吃饭，说真的我也不想吃，但看到好多病友不得不中途停止化疗休整，我强迫自己吃。我怕我也停下来，没想到，强迫自己吃饭还成了医院里病友眼中的吃货了，好几个患者给医生说要和我住一个病房里。的确，当时不吃饭的病友和我在一起都开始吃饭了，都说看我吃得好香，其实我也是硬塞的，想着吃饭，总比吃药打针好受点吧。

还有，我每天一边打针，一边不停地吃葡萄、吃香蕉、喝水，然后就是不停地排尿。当时我说，就不让这张嘴休息，它就不会怠工，哈哈。当时的大便，还是很困难，一天跑厕所几十次都不能畅快地拉下。医生给开了芦荟胶囊，我自己还买了开塞露、蜂蜜。每次化疗结束出院后，我都是直接去陕西省中医医院开一个疗程 14 天的中药调理，后来每次西安都去开药的，有中药 14 副，还有复方斑蝥胶囊、贞芪扶正颗粒。

化疗第一次还好，第二次化疗前白细胞低到 2×10^9/L，打升白针后才能继续化疗。第三次化疗前白细胞也是 2×10^9/L 也打了升白针。话说我的白细胞，这几年一直都是 3×10^9/L，医生说没事，我就没刻意关注，一直到第 5 年才恢复正常了。

第 3 次化疗回家时，手是麻的，捏东西都没感觉，电视也看不清了，当时那个急呀。第 4 次化疗时还打两支升白针，而且预留的管子周围发炎了，这才拔掉，所以第 4 次配合化疗的是腹部局部热疗，不到 1000 元。前 3 次化疗药都是配合 2900 元的全身热疗的。

2012 年春节过后，我又按时间去医院，医生说化疗结束了，开始免疫治疗。我能这么快结束化疗，与我强迫自己坚强，积极配合中药治疗不无关系。和我一样的患者化疗不吃饭，化疗时间也是随自己时间去医院，第二年了还在化疗。

我总结第三点：医生治疗是前提，自己治疗才是根本，任性放纵等于自我放弃。提到免疫治疗，我在群里很少听姐妹们提到这种疗法，我想需要把这种治疗分享一下。

陕西省肿瘤医院的患者化疗结束后，都要经过为期 5 年的免疫治疗。第一年 4 次治疗，第二年三次治疗，三年以后一年两次。一个疗程 10 天，用药是康艾注射液和甘露聚糖肽注射，只有对甘露聚糖肽过敏才会换药。每天康艾注射液 5 支，一支大概 60 元，甘露聚糖肽两支，一支大概 80 元。需要注意的是甘露聚糖肽绝不能加葡萄糖注射液，要加氯化钠注射液，康艾注射液是加葡萄糖注射液。

今年夏天最后一次结束免疫治疗后，医生愉快地告诉我："你从我这里算是毕业了。"但我知道以后的日子还需要倍加小心，丝毫不敢马虎大意。

2013年有个小插曲，抽血护士把我的血贴错了，CA125超过100U/mL了，医生当时就让我去做PET–CT检查，一万多的费用，还说又要化疗，我才不甘心呢，我要求抽血再查CA125，又去别的医院抽血检查，结果两家医院都是12U/mL。所以，我总结第4点：任何出乎意料的结果，都要重新检查。

下面我说说我的肠梗阻问题。三次都是发生在化疗后第一年。2012年春节期间，当时我4次已经化疗完，大年初二回娘家，中午大鱼大肉我没吃，晚饭是浆水菜挂面。我知道我们这病不能吃浆水菜和泡菜，我当时就用筷子捞了点挂面，一点汤都没带。回家后一会儿肚子就开始疼，是那种搅着疼，越来越疼，后半夜甚至比生孩子还痛，没有哪个体位舒服，下面拉不出，上面水都进不去，折腾到第二天去了医院，拍片的医生说肠子里有个气泡，于是后来任何带气泡的东西我都不吃不喝。医生说这气泡也没特别的办法，你回家喝点蜂蜜试试，还真是管用，慢慢自己好了。

第二次是我给弟弟做扯面吃，快熟了我就尝一尝，看熟了没有。谁知就是一节两寸长的面，居然就粘上肠子了。晚上又是整夜地痛，这次喝蜂蜜也不管用，又去医院了。医院有个专治肠梗阻的秘方，老公同学给了我，两块多钱的药还真是管用，我现在把它分享到群里。但是，那里面的泻药量太大，有些药店没有医生的处方都不敢销售。

第三次肠梗阻，还是因为吃。2012年夏天我患带状疱疹去皮肤科住院治疗，晚上住家里，白天去打针走到二姐家门口准备买饼子吃，二姐说她家有熬肉面片让我吃，谁知那熬的肉是前一天晚上的。我吃了一碗，去打针打到一半，肚子疼得满头大汗，可把那院长吓坏了，赶紧转院去了县医院，住到老公同学安排的内科病房里。后来那同学说，我住他那里，他两天晚上都没睡着，如果通不了就要手术的。当时插了胃管，灌肠用的还是那方子，第三天终于通了，吓坏宝宝了，哈哈。

打这次以后，我下决心不让肠梗阻再现，偶尔觉得吃了什么东西不合适了，赶紧吃6片多酶片。当然，这种情况很少。以后的几年，我特别注意饮食，所以肠梗阻再没关照过我。我总结第五点：产气的，带气泡的，隔夜剩饭坚决不能吃。

接下来说说饮食。我现在的饮食以清淡养生为主，吃的基本都是确定性的绿色食材，菜油、芝麻香油、麻辣油，我都是买来原料自己压榨的。大米，是我每次去乡下抄友家的米缸，自己装上的。她家磨面，特白的是她的，黄的是我的，她也很高兴。

买蔬菜时，我要了解哪种菜不需要打农药，像春天、夏天开始我就不再吃小白菜、卷心菜、豇豆之类，除非朋友家自己种的。像空心菜、莜麦菜、农家豆角之类的，就很安全。端午节买肉，我和朋友们去农民家买了自养的整头猪。我去考察过，那猪没吃市场卖的加工饲料，市面上卖的猪肉，我是不去买的。我也会自己去找野菜，像蒲公英、鱼腥草、荠荠菜都是我的家常菜。我冰箱里经常有野菜，大多数都是妹妹让人从乡下给带的，亲人们更希望我健康长寿呢，嘿嘿！

现在的小吃店、酒店，不到万不得已我一般不吃。我自己会做各种各样的小吃，欢迎姐妹们来我家做客，品尝我的手艺。

关于我的锻炼，我也想汇报一下。

2012年夏天，我开始练太极拳，大概有一年多点时间。2013年女儿要高考了，我就停下一切活动来全力照顾女儿。当时学习任务紧，为了让女儿中午能休息一会儿，我每天中午按时间提前把饭给女儿凉到适宜的温度，她吃了之后可以多休息几分钟，我按时间叫醒她，等她上学后我才午休。下午时间太紧，孩子不能回家吃饭，我怕女儿在学校吃饭营养跟不上，就每天下午准时把饭做好送到学校门口一个小卖部里看着女儿吃完。女儿那年果然没有负我的期望，考了理想的分数，解决了我的后顾之忧。

女儿上大学后，我一心一意地锻炼了，这时候心情好，体力也很不错了，就开始跳一些快乐舞步健身操，并且担任教练。

这里我想和姐妹们说下，快乐健身操要求头正颈直，挺胸收腹提臀，最主要一点就是要把腹部的气，全部提到胸腔，身体上挺，尽量将身高要求提高5cm以上。我听说郭林气功原理要求远离病灶，如果在做健身快乐操时，把气从腹腔提到胸腔了，是不是对我们有利？我自己这么认为的。但太极拳又要求气沉丹田，这气在腹腔呢，我纠结的这问题希望能得到前辈姐妹们的解答，谢谢啦！

　　再说说疱疹，那次带状疱疹疼得也很厉害。我饮食这么清淡，清火败毒的野菜也常吃，现在最困扰我的，是嘴上时不时地出现疱疹，期盼姐妹们有好的解决方案。还有，康复 7 年多了，我的 CA125 一直在 12～20U/mL 之间，我看群里姐妹们 CA125 都是个位数，怎么能到个位数，期待姐妹们指导。

　　在这里我要感谢我的家人。老公这 7 年多来对我是百般关照。老公是一名高级教师，高三教学的精英，但自从我生病后，他就申请不在一线了，尽管没明说，但我知道他是想在我需要的时候随时能陪我，现在还一直在后勤工作呢。

　　搬新家两年了，家的拖把我都不会用，这活也算体力活吧，累人的活我们可以不干了。我只喜欢做吃的，不喜欢洗东西，衣服手洗的全归老公，机洗的算我的，反正我不想干的都是他干，这算不算欺负他？哈哈。

　　还要感谢我妹妹，在我手术期间对我贴心细致入微的照顾，现在也是经常帮我买乡下土鸡蛋、鸭蛋，托人从乡下给我找野菜，乡下人自己种的土特产送她的她都会给我。两个姐姐也是在我每次住院时照顾我女儿，让我无后顾之忧，现在呢也是有什么绿色环保的东西，都首先想到给我。我弟弟和弟妹也是对我关爱有加。父母不知道我生病，没人告诉老人家。

　　还有要感谢我的医生，田小飞医生对人特别和善，而且医术精湛，我去医院一见到她就觉得病好多了，还有其他的医护人员也都值得我感谢。

学习抗癌明星经验

周 艳 (辽宁，网名艳子，癌龄7年)

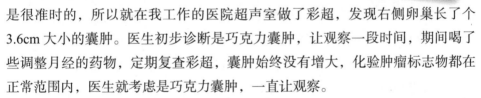

我是来自辽宁朝阳的艳子，真实姓名是周艳。今年47岁，是一名医生，平时工作很忙，专门为了帮助患者治病，却忘了自己的健康。

2011年1月，我做了妇科手术，确诊为卵巢颗粒细胞瘤。

我的病情有点特殊。在2008年时突然出现月经延迟20多天，平时都是很准时的，所以就在我工作的医院超声室做了彩超，发现右侧卵巢长了个3.6cm大小的囊肿。医生初步诊断是巧克力囊肿，让观察一段时间，期间喝了些调整月经的药物，定期复查彩超，囊肿始终没有增大，化验肿瘤标志物都在正常范围内，医生就考虑是巧克力囊肿，一直让观察。

过了三年，开始出现闭经，要打黄体酮才能正常。闭经时伴有腹胀，我就想干脆手术做掉吧，要不总是复查，也很麻烦。

2011年我来到中国医科大学附属盛京医院第一微创妇科做了腹腔镜手术。术中病理诊断为"卵巢颗粒细胞瘤"，当时就转为开腹手术，切除了卵巢、子宫、阑尾、大网膜。因为没有转移，属于1期A。主任医生说这种类型的，化疗不敏感，不必做化疗，只用了一周消炎止血的药物就出院了。

两个月以后，身体恢复得很好，就开始正常上班，完全没把病放在心上，也没用任何的药物，生活上又恢复了以前的状态，没有注意调整，只是定期复查。

2013年10月，我发现颈部淋巴结、下颌淋巴结增大，自己用手就能摸到，还经常打嗝，吞咽有梗阻的感觉，于是就做了胃镜、喉镜、盆腔CT、腹部超

255

声检查，都未发现异常。这样又过了一年。

2014 年，我再次复查时发现肝右叶下角有一个 3.8cm×3.8cm 的肿物，肝右后叶被膜下多个稍小低密度灶，考虑为转移瘤。我在 301 医院行肝脏肿瘤局部切除术，肝内肿瘤射频消融术。术后 1 个月在盛京医院做了 6 次化疗，用的是紫杉醇＋卡铂，前两次是用卡铂腹腔灌注，因为副作用大，后 4 次改为静脉滴注的。

化疗结束后又做了 6 次生物治疗。生物治疗就是从身体抽出 100mL 血，在体外培养，让血液中免疫细胞增加，然后再注射回身体。

我的肿瘤类型比较特殊，恶性程度比较低，血液指标不敏感，只能通过影像学检测确诊。目前 CA125 是 6.8U/mL。即使当年手术时，CA125 指标也是正常的，当时沈阳医院的医生都考虑是阳性。

我患病的时间虽然不短了，治疗上却很简单，没有太多的经验。我的教训是，由于第一次手术后思想和行动上都没有重视导致复发，所以这次手术后两年来我努力改变自己一些不良的生活方式，重视自己的身体，关爱自己。以前经常熬夜，饮食也毫不节制。现在我不吃辛辣、海鲜、腌渍的食物，羊肉、韭菜等发物也基本不吃，每天早晚喝两次中药，化疗结束后学习做郭林气功，每天坚持在公园做 4 个小时以上，感觉很放松，很享受。我还经常出去旅游，去年冬天去巴马住了两个月，接触到更多的病友，开拓了眼界，放松了自己，彻底改变过去那种又累又紧张的活法。

我还经常在网络上阅读抗癌明星的文章，从中学到很多知识，精神上也备受鼓舞，我相信沿着前辈们的脚印走下去，他们成功的今天，就是我们的明天！

我没有什么经验，但有一点体会与大家交流。

一是看病有学问。虽然我是一名医生，但是也不能保证自己的身体不生病。现代医学专业越分越细，很难找到一个对人体医学全面贯通的专家。当我们看病时，如果没有遇到专业对口的医生，就很容易出现误诊。也就是说，医生只会根据自己熟悉的专业知识和经验，对你的病情做出判断。你不知道自己的病，一时就不好遇到对口的医生，但是你可以根据病情大体判断属于什么科，多走几家医院，多看几个医生是非常必要的。

二是小病要早治。这是一个极其普通的常识，但我们大多数人做不到。一般的常见小病，如感冒什么的，吃药也好，不吃药也好，而且还有人建议感冒最好不吃药。但是，妇科病必须早看早治。因为，妇科是女人身体的薄弱部分，不仅发病率高，而且容易酿成大病。一般说来，男人的肠胃，女人的妇科，是肿瘤病最容易发生的地方。如果有问题一定要查明白，没有治好一定不要轻易放弃，不当回事。

三是任何高明的医生，只能就病治病，治不了出院后的患者心态。现代社会很浮躁，各种贪欲横行，贪财、贪名、贪官、贪权、贪美、贪吃、贪酒、贪爱，凡此等等，无所不贪，贪婪成性，所以人心难得安定处所。生病了，也就老实多了，稍康复一些，贪欲复发，随之旧病复发。所以，治病靠大夫，治心靠自己。

我读了一些抗癌明星的文章，从他们的成功经验、智慧中悟出一个道理：戒贪是治心的根本。只要一个人不再贪恋什么，心态就会平和。心气平和精神爽，百无挂念天地宽，心安定了，身也就安定了。

把信任交给良医

苏　燕（辽宁，网名平安燕，癌龄7年）

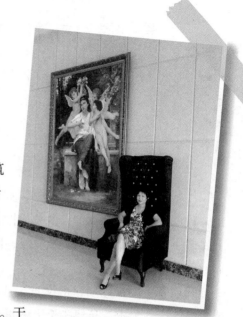

我是平安燕。曾经就职于辽宁省建筑工程管理局技术部。我是一个性格开朗活泼好动的人，患病前喜欢旅游、阅读和制作美食。2011 年 4 月 27 日，我突然成为一名卵巢癌患者。这段刻骨铭心的经历，已经成为我人生过程中不可多得的财富。

起初因肚子胀，下蹲困难到医院就诊。于 2011 年 4 月 27 日我被确诊为卵巢癌，我完全不敢相信，因为初期没有任何症状。

经过检查最终确诊为卵巢浆液性腺癌，中低分化。于 5 月 6 日在大连医科大学附属第二医院进行了我的第一次卵巢癌手术，术中切除了左卵巢和肿物，还切了部分大网膜。术后恢复一周，就开始了 6 个疗程的化疗。化疗中使用了紫杉醇 + 卡铂。化疗后肿瘤标志物 CA125 恢复正常。

此后两个半月复查一次，直至 5 个月后发生复发，CA125 上升。

遵医嘱，于 2012 年 3 月 5 日开始第二疗程化疗，为防止肿瘤细胞产生抗药性，此次化疗使用伊立替康和顺铂。经 4 次化疗后因血象急剧下降而停止化疗。在家调养身体。

在恢复期间常吃一些药膳，药补不如食补。同时在此期间我还跳一些缓慢的广场舞曲。

2012 年 10 月 30 开始为期两周的恩度治疗。可是未能控制 CA125 的上升，之后进行了 8 次化疗，用的伊立替康和顺铂。经过 18 次的化疗，至 2013 年 5 月 29 日 CA125 是 20.70U/mL。因为 CA125，总是化疗就下来，不化就上去，我也知道当时手术无法进行，只能切除左卵巢及肿物，其他都没有切除这是一个重大隐患，我决定去北京，在网上找到了崔恒主任。

2013年6月5日，去北京找崔主任。当时CA125是20.70U/mL，在正常范围。7月初再次去北京CA125是88.53U/mL。崔主任说你要拉开化疗时间，否则会耐药。所以还是先观察。

8月6日，我又去北京复查，CA125升到362.9U/mL。崔主任问我："你敢不敢再观察下去？"我说："听您的！"他说："那就再观察一个月。9月份你不用来北京，我去大连，你到大连医院找我。"

9月4日，我到大连医院找崔主任的时候，CA125上升到924.3U/mL。当时全国卵巢癌专家都在大连医科大学第一附属医院进行卵巢癌的复发研讨及会诊。

崔主任给我检查完，又看了化验结果后，问我："你敢不敢赌一下？"他说："如果你现在进行化疗，效果也非常好，因为你对药物非常敏感。但是，药停了之后，CA125还会上去，可找不到根源在哪里。"

听了他的话以后，我说："我什么都不怕！"我又马上问他："如果转移到其他地方怎么办？"崔主任告诉我："这就是赌，你怕不怕？"我说："不怕！我赌。"结果到了10月8日复查时CA125升到2502U/mL。

2013年10月14日CT检查后发现肝内多发转移。在崔主任的指导下采取介入治疗。于2013年10月14日至2014年2月14日，共做了4次介入治疗，所用药物为多西他赛和奥沙利铂。

2014年4月8日发现盆腔转移，即时返回北京，经崔恒主任会诊及各项评估检查，于2014年5月13日在崔主任主刀下进行了第二次手术。做了全子宫切除术、右附件切除、残留大网膜切除、盆腔和主动脉旁淋巴结切除、降结肠部分切除及降结肠、乙状结肠侧吻合术。术后进行了4次化疗。化疗结束后CA125一直在正常范围，直到今年2月CA125升高，B超检查盆腔有一个2.6cm×2.0cm的肿物。我于4月8日到北京大学人民医院由崔主任检查评估后，于5月23日进行了第三次手术，经过4次化疗，现在一直在康复中。

经过这么长时间的抗争，不敢说自己懂得些什么，但只想说说自己的感受。

卵巢癌的可怕之处在于复发，其实给我们最大的是心理的压力。我们共同的目标是抑制和消灭癌细胞，这就需要治疗和养生双管齐下。

　　我积极配合医生的治疗，与此同时我开始改变自己的生活状态和习惯，开始注重养生调节，并且关注国外权威的一些前沿信息。既不过度治疗也不偏听偏信。

　　我曾使用过恩度，是一种抑制血管再生的药物。通过抑制血管生成从而抑制肿瘤增长，根据此原理从而达到"饿死"肿瘤的目的。但我使用之后效果不明显，也因此我开始关注国外相关研究。此药在英国癌症治疗中并不被推广使用，主要是因为其副作用。也因为如此，我对疾病的治疗更加理智。

　　多了解一些权威信息，综合地分析自己的病情，也是对自己生命负责。我们既不应放弃，也不应病急乱投医。如果说得病多年我最大的感触是什么，就是要注意理智地分析而不是跟风，毕竟身体是自己的。曾经的我，也在网上看各种小道消息，听朋友道听途说的消息，见风就是雨，然而发现这些对我没有什么帮助，反而让我越来越迷茫，越来越焦虑。当我有机会看了英国对癌症讲解的相关的资料，看到里面详细介绍了癌症发病原因和目前的研究进展，我对未来充满了信心。

　　最后，我用"因病相聚，携手并进，理智思考，战胜病魔"这 16 个字，与众姐妹共勉。

从容品尝生命的滋味

阿伊莎（宁夏，癌龄7年）

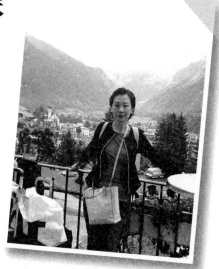

一、光芒四溢的狮子

我来自美丽的塞上江南宁夏吴忠，阿伊莎是我的回族名，1973年8月生，今年45岁。大学毕业后一直在银行工作，目前是银行的管理人员。爱好广泛，性格要强，追求完美，志趣高尚，乐善好施，优雅精致，是典型的狮子座性格。

2011年，我患卵巢透明细胞腺癌，低分化，2期C。2016年复发，目前情况正常。

二、噩耗突降

2011年10月，一个美丽的金秋时节。我刚庆祝完38岁生日，自觉生命走进最好的时光。做梦也没有想到，噩耗降临，我突然变成一名癌症患者。

10月中旬，我感到右侧下腹部隐隐作痛，随即到当地医院做超声检查，显示盆腔内有一个7cm×8cm囊实性肿块，各项检查没有显示不好，医生诊断为卵巢囊肿，当即在宁夏医科大总医院做腹腔镜剥离手术，术中医生凭经验感觉不太好，就摘除了我的右侧卵巢，病检结果，倾向良性，申请远程专家会诊也没有明确的意见。

两周后我带着病理切片到复旦大学附属妇产科医院，也就是有名的上海市红房子妇产科医院（这里是我国著名的妇科专家林巧稚工作过的地方），病检显示是透明细胞腺癌，恶性程度较高。我不敢相信，宁夏还认为是良性，怎么就突然成了恶性程度很高的癌！

于是我又带着切片到北京大学人民医院，病检结果与上海的一样。我见了崔恒教授，他建议立即手术并全面化疗。

三、沪上之痛

11 月 20 日，我入院于上海的复旦大学附属中山医院，次日行肿瘤减灭术。术中切除了左侧卵巢、子宫、阑尾、大网膜，并清扫了淋巴。术后分期为 2 期 C，低分化。术后治疗方案为腹腔灌注化疗 3 次、全身化疗 6～8 次，干扰素注射半年。

这次手术中进行了腹腔的顺铂灌注化疗，并预留了管子，10 天后进行了静脉全身化疗，采用 TP 方案即紫杉醇＋顺铂。手术做完了，我不知道我接下来要面临什么，化疗到底是怎么一回事，听说可怕的不得了。我好无助，好恐慌！

四、魔鬼般的化疗

回到宁夏进行了 5 次全身化疗，两次腹腔灌注化疗。头发在第一次化疗结束后的两周内全掉光了，白细胞在第二次化疗结束后就一直处于低位，最低 1.2×10^9/L，期间为了提升白细胞，注射了升白针。顺铂的药性导致我剧烈地呕吐，体重从 92 斤降到 78 斤。由于我的 CA125 始终正常，所以持续打了 6 个化疗后，我就没再坚持打下去了。

化疗让我没有了美丽的容颜，腹腔灌注化疗留下的管子让我三个月不能洗澡。白细胞最低的时候，差点让我失去了生命。在这时，我对食物和任何味道极其厌恶。回想起这段人间炼狱般的癌症治疗过程，至今令我浑身发抖。

五、生命的春天

化疗结束的时候正好是春天，我天天坐在窗口看外面的树，我知道等到叶子繁茂的时候，我就好了。从树的枝条裹上鹅黄色，到露出一个小小的嫩芽，到毛毛的小叶子，到一枝条的绿意。

按照上海医生的经验，我继续打干扰素用来提高免疫力，每周一支，持续半年。

由于没有经验，自己买的瑞士罗氏公司的干扰素，每支超出了应该使用的剂量，药物反应很大，相当于小化疗，浑身痛，忽冷忽热，恶心呕吐，于是打了三月后也停了。开始吃中药补虚劳，连续吃了两个月就停下来了。

9 月份，我上班了。2014 年 5 月份伤口处不适，又到上海做了 PET-CT、加强 CT、B 超、肠镜，没有发现问题。这就是我们癌症患者的悲哀，杯弓蛇影，战战兢兢，稍有不适就会联想到复发。

上海的医生建议到上海群力中药诊所吃中药。吃了两个月，血压低得我连路都走不稳，于是中药又停了。身体也没有感到有其他不适，就吃点用于升血补虚的食物和中药，自己也觉得好多了。

六、众说纷纭的细胞免疫疗法

2016年3月，我在朋友的介绍下在第四军医大学肿瘤研究所做了两次生物细胞免疫疗法。具体就是抽取自身20～30毫升血，经过分离培养，让好细胞成亿倍地复制生长，两周后再静脉回输到身体，功效通俗地讲就是相当于给身体注入了一支特种部队，带动身体里的细胞活跃起来，抵抗疾病。做完的感受是精神和胃口特别好，体重到10月份长到108斤，从来没有过的体重。后来在"魏则西事件"的影响下，生物细胞免疫疗法被叫停了。

七、又被癌魔盯上了

我感觉我彻底治好了，生病后坚持喝的黄芪水、营养早餐、散步甩手都被搁到一边儿了，忘我工作，不断地挑战新的任务。谁知道，癌魔一直悄悄地如影随形不肯轻易说拜拜，当你放松警惕，它就会再次侵犯你。

2016年6月上旬，我突然发现左侧腹部有一个核桃大小硬硬的肿块，没有压痛，意识情况不好，立即到第四军医大学唐都医院住院检查。检查完后进行了切除手术，在皮下脂肪层内切除了一个2cm×3cm的肿块。病理报告，中分化腺癌。同时，又在右侧腹部打洞做了腹腔镜探查，所幸肝脏等腹腔其他脏器都是干净的。

由于这个肿瘤长在第一次腹腔镜手术的创口附近，考虑是第一次手术时的一个医源性种植。20天后，我又到北京见了崔恒教授，崔教授给我做了检查，并建议用TC即紫杉醇+卡铂方案化疗6～8个疗程。认为注射干扰素意义不大。

随后我又去中国医学科学院肿瘤医院见了李洪均医生，他也认为必须化疗。好吧，看来化疗是躲不过去了。

回到宁夏我又开始化疗，刚开始在以前一直住的妇科，因为调不到进口的紫杉醇，用国产的我有过敏反应，头部、四肢、脚部皮肤特别痒，抓挠过之后就有大片的斑块。

第三次我到肿瘤医院做化疗，用了泰素就是进口的紫杉醇，就没有出现过敏。肿瘤医院的主任认为我用的化疗药的剂量偏小，又增加了40%的量，结果药物对心肺造成了极大的影响，心率一度到了160次/分，气喘，呼吸短促，睡在床上，整个身体都随着心跳在颤抖，感觉生命随时都会停止。

于是，我又联系四医大肿瘤研究所的师建国教授。他是全国为数不多的具有临床病理主检资格的教授之一，在肿瘤防治方面有丰富的经验。师教授仔细询问了我的用药情况之后，果断地认为我的化疗可以停了。因为在空军军医大学唐都医院手术中，师教授全程都在，认为我虽然复发了，但是医源性种植，不是自己转过来的，只是在身体状况差的时候，它就会复发，就会长，而且病灶独立，切除得干净，所以化疗可以停了。

于是我又坚持了一个疗程，也就是化疗4个疗程后就停止治疗了。

八、爱上艾灸

化疗结束后，我在家休养了两个月。这期间，我每天一碗鸡汤或牛尾汤，吃几块鸡肉或牛尾，三五片羊肝，早晚各两块阿胶糕，还服用21金维他、贞芪扶正颗粒，桑黄煮水喝，外加艾灸。主要灸腹部阿是穴和足三里。

11月份我去上海开了中药，自此坚持喝中药。这次由于手术小，化疗少，有了第一次的经验，心理准备也充分，加上这么多食疗措施，我睡眠好，吃得好，所以康复得比较快。

12月初我又上班了，单位比较关照，工作量小，回归到正常作息的团队中，会觉得自己就是一个正常的人，有利于调整心态，积极生活。

九、抗癌心得

一是性格。得癌症的人都具有癌症性格，即个性要强、不服输、追求完美、对自己和他人要求高，爱干净，有不同程度的洁癖。

生病之后，我总是在自问，从古至今，从国外到国内，从道德到法典，都倡导人人向善、向好、向美，我们这样做了为什么还会遭此厄运，我百思不得其解。突然有一天，我醒悟了，向善、向好、向美没有错，但是需要用生命的代价去交换。是的，就是要用宝贵的生命去交换。如果用生命换完美，那么我就要放弃完美，让它靠后。我要生命，我要用生命陪伴我的家人、我的朋友！

二是缺少爱。生病后我看了美国作家露易丝·海的《生命的重建》，她以亲身经历讲到癌症的内因是心灵受到深深的伤害，对照这一原因，在我身上是有体现的。

我的婚姻深深地伤害到了我，30岁单身带着孩子至今，虽然父母家条件好，但不服输的个性让我在工作岗位上如鱼得水、得心应手，工作上独当一面，但内心经常缺乏安全感，有深深的焦虑情绪。加之女性的疾病和情志有关，长期得不到疏解，一定会出问题。

三是生活没有规律。加班、应酬、长期压力、饮食不健康、不锻炼都是在虐待身体，终有一天，会惩罚我们。

四是关于治疗。一定要先查清病情，有肿物一定不能做腹腔镜，有问题一定先看西医，康复一定要打组合拳，好转后一定要继续紧绷打持久战的这根弦。

五是关于幸福。记得2012年"十一"期间，央视有一个采访"你幸福吗？"我也自问，我幸福吗？

当时我正在家里康复，有父母、孩子陪伴，有优越的物质条件，我没有感到幸福。直到有一天我上班了，清晨精精神神、漂漂亮亮地出门，开着爱车，迎着冉冉升起的太阳，听着欢快的音乐，行驶在整洁的城市间，想着今天的工作计划，我突然感到我是那么的幸福。于是我有了定义，幸福于我，就是被人需要——被家人需要，被同事需要，被客户需要，被朋友需要，我好幸福。因为大家需要我，我要好好地活着，而且要活得美丽、自尊。于是我康复后继续工作，同时工作能够保证我享有较高的生活品质。

六是关于艾灸。第一次生病后，一位患乳腺癌的闺蜜让我艾灸，我觉得烟味儿太大，熏一次到处都是味儿，就没有接受。第二次生病后，她把艾条直接送到我家，并且现身说法。她是乳腺癌晚期，又做了保乳手术，化疗、放疗结束后，吃了5年中药，一直坚持艾灸，至今10年了情况很好。于是我抱着试试看的想法开始了艾灸，没想到化疗结束三个月后，我的白细胞升到了$8.9 \times 10^9/$L，连检测的医生都不敢相信，以为是仪器出了故障，又悄悄做了一遍，还是同样的结果。

这个消息让人又诧异又惊喜，除了正常的吃喝之外，就是天天艾灸，应该就是艾灸的功效。于是我爱上了艾灸，由于烟味儿大，我就在厨房里，一把椅子一个凳子，坐得舒舒服服，头、颈都包得严严实实，从网上买了些艾灸神器，这样就解放了双手，听着喜马拉雅APP，非常享受。自己总结，古人讲药之不能灸也，而且无烟不灸，所以我一直坚持明火有烟灸。西医治疗已经到头了，所以该上中医了，中医可是博大精深，讲究辨证施治，但需要信心和时间，我个人是相信艾灸的。当然，有人讲我们这种病不能艾灸，艾灸会加速复发，所以对于艾灸供大家参考。

七是关于当下。记得已经故去的杨绛先生曾这样说："我们曾如此渴望命运的波澜，到最后才发现：人生最曼妙的风景，竟是内心的淡定与从容；我们曾如此期盼外界的认可，到最后才知道：世界是自己的，与他人毫无关系。"

我的精神追求，正是杨绛先生说的"人生最曼妙的风景""期盼外界的认可"。生病后，我只想要一份内心的淡定与从容，原谅自己的不完美，原谅亲人和别人的不完美，用包容的心对待周围的人，把生活的、工作的节奏调慢，接受一切，从容地活在当下。

八是关于尽孝与行善。爱出者爱返，福往者福来。世间事用时间都能解决，但唯有尽孝和行善不能等。经历了病痛，我醒悟到以前对父母做的是那么的不够，现在我要改变，我是多么幸运啊，生病的时候还有尚未年迈的父母一直照顾我，我会轻言细语地与他们说话，我会抽空去给他们做一顿可口的饭菜，我会带他们去旅游，享受我能给他们最好的一切。

我一直乐善好施，手术前做检查的时候，看到一个民工的孩子烫伤严重，我就给予帮助；化疗的朋友圈发的各种生病众筹，我每次都拿几百元不等；我会把车硬生生地停到路边，就是为了去扶那颤颤巍巍的老人过马路；我在假期，还带着孩子去一家一户地慰问困难户。生病后，我想不通，这么善良的我，为什么会遭这么大的罪？因为神灵在考验我，我是天空中不一样的焰火，不是人人都能入得了神灵眼界的。一切都是最好的安排，接受，喜气安稳！

九是关于集体抗癌。我从第一次生病到现在7年了，比起10年、20年的姐妹我还是小学生，比起多次复发、多次手术的姐妹我还是幸运的，不知道未来还会面临什么，但我知道现在我要做什么，就是不断总结经验，积极抗癌。

我曾经不愿接受我是一名癌症患者的现实，每每就医或必须告诉人家实情的时候，我总是满含泪水很难说出那两个字；我曾经想选择遗忘，忘了我是一名癌症患者，远离癌症群体，但是当我进入到"西安的抗癌俱乐部""锵锵群"和"卵巢癌精英群"后，我被大家积极向上、不屈不挠的抗癌精神深深感染。

我意识到随着社会进步、科技发展，癌症患者的信息和信心与日俱增，大家抱团取暖、团结友爱、互通信息、共同抗癌的力量是巨大的，这几个群充满着正能量和生生不息的信念。我相信，我们在这个陌生而又熟悉的团队中相互守望，一定会共同等到攻克癌魔的那一天！

经历病痛，我终于明白，每一条路都有它不得不这样跋涉的理由；我终于相信，每一条不得不走上去的前途，也有它不得不这样选择的方向；请让我领略生命的卑微与尊贵，我的每一种努力都会留下印记。

请让我，从容地品尝生命的滋味！

达观地对待治疗

尹　芳（江苏，网名芳，癌龄7年）

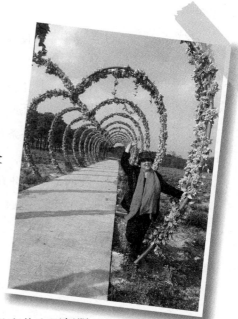

我是江苏连云港的尹芳，是一个企业退休人员。这些年来，我和病魔做斗争的经历，历历在目，记忆犹新，感慨万千。

我是浆液性卵巢癌三期患者。2011年10月15日，我通过退休职工体检发现这个病的。我们每年都体检，当时怕麻烦不愿意去，心想身体挺好的，也没有什么不舒服，结果硬着头皮去做了B超。医生检查完后说："出去喝水再来做。"喝完水，再做检查时，就听医生说什么盆腔有包块。下午我儿子带我去了市医院进一步检查，通过一系列检查，医生开了住院单，当月20日就做了手术。

当时我啥也不懂，心想手术就手术吧，反正开完刀就好了，压根就没有朝坏的地方想。

我在上午8:30进手术室，到下午3:40才被推出来。医生说手术很成功，左右卵巢、子宫、阑尾、大网膜全部切除。在医院住了半个月，儿子告诉我："是良性的。没问题。"同学们去医院看我，说我恢复很好，开玩笑说在医院像坐月子，养得白白胖胖的，我听了心里美滋滋的。

回家后，我也不知过几天又被送到医院打针。我问医生："打的是什么针呀？不会是化疗吧？"医生跟我解释说，打针用的都是化疗药品。我当时也不明白，就是没想到自己会得了卵巢癌。

当我向儿子要住院发票、病历去医保处报销时，儿子没有办法，对我说："妈妈，您得的这病不是什么好病。"当看到病历时，我才恍然大悟，由此心里一下子不平静了。那段时间心理有了压力，不能睡觉，不想吃饭，天天就想着自己快完了，不能活了。

通过家人的关心、安慰，通过朋友鼓励，用身边人抗癌的事例鼓励我，我渐渐地走出心里的阴霾。当我心里能够接受自己患病的现实，并能正视自己的病情时，想不到又一个打击出现了，让我防不胜防。刚做完 5 个化疗，CT 检查时，肝上又出现个囊肿。报告上说不排除肝转移的可能。于是儿子又带上我去了复旦大学附属中山医院，通过进一步检查，在上海做了手术，肝被切除了一小部分。

一个月后，回上海复查，医生说没事。于是我回地方按照常规治疗。我也不知道肝上是好是坏。后来看了病理报告，才清楚肝上是良性的，没有转移。知道了是良性的，我心情特别高兴，这说明癌没有转移。

从手术开始到一年半左右的时间里，我按时复查，一切都正常，心态很好，认为自己的病好了。结果到一年半后再检查，CA125 升高了，盆腔里出现好几个小结节，心里很沮丧。又开始去医院化疗。每次化疗完复查时，化验报告，或是 CT 报告我都不敢先看，心里有恐慌症。

在这几年来不断和疾病做斗争的过程中，我这个人还是大大咧咧的，看到CA125 升高了，心里会难受一阵子。好在有儿子、女儿加油鼓励，又没事了。该化疗、该住院还是积极去做。我想，生病了就得治疗，想多了也没有什么用，不如不想，或者少想，保持一个好的心态是非常重要的。

我在化疗有反应时，做到在家不出门，等没有反应了就可以走出家门见朋友了。我认为，生病这事情是自己的，心情要靠自己管理，所以尽量把最好的状态呈现给大家，不想让人同情、可怜，所以我身边人都说我了不起、坚强。其实，这样做的结果是双方受益，我们需要的是鼓励，而不是无用的同情或怜悯。

再说到饮食。我认为一方水土养一方人，不同的地方可能会有不同的饮食习惯。我的做法就是想吃什么就吃什么，特别是化疗期间本来就没有营养，没有胃口，再禁这禁那的，怎么能扛住化疗来的反应和身体的不适合？当然该禁忌的一定要禁忌。譬如说，特辣的、油煎的、油炸的肯定不能吃。

说到运动，说实话本人比较懒，化疗留下的后遗症腿疼腰酸，活动就感觉很累，只在家做做饭，给小孩子织点毛衣什么的，或者看看电视。我想等这次化疗后我决定出去走走，认识认识群里这些了不起的姐妹。我们这个群的姐妹，遍布各地，都是抗癌的女中豪杰，有非凡的毅力和智慧，有许多值得学习的抗癌经验，每个人都有传奇故事，而且这些传奇故事饱含人生哲理，不仅对治病有帮助，而且对如何面对困难，如何做人处事都有教育意义。我今后一定要去会会各地的姐妹。各地姐妹们，可要欢迎我啊！

在这近七年多的时间里，断断续续地服用中药。说到中药，我在北京的医院、上海的医院、徐州的医院、连云港的医院、杭州的医院都拿过中药。听说哪里好，就到哪里去。听说生物疗法好，我连续去了武警北京市总队第二医院做了三次的生物疗法，但效果不是很明显。

总结这些年的经历，我的体会是，这个世界走一个不少，留一个不多。生病了不要怨天尤人，要死要活的抱怨社会、抱怨环境、抱怨家人，生气了受伤害的还是你自己，你只有坚强面对自己的病，积极配合医生治疗，感恩一切帮助和照顾你的人，感恩关心你的医生，让自己每一天乐观地生活，这才是积极的心态。同时，也不要把事情想得太坏，端正态度很重要。有句话说得好，对待病情要在战略上藐视它，在战术上要重视它，既不回避，也不苦恼、不悲观，活着就是王道。

我相信有一天，癌症会被攻克的，研究出治疗我们这些疾病的方法和药品。相信这一天一定能到来。

坚持就有希望

梁林娥（河北，网名秋韵，癌龄7年）

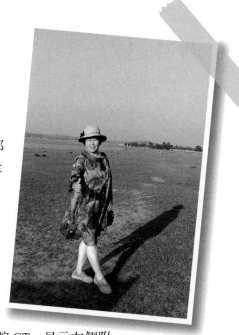

我叫梁林娥，今年 57 岁，是河北省邯郸市馆陶县石油公司的一名会计。2011 年 12 月，我肚子有疼痛感，到医院做盆腔 B 超，发现有包块。医生说："没大事，绝经就好了。"因此也没引起我的重视。

直到 2012 年，我发现体内硬物变大，又到医院做了盆腔 B 超，结果显示混合性包块，医生建议到大医院检查。于是我来到了邯郸市第一医院做盆腔 B 超和盆腔 CT，显示左侧附件区占位性病变，可见不规则软组织团块影与相邻肠管分界不清，其内密度分布不匀，大小约 10.3cm×5.2cm，包块周边有少量积液。

2012 年 7 月 16 日进行了手术。术前各项指标全是正常的。手术过程中见腹腔有黄色液体约 600mL，左卵巢明显增大，约 7cm×8cm，表面凹凸不平，囊实相间，与部分大网膜粘连。切除后送检结果为：卵巢恶性肿瘤。考虑卵巢 2 期 C。遂行卵巢肿瘤细胞减灭术加盆腔淋巴结清扫术，手术顺利。冰冻检测结果显示：（左）卵巢浆液性乳头状囊腺癌。术后 8 天拆线，愈合良好。随后化疗，用药奈达铂＋紫杉醇。化疗共 8 个疗程，经过一次次的煎熬与考验，于 2013 年 1 月 19 日化疗结束。接着，吃中药治疗。在 2013 年 11 月复查时发现膀胱左后壁有 1.4cm×1.2cm 的转移灶。12 月又去北京中国中医科学院广安门医院看中医。

2014 年 2 月份，做 CT 和膀胱镜，确认是种植转移复发，不宜手术，也不能穿刺。4 月 23 日住院化疗，用药为多西他赛＋卡铂。化疗 4 疗程，进行评估，效果不理想。

我又找到主刀医生于华主任，她建议我做 PET–CT 检查。结果出来后我绝望了，肝部、双肺、盆腔、双侧腹股沟、阴道口等均有转移。我感觉到死神在一步步向我走来，真的绝望了。

当天，我又找到于华主任，她建议我带上全部诊断资料去北京。2014 年 7 月 13 日到中国医学科学院肿瘤医院，找到张蓉医生。她了解我的情况后，给了我一个化疗方案，改用表柔比星加异环磷酰胺双药化疗。

回来后，我按此方案进行了化疗。第一次化疗后，头发就全部掉光了。8 月 20 日进行第二次化疗，血小板、白细胞下降，发烧，心情特别不好。我认为自己的生命真的快要结束了，真不想躺在医院的病床上受煎熬。自己暗下决心，干脆不再治疗了，听天由命。但又想到，我上有八十多岁的老母亲，下有刚成家的孩子，因此我又很不甘心就这样不负责任地离开人间。

在国庆节小长假时，我和母亲、兄弟、妹妹、女儿、儿子、儿媳等一起去了烟台参加侄子的婚礼。当时我化疗不久，白细胞、血小板指标都很低，但是由于有亲人陪伴，一路说笑，心情特别好，身体也没有特别难受。我想，这次可能是和家人最后一次出游了。

我特别珍惜这次机会，玩得很开心，满足了我的一点点心愿。我和母亲在那里又住了一个多月。平时在家里忌口的东西，特别是海鲜，我在烟台不管不顾地大胆地吃了，身体有了很大好转。但是，肿瘤没有离开我的身体，没有消失。

有病乱投医。2015 年 3 月，我又用贵州李正磊的药浴法坚持泡浴 35 天，没见什么效果。5 月份抱着试试看的态度到邯郸仁和医院进行了陀螺刀治疗 15 天，效果良好。出院时医生嘱咐我回去做化疗，说我全身都是癌细胞。我没听医生的话。

2016 年 10 月例行检查，B 超检查显示肝部有变化。11 月份，北京影像学专家来我县医院坐诊，我又做了加强 CT。结果显示：肝顶及肝右叶边缘可见两处低密度灶。我又进行了陀螺刀治疗。

2017 年因装修房子，劳累过度，病情又加重了。这次选择了化疗，用药紫杉醇＋卡铂，从来不高的 CA125 也升高了。化疗 3 次后，CA125 正常。但在化疗 5 次后 CA125 又升高了。加强 CT 检查显示，胸腔、腹腔、盆腔有积液，膀胱与直肠之间有直径约 4.2cm 肿物。第 6 次化疗用了表柔比星和环磷酰胺。仅用一次，白细胞降低到 $0.96 \times 10^9/L$，血小板也低，感觉真的不能再化疗了。我担心再化疗身体会彻底垮掉的。一个月后膀胱与直肠的肿瘤再次长大，大便次数增多，小腹有下坠感。

医生建议放疗，我又进行了陀螺刀治疗，放疗多达 15 次，医生建议回家服用艾坦，目前在家遵医嘱服药，病情平稳。

以上是我自 2011 年 2 月感觉不舒服以后，经过检查发现卵巢癌，然后在当地医院的治疗经历。尽管我也去过北京大医院看过名医，但没有在北京大医院治疗，磕磕绊绊地走过了 7 年的抗癌路程。这 7 年病总在，而且还向多处转移，但好在每一次治疗都会向好的方向进步，由此我依然趋向乐观。

尽管这些年，我在治疗的过程中反反复复，吃了不少苦，也曾有过悲观的想法，但我想到要为亲人活着，亲人的关爱就是我的力量。我相信，随着我国医学的进步，特别是我国政府做出了集中力量攻克癌症难关的重大决策，不久的将来，我国有了自己研发的抗癌新药，它一定会给我们带来康复的福音。

我的信念是，坚持就有希望！

保持平常心　修得大自在

孟庆利（河北，网名平常心，癌龄7年）

　　我叫孟庆利，网名平常心，河北唐山人。我自工作以来，一直在国营单位做销售业务。1999年辞职回家，自己经营了一家鲜花店。我是一个完美主义者，又是一个性格开朗的人，做什么都想做得好，所以我工作时非常努力，每天早出晚归，忙忙碌碌，生活节奏很快。

　　我的家庭生活很幸福，平时饮食也很满意。因为我有一个喜欢美食的丈夫，他很体贴我，很会照顾我的饮食。

　　2007年，我因为痛经去医院看病，发现有一个直径4.2cm左右的子宫肌腺瘤，医院诊断为良性，建议观察。每年体检都没有变化。

　　直到2011年7月底，月经出血特别多，肚子隐隐作痛。8月8日就做了B超，发现右卵巢有10cm×8cm大小囊实性肿块。住院做了系列检查，CA125为382.8U/mL。

　　2011年8月12日，我住进唐山开滦总医院，妇科主任亲自为我做了手术：全子宫切除，双侧附件切除，大网膜切除，盆腔淋巴取样，阴道后壁的盆腔腹膜的两个约0.5cm大小病灶切除。术后病理报告为浆液性乳头状卵巢癌，2期B，高分化。接下来，就进行了6次化疗，用药紫杉醇加顺铂。

　　第一次化疗结束后，结合中药调理。因为有中医的调理、饮食调理等一些护理，后面5次化疗顺利完成。

　　2012年后停了中药。我也曾学过郭林气功，因为家里离练功点很远，后放弃了，改为习练太极拳、太极剑。一直状态很好，CA125一直保持10U/mL，我觉得自己完全康复了。

2014 年 7 月，女儿因病住院，我忙前忙后，陪伴护理，紧张、劳累。2014 年 10 月 9 日查体，CA125 升高到 45.13U/mL。11 月 10 日再查 CA125 又升高到 58.96U/mL。此时体内未发现肿物。咨询很多医生，有建议化疗的、有建议继续观察的。我最终选择了继续观察。

2016 年初，肚子又痛，没有发现病灶。2016 年 6 月又查，CA125 为 542.30U/mL，发现腹部肿物 6.2cm×3.5cm。

我当时想放弃治疗。但我丈夫、女儿、女婿都积极地帮助我调整心态，在家人陪伴、关心、鼓励下，我于 2016 年 6 月 13 日入住天津市肿瘤医院。妇科张莉主任对我做了系列检查，确诊复发，大面积扩散、转移。于是我开始了再次化疗，用紫杉醇酯质体＋卡铂。

7 月 8 日第二次化疗后检测，CA125 升高到 1500U/mL。7 月底第三次化疗换为吉西他滨＋奈达铂。检查 CA125 降为 900U/mL，最大肿物 13cm。

2016 年 9 月 10 日，入住北京协和医院，妇科潘凌亚教授于 9 月 13 日为我做了肿瘤切除手术，对腹膜、肠道、脾膜进行清扫，肝膈肌切除，直肠吻合器吻合。术后 CA125 降为 380U/mL，打完了一次伯尔定出院。

10 月 13 日，回到天津肿瘤医院化疗，继续使用吉西他滨＋奈达铂。术后化疗了三次，CA125 下降到 55.24U/mL。因耐药，第 4 次再换药，调用多西他赛＋卡铂。CA125 上升 70U/mL。第 5 次换药，伊利替康＋奥沙利铂。CA125 下降，以后就继续做了第 6 次、第 7 次，CA125 下降到 10.46U/mL。

因为对药物反应太大，我不能起床，2017 年 4 月底停止化疗。一个月后，CA125 上升到 76U/mL。2017 年 6 月至 7 月进入氟唑帕利实验组，结果失败出组。检查 CA125 升高到 896U/mL；肝脏有 1cm 转移灶和多发结节，腹腔有淋巴多发结节。

2017 年 8 月开始，服用艾坦，40 天后 CA125 降低到 86U/mL。10 月 CA125 继续降低到 33.16U/mL，12 月 CA125 数值为 34.56U/mL。一直到现在，我吃艾坦，每天一粒，每次吃完之后两个小时内什么都不吃，目的是想让药效发挥最大。将近吃一个月后血压升高，我就每天吃一粒降压片。手足出现综合征，于是我使用复方硫磺乳膏洗，用尿素 VE 软膏儿去护理手，抹几天就好了。

好了过几天又出现再抹几天，一共出过三次，现在基本就没有手足综合征了。又鼻子出血，最近鼻子出血缓解了很多。

在康复的过程中，面对化疗的副作用时，我和大家一样也是坚强的。在遭受各种痛苦中，我都咬牙坚持下来了。在这里，我感恩于我的丈夫、女儿、女婿的细心呵护。感谢那些珍贵的来自亲人、朋友的关心和鼓励，是他们给我战胜疾病的决心和勇气。

痛苦是我自己的，但生命的价值不是属于我一个人所有。我们要为我们的亲人去争取，我们要为他们而去努力。我放下思想负担，把生病的日子看作是上天给我放长假，它让我放慢脚步去尽情领略大自然风光，去感受生命存在的意义。我早晨睡到自然醒，只要身体允许，上午都打太极拳一小时。在家里我快快乐乐地享受着丈夫、女儿和女婿像对待几岁孩子一样地照顾和关心，我要为他们而努力，决不放弃。

我在饮食上，除饮料、辣椒、羊肉、带鱼不吃，其余随心所欲。我认为吃什么不重要，而心态最重要。康复过程中，主要是保持乐观的心态，正确地面对，看淡生死，但千万不能劳累。我尽量把癌症当作一次重感冒，积极治疗，提高生活质量。

如今，我的心态很好。我常常提醒自己："保持平常心，修得大自在。"

一花独放不是春

褚惠玲（内蒙古，网名老褚，癌龄6年）

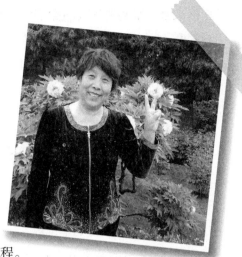

我叫褚惠玲，出生于 1963 年 5 月 8 日，在内蒙古的一个地方畜牧局工作，去年已退休。

我的抗癌路走过了 6 个年头。在今天我很高兴与大家分享生病至今的过程。我讲的题目是"一花独放不是春"。这里包含两个内容，一是精英群的姐妹抱团取暖，在充满正能量的相互激励的平台上，交流有效经验，绝对胜过单打独斗。我们这个精英群的姐妹病程都在 5 年以上，形成了一种团体的正能量，一种积极向上的氛围，一种抗癌必胜的磁场，所以说"一花独放不是春，万紫千红春满园"。二是抗癌需要综合手段。治疗方面，西医是首选，手术和化疗都非常重要，但是在指标正常后，关键靠自己调养。调养的办法很多，就像汪洋所说的那样，要打组合拳。

2012 年春节过后，我感到阶段性的腹痛，就去我们旗医院检查。医生说是卵巢小囊肿。当时，我感觉这种检查过于表面化，因为它不能说明任何原因，解释不了我腹痛的真正根源。

4 月 23 日，我去内蒙古医科大学附属医院复查，为全腹部做了强化 CT。检查发现左侧卵巢肿物约 6.0cm×5.0cm，CA125 是 330U/mL。为了确诊，我于 5 月 2 日去了北京，在北京军区总医院（今陆军总医院）妇科做进一步检查。PET-CT 报告显示：左侧卵巢区囊实性肿物 6.4cm×6.3cm×6.9cm，盆腹腔、肝被膜广泛种植转移，左乳腺原发癌。此时 CA125 是 617U/mL，CA153 是 48.6U/mL。当时，妇科主任吴楠决定让我马上住院。

5 月 22 日，经历了 9 个半小时的卵巢肿瘤细胞减灭术和左乳腺癌改良根治术。术中切除了子宫、卵巢、大网膜、阑尾，清扫了淋巴结；左乳房全切。术后病例诊断：双侧卵巢及输卵管中－低分化浆液性腺癌3期C、左乳腺浸润性癌导管癌（2级），左腋窝淋巴结十二分之一转移癌。从6月2日到11月9日，我做了8次静脉化疗。用药是卡铂＋紫杉醇。从2012年12月20日到2013年的3月17日，乳腺科做了4次单药表柔比星的静脉化疗。从此之后，每月去北京陆军总医院复查一次。

2013年9月，在例行复查时，CA125升高到114.9U/mL。PET–CT提示盆腔转移复发，肝右后叶有一1.5cm×1.1cm结节，左右肋膈角小结节。妇科超声：直肠窝紧邻肠壁处可见梭形实性低回声0.9cm×0.4cm。从2013年10月9日到2014年1月26日又做了6次补救性化疗，这次用药是多西他赛＋洛铂。化疗结束后CA125恢复到个位数，病灶消失。之后，还是每月去该院复查。

到了2014年的9月底，CA125又升高到130.9U/mL。CT显示肝右后叶下段可见3.0cm×1.9cm的实性低回声。膀胱直肠凹偏左侧紧邻髂血管可见1.1cm×0.7cm×0.8cm圆形实性低回声。随后，从2014年10月8日到2015年的1月26日又做了6次化疗。这次用药是洛铂＋紫杉醇。化疗结束后CA125恢复到个位数，病灶消失。这次化疗结束后，我去北京中医医院用田兆黎的中药处方，并每月依旧按例复查。

2015年7月份，CA125上升到70.4U/mL，肝脏右后叶下段可见1.7cm×1.1cm低回声区，右下腹壁可见2.3cm×1.9cm实性低回声区。从7月8日到12月24日，我又做了8次化疗。用药是紫杉醇＋卡铂。化疗结束后CA125恢复到个位数，病灶消失。化疗结束后，我去中国中医科学院广安门中医院找到卢雯平医生，继续中药调理。

到了2016年的6月份，CA125上升到70U/mL。这次做了增强MRI，结果显示肝右后叶1.6cm×1.1cm转移瘤。从6月6日到10月4日，我又做了6次化疗，用药是紫杉醇＋卡铂。化疗结束后CA125恢复到个位数，病灶消失。

2017年的3月份，CA125上升到102.7U/mL，还是肝脏原位复发。右下腹壁肌层可见实性低回声包块大小约2.5cm×1.9cm。包块距皮肤表面约1.6cm。从3月6日到8月27日，我又做了8次化疗，用药是洛铂＋多西他赛。化疗结束后CA125恢复到个位数。右下腹壁还有1.0cm×0.8cm的病灶，未消失。

2018年2月，CA125又慢慢上升，我累了，不打算化疗了，就一直口服艾坦至今。

这就是我 6 年多的经历。复发了 5 次，化疗了 46 次。每次化疗两次，CA125 就恢复正常。到第三次，CA125 就到个位数了。前 4 次复发，化疗后病灶都消失了，但今年化疗结束后病灶没有全部消失。主要是每次化疗的时间间隔太近。5 次复发的间隔时间，分别是 6 个月、8 个月、5 个月、5 个月、5 个月。乳腺从做完手术到现在，指标一直正常。吃了 5 年的依西美坦，刚停药。现在我吃艾坦 50 天了。

自手术后，我复发的治疗主要是化疗。这说明卵巢癌的复发率的确是很高的，但只要勤检查，不要让它发展到不可控的地步，化疗也是一种办法。随着化疗次数的增加，复发成了一种惯性，对化疗产生了依赖，而且复发的时间几乎在 5 个月左右，因此我们还得采取一些综合治理方法，打组合拳。

在饮食方面。我基本上是家常便饭，没有什么特别的。我喜欢吃红薯、土豆之类的，不爱吃甜食，每天吃应季的蔬菜和水果。吃蒲公英较多，夏天挖新鲜的，冬天吃冷冻的，还用晒干的蒲公英冲水喝。生病以前特别爱吃牛羊肉，现在吃得少了。

在运动方面。我每天上下午出去散步，尽量不待在家。运动能使我和正能量的人在一起，有助于保持一种积极向上的心态。此外，我做力所能及的家务，尽量不给家人添麻烦。我喜欢和女儿一起逛街购物。自从加入精英群之后，经常听群里的姐妹们做郭林气功受益了，我也打算学习学习！

几年来，我一直在陆军总医院妇科治疗，非常感谢吴楠主任！他精湛的医术，人性化的关怀，挽救了我的生命。他每次都耐心地给我解释，问寒问暖，在治疗时耐心地和我交流，总是根据病情制定治疗方案。非常感谢张玉瑾医生，她的医德和医术都很好，凡事替我们病人着想。可以说，这两位医生是我遇到的最好的医生。此外，陆军总医院妇科的护士站的美女护士也是最棒的、非常负责任，总是微笑服务，让人感到温暖。

在此，我非常感谢我的老公对我无微不至的照顾，让我不必担心经济问题。还要感谢我唯一的女儿，在我生病之初她就辞去了北京的工作，一直全心照顾我的生活起居。在老公和女儿的精心照顾下，做这么多次的化疗我都如期进行。感谢我的大哥、大嫂，他们在北京给予我许多宝贵支援和帮助。感谢老妈妈、

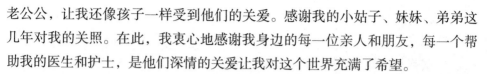

老公公，让我还像孩子一样受到他们的关爱。感谢我的小姑子、妹妹、弟弟这几年对我的关照。在此，我衷心地感谢我身边的每一位亲人和朋友，每一个帮助我的医生和护士，是他们深情的关爱让我对这个世界充满了希望。

在这生病后 6 年多的时间里，我从最初生病的无助、彷徨、迷茫、恐惧，到现在坦然面对，我感觉到我的精神在强大，心灵在成长。如今的我，更加珍惜现在的生活，相信"活着就是王道"这句艰辛而又震撼信心的话，每个字所蕴含的分量，明白活着的价值！

艰难的治疗路程，我们还在继续，任重而道远。我们这帮精英姐妹，不管走过了 5 年，还是 10 年、20 年，不管病情如何，无论处于何种境地都要做到不抛弃、不放弃，有信念就有希望，因为奇迹总是发生在勇于创造奇迹的人身上！

淡定是一种坚强

(北京，网名惠质芹兰，癌龄6年)

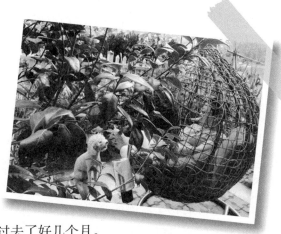

　　2011 年，大约 10 月到 11 月期间的某日夜里，我感觉右下腹阵痛，疼了一夜。开始我觉得女人嘛，这儿疼那儿疼的也不是什么大事，贴了个暖宝宝，就没太当回事儿。这样应付着不知不觉就过去了好几个月。

　　2012 年元旦后的一天，家里的小狗扑到我的怀里，踩到我腹股沟部位，觉得有些疼，仔细一看，看到了一个小包包，当时自己觉得也没什么大碍，去 301 医院妇科检查，医生让我吃一周的消炎药观察一下。

　　一周后，腹股沟处没有什么变化，于是我来到医院在妇科做了 B 超。B 超显示：左侧输卵管积液、卵巢囊肿、子宫肌瘤。然后我又去外科，外科大夫给我开了 CT，在 CT 报告还没出来之前，外科大夫说我的妇科问题比较严重，让我再去找妇科大夫检查。

　　回到妇科，大夫给我开了很多化验，其中包括 CA125。CA125 的结果大约是 140U/mL，当时我还不了解这个指标意味着什么，但大夫跟我说，这个指标高可能是有问题，或许是肿瘤。他让我去其他科找答案，看看是哪个地方出了问题。

　　然后，我去了血液科、消化科等科室咨询。有的大夫说，指标高的大有人在，不一定有问题，所以我就相信了。

　　这样，我就回家过年了。但那段时间，我的身体总是不太舒服，经常上火，嗓子肿痛或者感冒，整个寒假都不舒服，所以家里人都劝我去医院再查一查。过完年后我再次来到医院，医生打算给我做穿刺，无意间我瞄到电脑上 CT 报告的一句话，大概是"某某癌"待排除，心里突然一紧。

　　过了几天，我做了穿刺，穿刺结果是右侧腹股沟有癌浸润，也就是说，从我最初感觉疼痛到现在穿刺发现癌细胞，大约已经过去了4个多月。拿着穿刺结果找到大夫，大夫对我非常直白地说："你这是患了卵巢癌，已经晚期了，赶快住院吧！"

　　姐妹们可以想象得到我当时的心情。在确诊之前，我已有预感或猜测，每当想到自己可能得癌症时，就夜不能寐，甚至有些要小便失禁的感觉，用"忽忽如狂"来形容，真的再合适不过了。尽管有些心理准备，但猜想就是猜想，现实就是现实。这种无情的打击，对我来说真是太残酷了！

　　接下来就是住院、手术、化疗，和其他病友一样，切掉了卵巢、子宫、附件、大网膜。病理报告：左侧输卵管低分化乳头状浆液性腺癌3期C，从左侧输卵管已经转移至右侧的腹股沟，其中膀胱外壁、直肠外壁，还有盆腔的三个淋巴都有肿瘤侵犯，都切掉了。

　　术后做了8次化疗，用药紫杉醇＋卡铂。最初没什么经验，所以开始也没吃中药，一些禁忌也不知道，比如身体特别虚弱的情况下，应该尽量少吃如樱桃、荔枝、羊肉等很燥的食物，但因为我喜欢吃樱桃，有时一顿能吃一斤左右，导致头上长了特别多的大疙瘩。最初的8次化疗不是特别顺利，第三次化疗开始就出现肝损伤，医生给开的药都不太管用，后来服用保肝药"双环醇"，一直吃。就这样，第3个疗程和第4个疗程之间，耽搁了一个半到两个月的时间。最后两个化疗也总是嗓子疼，发高烧，需要去医院打吊针。这8次化疗每次都需要在最初的一个星期连续打5支升白针，入院的时候还需要再打一针，才能开始化疗。

　　化疗期间我只是恶心，但一直没有吐，只是短时间内食欲不太好。2012年9月22日结束化疗，因为不甘心就这样退出讲台，甚至退出人生舞台，所以10月15日我又回到学校，开始上课，这样就一直坚持上了三四个学期的课。

　　我想姐妹们和我的感受应该都差不多，刚知道自己得病的时候，我以为自己要完蛋了。刚刚确诊的时候正值我女儿第二年夏天就要参加高考。我就想，如果要我的命，最好在手术那年的年底前吧，这样可以让女儿有多点的时间去调整，以免影响她第二年的高考。但时至今日，女儿今年就要大学毕业了，这也算是胜利吧。

总结一下自己为什么得癌症，对于我来讲，好像是有一定的必然性的。

首先，我从小身体就不是特别好，总觉得不是特别有精力，会常感冒或有些不舒服。再者，我又是属于特别爱学习，成绩也很好的那种人，包括后来工作，教书、搞科研等脑力劳动也比较多，自加压力比较多，总是志在一流，什么都想做得更好，甚至做到最好。比如有任务要出一本书，既定截止日期是6个月后，我常会自觉地给自己一个更短的限期，可能三个月就完成，仿佛这样才踏实。特别是生病前的几年，像工作狂一样经常是在电脑前工作，总是感觉是缺氧、难受、不舒服，感觉有一天自己可能心脏会崩溃，并没想到会有别的问题。有时望着窗外的园丁和干活的工人，就会想，要是像他们一样该多好啊，总想着要是天天出去疯该多痛快啊！就是体育锻炼太少，也太过忽视，营养饮食也没注意，所以在自身身体基础本就不太强悍的情况下，长期高强度的脑力劳动导致身体出现了严重的问题。

其次，可能自己性格容易焦虑，想问题不是特别积极，有时候工作一天下来，脑袋会特别混乱，各种鸡生蛋蛋生鸡的问题反复出现，非常压抑。再加上自己的忧患意识特别强，总把事情先往坏处想，总觉得先把最坏情况考虑到，然后出现好的情况，那不是很开心吗？所以我的这种急切、焦虑的性格也不太好。

除了医院的治疗，那么接下来就是自己的心理救治！不知道为什么，自从自己得了一场大病之后，自己的乐观情绪和心理的幸福感空前的高涨。

比如，术后我在病床上浑身插满管子，梦中竟然会笑出来，或许是像有人说的那样当你胃里是空的，身体里就会分泌很多的多巴胺，这会让你快乐；或者是当心里的所有负担都卸下以后，反而会活得轻松。那时候，知道自己得了病以后，什么都放下了，忽然什么都想明白了，就好像复旦大学的女教师于娟说的那样，觉得什么都不重要了，自己的健康、家人、朋友才是最最值得关注的。放下了所有的负担后，身心达到了空前的愉悦，再有大家的关注，让我觉得自己成了新闻的焦点、爱的核心，所以这种幸福感也是自己从前没有体会到的。

心理的自救过程也包括看一些书。生病后，朋友们拿给我最多的就是佛教方面的书。医生见我在医院看书，就跟我说："你去雍和宫磕两个头，不就行了？"但我觉得一定要看懂并说服自己才行，不能盲目地磕头或者功利地求点什么，这不是起效的方法。

读了一些书之后，也更加加深了对"我心即佛"的理解。也就是说一切都在你的念头之间，凡事只要转念一想，想开了就行了。受益最大的一点就是我们常说的"禅心三无"。禅心三无是指无忧、无悔、无怨。忧是忧心未来，悔是追悔过去，怨是怨恨得失。行者若能通过禅修，达到三无，便是"无事挂心头"的境界。

用禅心三无修炼内心，是我解决心结的一种办法。一是对过去要无悔。无论你做得是对的或者是错的，好的或者坏的，存在的就是合理的，都要接受。二是对未来无忧。不管未来有多长，不管未来有什么风风雨雨都不要去想，谁都不能预测未来，重要的就是活在当下。这点我现在理解得非常透彻了，以前我会说"等我老了会怎么样""等十年后会怎么样"，现在我不想那么远，因为我不知道会有多远，我不做畅想，我的梦想是在当下，只想今天我如何开心快乐一些。三是对得失无怨。自从生病后我会关注从前没有关注过的东西，会抓住从前错过的很多美好。其实，谁也不知道你能真正地得到什么，但总是似乎很理性地追求着，诸如美誉、金钱、权力，或者长生不老什么的，在各种得失中思索、计量、盘算，挥之不去，剪不断，理还乱。这种自添烦恼、庸人自扰的计较，是产生怨恨的根源。从前我不会考虑一个人活在这世上到底需要什么，拼命外求，总是做加法，直到今天才慢慢地明白，人生价值在于做减法，将身体这个 1 后面的若干个 0 减去，会活得更轻松、更愉快，所以当你失去一些东西，应该感到高兴，而不是怨恨。

我记得在医院等待手术的那天，正好是正月十五，窗外广场大规模放着特别绚烂的烟花，但我却不舍得放下手中的电脑，就想着在手术前把手中的活儿先干完。现在想起来，我错过的美好何止那场烟花，可能人生中的太多丰富美好的东西我都没有去关注。而生病后，每天早晨，我会拉开窗帘看看外面的绿色、鲜花，出去走走，呼吸新鲜空气。总之，哪里都是美好的，生活到处都充满阳光，用这样的心态来迎接每一天。所以我几年没见过的大学同学见到我都说，你怎么现在笑得像花儿似的？怎么感觉你现在幸福得爆棚呢？！

之所以我能走到今天，可能和自己的这种乐观的态度是有关系的。有个词叫"当头棒喝"，可能这场病就是来敲我一闷棍的，让我警醒，让自己善待自己，善待生活，善待周围的人们。还有就是"向死而生"，让你知道死亡就在面前的时候，你生活的时候就真的是不一样的，真的会认认真真的。

我生病这几年，其实是我感觉到最幸福、最舒服的几年。大病还在，但是各种小病比如哮喘、鼻炎、嗓子肿痛，以及身体不适等都因为得了大病后注意调理而消失了。身体经常都是舒服的，这让心情更开朗，反过来，心情好，也就让身体更加好。

接下来讲讲复发的心路历程吧。

2014年2月，也就是从确诊算起大约两年后，化疗结束大约一年零七八个月，我右侧腹股沟穿刺的地方又出现一个包块，CA125涨到了70U/mL，医生给我切除了这个包块。术后CA125转为正常，随后又做了一次化疗并做了局部放疗，这样又平稳地过了一整年。

2014年7月开始吃中药，中医是一个自营诊所的老中医，吃他的中药，我感觉还是很舒服的，但他本人对自己的医术过于自信，不建议我在CA125高的情况下去化疗或放疗，对此我没敢尝试。

在第一次治疗后，我以为自己可以高枕无忧，长命百岁了。本来我是不相信算命的，但也请懂"易经"的人帮我算过，说我能活到八十多岁，我就真的信，我一定要信，这时候我不去想什么科学的唯物主义。有人说淡定就是一种坚强，但是复发的时候，自己还是挺恐慌的，甚至还哭了一鼻子，最初生病时也没这么难过。

治疗后又过了差不多一年，到了2015年初，我做了个PET-CT，结果显示，双侧腹股沟、升结肠都有病灶，外壁有一个，横膈膜疑似也有一个病灶。于是又开始了8个疗程的化疗，用药还是紫杉醇＋卡铂。这次也比之前有经验了，主要就是不吃上火的东西了，一直吃301医院的专家吴整军的中药。这轮化疗也是每个疗程都要打升白针，同时每天还打一针胸腺喷丁，期间只有第一次化疗赶上换季，感冒了，剩余几次都很好，也知道怎么保肝了，所以8次化疗后，恢复得不错。

每次治疗结束后，我都相信这是最后一次治疗，但是复发的频率似乎越来越高了。

2015 年 9 月份结束治疗，2016 年 4 月份，距离上次化疗结束也就半年时间，肿瘤标志物又不正常了，做了 PET-CT 显示右侧腹股沟处又一次复发了，但其他几处病灶都消失了，这让我特别欣慰，开心的我在病房里跳起来了。大夫的观点是，能少化疗就少化疗，所以给我选择的方案是再次放疗。放疗了一个多月，到 2016 年 10 月份，CA125 又高了，我第三次做了 PET-CT，这时显示原来消失的三个病灶处，除了横膈膜病灶消失以外，升结肠外壁和左侧腹股沟处再次复发，刚做完放疗不久的右侧腹股沟也有复发趋势，因此我又开始了化疗。因为 CA125 只有 37U/mL，化疗三次就正常了。2016 年 12 月中旬，化疗就结束了。

我不知道是因为这轮化疗次数太少了，还是耐药了或者其他什么原因，2017 年 5 月初，CA125 又升起来了，我第 4 次做了 PET-CT，原来的病灶除了横膈膜，其他几处病灶又长出来了。因为才结束化疗四五个月，医生也怀疑我是不是耐药了，所以觉得我此时先不考虑化疗，因此在 301 医院做了三个位置的粒子植入。

本来左侧腹股沟处是可以做放疗的，但我在治疗的战术上选择失误，先粒子植入，再去做放疗时被医生拒绝了，只能选择在左侧腹股沟也放置粒子。就这样，医生在我的升结肠外壁放置了 10 颗粒子，右侧腹股沟放置了 5 颗，左侧放置了 10 颗，刚刚放置完有些疼，现在已经没什么感觉了。因为每次腹股沟复发我都能摸到，现在感觉似乎没有继续发展。我特别希望粒子真的能够起作用，哪怕是坚持几个月，再去化疗我心理上也能好受一些。总结起来，我一般是上半年局部处理，下半年通盘考虑，这些年的战术基本上就是这样。

至今，中药一直吃吴整军的处方，他的药多数以清热解毒、补血补气、消肿散结为主，感觉还是不错的，后来其他大夫又给我开了参丹散结胶囊，坚持打着胸腺喷丁。现在精神状态还是很好的，每天基本上都是户外活动，总体来说还不错。

饮食上呢，原来的中医告诉我，鸡鸭鱼肉、花生、豆腐、鸡蛋都不要吃，我不认为他的观点正确，尤其是放化疗期间不吃这些怎么能扛得住呢？我根据自己的经验，觉得上大火的不能吃，比如牛肉、鱿鱼我平时是不吃的，但前几天，因为馋，和朋友一起吃了些牛肉、鱿鱼、豆腐、虾，夜里就感觉有点火烧火燎的。后来吃了些清热解毒的药才好。所以我们要根据个人的体会来合理饮食，如果阴虚火燥，那么一些热性的食物包括热性的水果就少吃吧。

至于营养品呢，刚生病的第一年，很多都试过，比如冬虫夏草、灵芝孢子粉、硒粉，以及所谓的胜过化疗一万倍的柠檬水等都试过，后来吃了中药我就把这些都停了。我现在的体会是好好吃饭，营养均衡，多运动，心情愉快，完全放松，任何一个营养品也不是灵丹妙药，有条件的话吃一吃也没什么坏处。总之，好好吃饭吧。

最近两三年单位领导和同事对我格外关照，我可以安心养病，无任何后顾之忧，目前已申请提前退休，养好身体是我后半生的事业。我已经由最初复发的恐慌变得现在非常的坦然，无论什么样的结果我都完全接受，而且我相信，随着治疗手段的增多，新药的出现，还有我们越战越勇的精神，一定能战胜它！最初生病的时候我以为自己能活半年或者一年，所以我给自己定的目标是要活到 50 岁，我想因为人过半百，儿女也长大了，半百老人了，也就没有什么过不去的了。今年我 51 岁了，我顺利地到了这一关。当然我现在也不死心，我还期待着更久的将来与姐妹们一起享受美好的生活。

坚强是阳光的窗口

吴桂兰（北京，网名兰兰，癌龄6年）

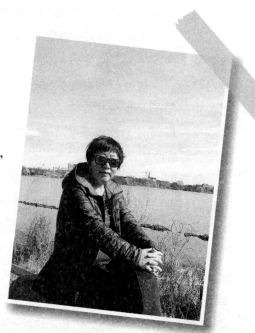

我是北京的兰兰，是一名退休职工，今年 54 岁了。

2012 年 8 月单位体检，查出我的子宫肌瘤从前几年的 3cm 长到了 4.9cm，建议复查。

9 月，我挂号复查。大夫说，医学上讲子宫肌瘤到 5cm 就有手术的条件了，可我是 4.9，大夫让我自己决定是否手术。如果手术也得排队，等很长时间。按照国家规定，2013 年 3 月才是我离退休时间，在这即将离职的半年前，我的工作已经安排人接替，我只是没正式办理交接而已，所以办完交接后就没什么实际工作了，跑跑医院，有的是时间。

我就跟大夫说："还是手术吧，先排上队，等我正式退了休再做手术，省得请假。"为了以后做手术，我做了一些必要的术前检查，然后就回家等信儿去了。

谁知这一等，就过了 2 个多月。有一天姐姐问我为什么还不去。她说："你等待的时间太长了，前面的检查就该作废了，到时候还得重新查一遍。"于是，姐姐陪着我去了医院。大夫一查记录，一看让我等的时间挺长的了，就让我办了住院手续。

2012 年 12 月初，我住进了医院，也安排了手术。当时还没有绝经，但是已经很不规律了，结果手术前的晚上来月经了，以前开始两天都特少，可这次还挺多的。第二天该我手术了，大夫来一看我这样就让我暂时出院回家，等干净了再来。

12 月 14 日，我重新住院，17 日正式做了剖腹全麻子宫切除手术。手术开始还挺顺利，切除子宫后拿出来让家属看了，家人以为缝合伤口后，就该把我推出来了。可是，等了半天，又听见喊家属过去，这次又有人拿出东西给家属看，说是手术中发现卵巢上有囊肿，就顺便给切下来让家属过目。六七个小时后，我的第一次开腹全麻手术结束。

20日，我出院回家。我从出院记录可知："术中发现右侧卵巢囊性增大，直径约6cm，与子宫后壁及肠管粘连紧密，分离粘连过程中囊肿破裂，流出清亮液体，为多个囊腔融合而成。左卵巢囊性增大，直径约4cm。"

当时，我以为只是一个子宫切除手术，回家慢慢养养就没事了，没想到这只是厄运降临的开始。

一周后，我都能下地走路了，想到病理结果也该出来了。早上老公去上班，我跟他开玩笑说："老公，你给我取个结果行吗？我有点不敢去。"话虽然这么说，但我根本没想会有什么坏结果，不过是想知道到底结果怎样而已。

到了下午，老公也没有消息，正常情况下他取完结果，肯定要给我打个电话言语一声。于是，我就给他打电话。

开始，打好几个他都不接，后来他接了，支支吾吾的，什么也没说就给挂了。当时有姐姐陪着我，女儿也在家，我看见她们俩，老是去厨房，或是去厕所，嘀嘀咕咕的，出来时眼睛就红红的。见此情况，我就问她们是不是我的结果不好，她俩都说不出来话，眼泪在眼眶里打转。

我当时真的蒙了！不知道怎么就打通了我单位领导的电话。我们一起工作很多年了，他跟我爱人很熟悉，电话一接通我就哭了，不知道怎么跟对方说。最后，我只是说老公不告诉我真实情况，对方只能不停地安慰我，让我别哭，他打电话帮我问。

过了没一会儿，领导就赶到了我家说："没大事你别太紧张，该看就看，该治就治。"正在这时，老公也回来了，他一进屋也没看我，直接就去了洗手间，就听见他在洗脸，洗完了不得不出来了，虽然强装着笑脸，但是通红的眼睛告诉我他哭了。

这时候的我，脑子已经僵了，大声地冲老公喊："你跟我说实话，如果你不说明天我自己去问大夫！"

最后，家人一致跟我说："你的病情确实不太好，但是也不像你想象的那么严重。"让我什么也别想，好好养病。

我躺在床上，眼泪控制不住了！儿子哭着过来抱着我说："妈妈您别怕，有我呢，以后我会管您的！"

当天晚上，两个哥哥也都来了，大家都感觉问题非常严重，大家疑惑不解的是，为什么手术当中囊肿都破了不去做个快速冰冻检查？只要做了这个检查，40 分钟就能出结果。如发现是恶性的就可以直接把卵巢切除，免得我再做一次手术。家人都心疼我还得受一次罪，又觉得第二次手术不能耽误。于是，第二天我的家人到医院找医生，希望尽快给我手术，不能再耽误了。

在家人的争取下，12 月 28 日，在和第一次手术相隔 10 天后，我又做了第二次全麻手术。因为伤口还没有完全长好，就做了一个开腹和微创结合的手术。

术后的病理是这样描述的：双侧附件切除，双侧骨盆漏斗韧带高位结扎术，腹主动脉旁淋巴结切除，盆腔淋巴结清扫，大网膜切除，肠粘连松解，盆腹腔多点活检。大网膜和双输卵管都已经转移了。病理显示是"高 – 中分化，浆液性乳头状腺癌"。

手术完后，离 2013 年元旦还有三天，浑身插满了管子的我，在医院里送走了 2012 年，迎来了 2013 年。元月 6 日我做了第一次化疗，用药紫杉醇＋卡铂，化疗到第三个疗程，CA125 就降到正常值了。大夫让我化疗 8 个疗程，可当时我化疗的反应特别大，每次浑身的骨头疼，吃止疼药都不管用，疼得夜里睡不着觉。我曾经攒过安眠药，在夜里疼得受不了的时候，好几次想把安眠药一口吃下去，一走了之。人越来越瘦，化疗到第 7 个疗程时，体重掉了 30 多斤，低头看自己的腿跟非洲难民一样，实在坚持不下来了，大夫就没有坚持让我做第 8 次化疗。

化疗结束后，我就开始吃中药，正好养生堂请李忠来讲了一个星期。我看着他和蔼可亲的样子，决定吃他的中药。他的药很贵，每次都七八千元，除了可报销外，自己还得花一两千元。看了几次，我医保的钱就花到上限了，自费吃了几个月。

2013 年 12 月的一天，我洗完澡用毛巾擦身。当擦到左侧乳房的时候，感觉有个东西，用手摸到了一个黄豆粒大小的东西。第二天周五，我就赶紧去医院检查。大夫让我做 B 超，又做了钼靶。大夫说："你的这个东西得做了！"我问："会是恶性的吗？"大夫说："你下周一来住院吧，周二安排你手术。手术先切片做快速冰冻检查，结果没事把病灶切除，不好就要接着全麻手术，你可以选择保乳和全切，因为你的病灶长的位置较高，可以选择保乳。"

听了医生的话，我不知道怎么回到的家。心想，这次我一定没事的，不会这么倒霉的事总让我赶上。怀着忐忑的心过了两天，周一住进了医院，离我第一次子宫切除手术差7天不到一周年。

2013年12月10日，在家人和朋友无奈地注视下，我又一次被推进了手术室。

这一次我镇静了许多，我还看着家人，笑着说："我没事，一会儿就出来了。"可是我内心也期盼上天不要再把厄运降临到我的头上了。

手术开始了，先是局麻，我整个人完全清醒，听着大夫护士聊着家长里短，不知过了多久，感觉我被推出来了，又有患者被推了进去。我心里很清楚，要等快检的结果了，躺在这40分钟，对于我像是度过了一个世纪一样。

突然电话响了，听不见对方在说什么。主刀大夫过来了，温柔地对我说："你还要接着手术，这次要全麻。"

这时的我，出奇的镇静。我说："好吧。"大夫问我："你现在再考虑考虑，是保乳还是全切？"我就像是在说别人的事情一样，说："全切！"。这时的我已经没有了眼泪。

诊断结果是：左侧浸润性导管癌，2期A。免疫组化结果是三阴。接下来的是6个疗程的化疗和25次放疗。其间的痛苦可想而知，严重的骨髓抑制使我整个人几乎垮掉，但是在家人耐心的呵护下，在朋友的鼓励下，我挺过来了。

我之所以能有今天，和家人的关心和朋友的鼓励是分不开的。记得我刚查出来卵巢是恶性的时候，家里的亲人也都蒙了，当时我接受不了这个结果，情绪很不好，家里人总是陪着我掉眼泪。老公也是不知道用什么话来安慰我。姐姐身体本来就不好，还天天陪在我身边，为了不让孩子耽误工作和学习，我每次住院化疗都是姐姐陪着我。

当时我还没有退休，记得好多同事都来看我，而我见到每个来看的同事，都控制不住地流眼泪。印象最深的是有一次三个同事来看我，一见到他们我就控制不住情绪，哭了起来。本来想来安慰我的三个大老爷们，看见我的样子也忍不住掉起了眼泪。

还有对我触动最大的就是女儿，每天都哭可又不敢当着我的面哭。从小到大，女儿都很依赖我。我家有一只小狗叫欢欢，似乎我和欢欢，在女儿心里的地位几乎是一样的。自我生病后，家里人都在忙活我的事，忽视了对欢欢的照顾，家里人的情绪她也能看出来，我出院没几天欢欢也病倒了，送到医院一检查，需要马上手术，竟然也切除了子宫和卵巢。闺女最依赖的妈妈和最疼爱的欢欢都病倒了，给她的打击太大了，孩子承受不了这么大的打击，开始掉头发，她那一手都攥不过来的一头乌黑亮丽的长发，少了很多，还在一夜间出现了几块斑秃。

我躺在病床上慢慢地意识到，不能再这么消沉下去了，不能让我的情绪影响身边的亲人和朋友！因为，他们看着我难受的样子更是心疼。于是，我慢慢地调整情绪，身体好点的时候，就下地走走，干点家务活。有时肠胃很不舒服，刚吃完了就吐。为了早些康复，就这样我还是坚持吃。我每天听听音乐，以音乐调养心态，转移注意力，舒缓情绪。

生病之前，我知道社会上有好多抗癌组织。生病后出不去，我就上网搜索，搜到了一个卵巢癌的 QQ 群后，就认识了好多朋友。我和患者在网上交谈，感觉压力减轻了。后来接触到"大姐大微信群"，再通过"代姐"推荐，进入到现在的"卵巢癌精英群"。我每天都和群里的病友们聊天，每周有一位精英姐妹介绍自己的经验，不仅学到了不少的抗癌经验，而且对振作精神帮助很大。

在不到一年的时间里，做了三次全麻手术，我感觉自己已经是个"废人"了。入了"卵巢癌精英群"，获得了无穷的正能量，心态得到快速调整，现在可以"废物利用"了。每天做做家务，当我能给家人分担一些家务时，顿觉心情很爽。有时我也做点饭菜，让他们下班回来吃上一口热饭。我从一味地消沉变得有了生气，情绪正常地做一些家务，给亲人一个极大的安慰！

我在家上网，和病友聊天，家里还有和我同病相怜的欢欢陪着，一点不寂寞。

饮食方面，我是从来不忌嘴的，想吃啥就吃啥。我吃的品种多，蔬菜水果比以前吃得多了。我也一直坚持吃中药。但我想跟大家说中医对调整很有用，但一定不要迷信什么有名气的坐堂老中医，一定要找一个适合自己的大夫。乳腺癌手术后，我找到了中国中医科学院广安门医院一个相对年轻的大夫，一直吃到现在指标基本正常。

回想这几年的抗癌经验，我感觉最大的体会就是一定保持良好的心态，这个真的很重要。另外一定要坚强，不能总想着病情，要学会分散注意力，比如身体允许的情况下就去旅游。我生病这几年，国内外去了很多地方，亲近大自然真的能让你忘记自己是一个癌症患者。

重生的女人更美

吉兰珍（北京，网名仁和，癌龄6年）

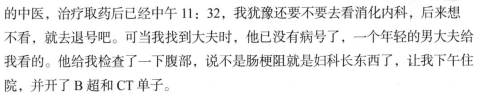

我叫吉兰珍，是一名北京首钢建设集团的退休工人。我平时爱好运动，太极拳、交谊舞、柔力球、唱歌、游泳，还有旅游，都是我喜爱的活动。

2012年7月12日腹胀、呼吸困难、吃不下饭、全身乏力，我去了我家附近的部队医院，挂了中医科和消化内科。先看的中医，治疗取药后已经中午11：32，我犹豫还要不要去看消化内科，后来想不看，就去退号吧。可当我找到大夫时，他已没有病号了，一个年轻的男大夫给我看的。他给我检查了一下腹部，说不是肠梗阻就是妇科长东西了，让我下午住院，并开了B超和CT单子。

我当时没啥反应，骑着自行车回家了。心里有疙瘩，午饭也吃不下。下午又去医院，做B超检查，并办好了住院手续。

经B超和CT检查，发现我的卵巢有实性包块，还有大量腹水。经腹水培养做病理检测，初步确诊为卵巢癌。这个结论我是第一个听到的，大夫对我直接说了。当时我想这下我可能要见马克思去了，一下子木呆了，既没有眼泪，也没有表情。后经北京协和医院进一步核实，结果和部队医院一样：卵巢癌！抽出腹水装满了4个可乐瓶子，并做了病理分析，CA125指标高达2000U/mL。

在部队医院住院14天，我怕影响女儿工作，没有过早告知她。7月26日我就出院了。原本，我想就在部队医院治疗，医生说要请大医院的专科大夫来协同手术。我把这个情况与同病房的病友讲了，其中有一个热心的病友曾在北京妇幼保健院住院做过手术，她说那里住院条件好，专业妇科，大夫医术还不错。此时，我拿不定主意了，就拨通了女儿的电话。

女儿坚决要转北京妇幼保健院治疗，复印了一些主要的检查资料，挂了吴玉梅主任的特需门诊。我来到妇产医院，重新做了一系列的检查后，让我回家等床位。

在家等了 10 天，还没有消息。腿脚却肿得穿不进鞋，腿一按一个坑，走不动路。我心急如焚，就直接去北京妇幼保健院询问床位，我遇到了好心的宋芳大夫，她说将肌瘤手术的往后拖拖，将病重的先安排一下。这样，我于 8 月 6 日住进了医院。8 月 9 日手术，早 8 点进手术室，下午 3 点多回病房。切除了子宫、卵巢、阑尾、大网膜。术后确诊为"双侧浆液性卵巢腺癌 3 期 C"。

术后我十分虚弱，体重也由原来的 100 多斤下降到 86 斤。因为发烧，化疗推迟到 8 月 20 日做。化疗方案是紫杉醇＋卡铂，化疗 8 个疗程，于 2013 年 2 月结束。

2014 年 3 月，复查化验 CA125 升到 150U/mL，抽水后腹化，紫杉醇＋顺铂共计 7 个疗程，于 2014 年 10 月结束。

2015 年初，CA125 又升到 45U/mL，后又逐渐上升。我去了北京妇幼保健院、北京医院，医生说没有实体包块，该干啥干啥吧。于是我就出去旅游。7 月份 CA125 升到 600U/mL，又化疗了 12 个疗程。到 2016 年 7 月，大夫说化疗太多了，身体承受不了，去中医调理吧。我就看中医、练气功、艾灸了 4 个月。

2016 年 12 月，CA125 升到 2000U/mL，腹水厉害。又进行了 3 次腹腔灌注化疗，4 个周期的化疗，用药吉西他滨＋顺铂。CA125 降到 200U/mL。直至今日，我已经化疗 45 次，坎坎坷坷 6 年多了。

我总结了一下这几年的体会，请姐妹们参考。

第一，有病要到专科和知名的医院就诊。我在最先就诊的医院早就说定方案请大夫，结果两周都没有行动，还有妇科、内科互相推诿，延误了治疗时间。来到北京妇幼保健院，一切检查化验从头来，从 7 月 12 日到 8 月 9 日，近一个月才得到有效治疗。

第二，活在当下，快乐每一天。我以前身体好，对生命是什么关切得很少，有些这方面的新闻报道，听听而已，不会往心里去。自患病后，什么马航失事、"7·20"水灾，还有很多很多的天灾人祸事件，夺去了许多无辜人的生命，让我内心深处受到震撼。生命可贵，人生无常，我们必须面对，看淡死亡，就要快乐过好每一天。

为了放下思想包袱，让生活更有意义，更加丰富多彩，我曾多次参加社区太极拳、柔力球、合唱队的排练和演出，以此加强体育锻炼，提高身体素质；我还积极参加社会公益活动，如站岗、执勤、义务劳动、捐款、捐物，奉献爱心。我还去全国名山大川旅游，欣赏各地的自然风光、人物风情，陶醉在快乐时光里，放飞心情。

饮食上我没有忌口。化疗期间就开始服汤药。精神疗法方面，我读了《为爱而活——一个"女汉子"的抗癌日志》《重生手记》。患病后要走出心理阴影，必须经历一个过程。第一次完成8次化疗后，我总担心复发，期间遇到了一些复发的病友，对我负面影响特别大，自己为此也焦虑。但在第二次复发后，我成长了，不再害怕了，可以坦然面对。由恐惧、彷徨、焦虑，再到心态坦然，积极探索，这是一个成长的过程。在这个过程中，要学会从积极方面吸取力量，多看那些成功的案例，多和那些阳光的病友交流。

第三，学会感恩。我感恩爱人、女儿，感恩我的亲友。在我确诊后，女儿请假陪我，开导我，鼓励我，爱人又不离不弃地服侍我，兄妹从唐山来京多次陪我住院化疗，经济上、精神上给了我巨大帮助，社区干部也多次来医院和家里探望，并给予经济补助，朋友们也来看望安慰。这些关爱和帮助，都有效地激励我勇敢地接受治疗，勇敢地面对困难。我感恩帮助和关心我的每一个人。

经历了这几年的磨难，我感到我的心理承受能力日渐强大起来了，感觉到亲情、爱情和友情越来越浓，越来越真了。过去的我天天忙碌，总是没有时间出去看看外面的风景，生病后反而出去旅游，看了不少的山山水水、乡村城市。自从我学会感恩，懂得感恩以后，以前只知道被动地参加单位组织的活动，如今却能自愿参加社会公益活动，把自己与社会公益紧密联系在一起，有了一种新的精神追求，一种社会责任感，一种生命存在的快乐感，认识到人生的意义应该是多彩的，而非单色的。

所以，生病既是一场灾难，也是人生发展过程的重要转折点，你会告别自己的过去，笑迎未来，会把过去的为自己而活，为家人而活转变成为社会而活，为有价值的人生而活。重生后的我，似乎人生更精彩，有了新的境界。

爱给我力量

陈　艳（贵州，癌龄6年）

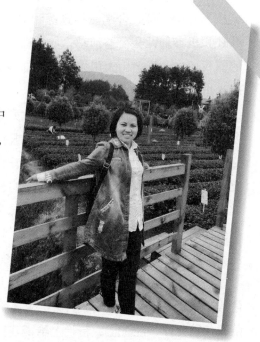

我是来自贵州省遵义市的陈艳，中专文化，学财会专业的，但在生病前，一直在一家品牌男装店担任店长。

2012 年 11 月中旬，我睡觉时无意中摸到肚子里有一个硬硬的东西，但是身体没有任何的不适，心中隐隐担忧。

21 日在楼下社区医院做了 B 超检查。医生说 B 超显示右侧卵巢有一囊肿，建议我去大医院做手术。

12 月 1 日由朋友安排，我去了遵义市第一人民医院，因为朋友是这个医院的医生。在这里再一次做了 B 超检查，B 超显示右附件区探及囊性团块，最大直径 8.2cm，囊壁光滑，囊内透声好，左附件区探及一低回声团块，大小约 3.7cm×2.3cm×7.2cm，边界欠清，形态不规则。朋友说："没事，就一般的囊肿"，还让我别担心，做手术切除就好了，并建议我做腹腔镜微创手术，说创伤小，恢复快。

我听从了朋友的建议，手术时间定在 12 月 5 日。早上 8 点我进了手术室，腹腔镜探查到左侧卵巢见大量菜花样生物，直肠陷窝处也有，腹膜上也有，增粗的输卵管匍匐于上，于是马上术中冰冻，病理提示"左侧卵巢浆液性乳头状囊腺瘤"，部分区域已达交界，是否达到癌的程度，要待石蜡切片监测。CA125 已达 597U/mL。

朋友马上找我老公商量，随即进行了双附件、输卵管、子宫全切术，12 号病理提示："左侧卵巢浆液性乳头状囊腺癌，右侧卵巢交界性浆液性乳头状囊腺瘤，分期为 2 期 C"。

术后 CA125 是 196U/mL。医院当时就要我做化疗，但是朋友建议我再去重庆新桥医院看一下，并给我联系好重庆的医生，安排好了床位。

当天晚上一起送我到重庆新桥医院。第二天医生会诊了我的病理后并确诊卵巢癌 2 期 C，并定了化疗方案，共 8 次，随即进行了第一次化疗（奈达铂＋紫杉醇）。第一次化疗后，CA125 降为 32U/mL，回家休息 1 月后再进行第 2 次化疗。

我又觉得重庆太远不方便，于是就在遵义医学院附属医院肿瘤科做了后面的 7 次化疗。

遵义医学院附属医院给的方案是紫杉醇＋奥沙利铂，三次化疗后还做了盆腔的 25 次放疗，当时也不懂，后来听群里面有人说卵巢癌尽量不要放疗。反正都做了，我也不想那么多了。8 次化疗完后，医生让我 2 个月复查 1 次，一直坚持了 2 年，第 3 年 3 个月复查一次，现在医生让半年复查一次。

我的 CA125，在 8 次化疗后，最低只降低到 17U/mL。后面复查也一直都在 30U/mL。有一次检查 CA125 到了 45U/mL，医生让观察。一个月后复查，又降到 32U/mL。

饮食方面。生病之后两年，我都有忌口，辛辣、烟熏、糖、甜食、牛奶、羊肉、公鸡、隔夜菜，但凡所有不新鲜的食物我从来没有吃过。每天早上起床，必须喝一杯温水，坚持空腹吃苹果之后再吃早餐，多吃蔬菜水果。每天都坚持熬灵芝水喝，一直都没有吃过什么药。现在除了不吃烟熏类食物和羊肉，基本没有忌口了。

锻炼方面，我只要是在休息日，早上都会去爬山。在山上做半个小时的甩手操。平时吃完晚饭，陪儿子打半小时羽毛球。周末时光，一家人去乡下空气好的地方呼吸新鲜空气。

我的性格比较内向，有什么事情都喜欢闷在心里，不爱找人倾诉，为一些微不足道的小事生闷气，遇到什么事情都要自己亲力亲为，老怕别人做得不好，在家和工作中都这样，太追求完美。另外，晚上睡觉很晚，爱熬夜，早上喜欢睡懒觉，也不爱吃早餐，上班一直坐着，基本很少走动，更不要说运动了。没有一个健康的生活方式。生病前特别喜欢喝速溶咖啡，基本每天都喝。这些也不知道和我生病有没有关系？

其实刚确诊的时候我简直无法接受，也不敢相信，原来以为癌症离自己很遥远，一夜之间，这病就成了我心中的疼、心中的阴影。排除这些消极的东西，其实也是一场战斗。

有时，我睡在床上，看着一直忙着照顾我的丈夫，看着年幼无知的孩子，泪如雨下，绝望吞噬了我的所有，感觉我的生命就剩下一片荒芜。但是，我怎么能就这么倒下呢？我想，我的孩子还那么小，才7岁，我还没看到他长大成人，看到他成家立业，成为顶天立地的男子汉。我要陪伴爱我的丈夫，走完下半生，也还要陪我的哥哥、姐姐们去旅行，这是我曾经许下的诺言呀，怎么能言而无信？

原来，自己想做的事情还有那么多，我必须坚强，不能就这样倒下，于是我开始振作起来。化疗时吃不下油腻的，就吃白粥、馒头、蔬菜。稍微好一点就使劲喝汤，让白细胞升得快点。我决定继续上班，像健康人一样地生活，于是在化疗过后我重新回到工作岗位，和同事之间的相处，让我每天更开心。有时间我就和家人或朋友到处走走，外出旅游，这样的生活很充实，我不再绝望。

谁的生活都不是一帆风顺的，我当然也不例外，没有必要为已经发生的事情耿耿于怀。改变不了现实就改变自己的心态，生活除了痛苦还有许多的欢乐，我还有家人、朋友。

这些都是我一直向前的动力，我会继续坚持下去，为了自己也为了所有爱我的人，我相信涅槃重生后一定会更坚强。在生病的过程中，我最感谢的就是丈夫不离不弃、无微不至地照顾我和家人，还有我的好姐妹们对我的支持和关心，是他们把我从绝望的深渊中拉回来，让我感受爱情、亲情、友情之中的温暖。

一道门一扇窗

王　茹（陕西，网名茹儿，癌龄6年）

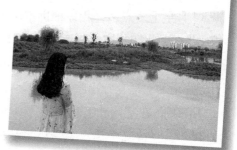

　　我叫王茹，今年26岁，是陕西汉中人。古人说："失之桑榆，收之东隅。"我是一个90后的女孩，做梦也没想到，在人生刚起步的时候就不幸地成了一名卵巢癌患者，但真没想到，因祸得福，我在治病途中收获了爱情。

　　2012年3月初的一个早晨，我醒来的时候，手搭在肚子上，忽然摸到自己右腹部有个疙瘩，硬硬的，我吓了一跳。这是怎么回事啊？我赶紧把老妈叫过来，老妈摸了摸说："要不去看看医生？"我想昨天我干力气活了，会不会出现损伤？因为家里拆了老房子，我把门窗上的钢筋全卸下来，会不会是因为出力气太多引起的，我说："观察几天吧，看看会不会消掉。"

　　因为我已经买了去宝鸡凤县姑姑家的车票，也就按计划出发了。到了姑姑家，老妈不放心，让我去当地医院看看。

　　第二天，我便去看医生。医生考虑是膀胱炎引起的，就做了个尿检，结果没啥问题，我也就想没什么事，过几天就会好的。所以在姑姑家玩了几天，我就回西安学校了。

　　开学后，我就感冒了，而且这次感冒很严重，一个星期不见好，话都说不出来了。正值周末，舍友说肚子疼，让我陪她去看病。因此我们就到了附近医院。

　　因为，我肚子上的包块还没消，于是我就想着既然陪同学上医院，来都来了，我也该看看到底是怎么回事。医生给我手检了一下，开了一张B超单。我做完B超，拿到结果给医生看。医生看了看，就说了一句话："你得做手术，长了这么大个包块！"

医生说，B 超已显示盆腔有一个 9cm×8cm 的包块。我当时吓哭了，赶紧给我妈打电话。老妈说："你请假回来看"。

2012 年 3 月 11 日，我回到家，12 日住进了当地的汉中市中心医院。经过一系列的检查，医生说情况不好，初步判断是肿瘤，得赶紧手术。这些，在当时是瞒着我的。

14 日早上 8 点多，我被推进了手术室，下午 3 点多回到病房。病理结果显示为："高分化卵巢浆液性乳头状腺癌 3 期 C。"随后，我就开始了漫长痛苦的化疗治疗。用的是紫杉醇 + 卡铂，总共 1 次腹化，7 次静脉注射。2012 年 10 月 1 日做完最后一次化疗出院。

出院后，在家休养了 5 个月，于 2013 年 3 月回学校复读。在休养及复学期间，我一直坚持喝中药，去学校了就做成小药丸吃。但在 2014 年元月份复查时，B 超显示盆腔有大小 2cm×3cm 的囊肿，询问医生后说可能是手术引起的，再过三个月复查看看。

到 2014 年 4 月份再次复查，发现那个囊肿长大了，有 5cm×5cm 了，但 CA125 值正常，因为做了一次开腹手术，医生建议不轻易动手术，再观察。到 2014 年 6 月底去复查，CA125 值为 75U/mL，且 B 超显示为 6.5cm×7cm 囊实性的包块，我害怕了，医生说可能是复发了！得做二次手术。

复发？我从来也没想过这个问题，手术了，切干净了，也化疗了，怎么会复发？当时的我，感觉天都塌了。天哪！好不容易熬过来了，现在怎么会这样？

因为 7 月份就毕业了，我去学校办完毕业手续就立马住院了，经过主任查体后说这个包块太贴近盆壁了，不能先手术，太危险，先做一次化疗，包块变小才能手术。随后便在 7 月 20 日左右做了一次化疗。结果化疗完，包块是小了，但 CA125 值升到 97U/mL。当时医生建议我们到上级医院治疗，于 2014 年 7 月底来到了西安。

我在西京医院，挂到了妇科王健教授的号，王教授看了我在汉中的病历，说我给你开检查单，这几天就尽快做完，给你开住院单，去登记排队住院。在 2014 年 8 月 15 日，我进行了第二次手术。术后做了 4 次化疗（紫杉醇 + 顺铂）。

　　回家疗养到 2015 年 3 月份，在家实在无聊，找了份工作，开始上班了，工作不累，消磨时间，改变心态。至今每两个多月复查一次。

　　为什么题目是"一道门，一扇窗"？因为在我看中医的时候，每次去那个老大夫那里，他都给我说这句话"上帝给你关上了一道门的时候，会给你打开另一扇窗的"，当时我知道他是在鼓励我、开导我的，但我记住了这句话，每当难过的时候心里就不停地默念它。

　　在 2016 年 3 月，我居然找到了我的白马王子。在上月的 19 日，我们结婚了！我在患难中，居然找到了悦纳我的老公！我由衷地感激他，十分珍惜他给我的大爱！

　　现在的我，已经是一个有家的女人了，角色变换了，我学会在享受爱情中珍爱自己。在家中遵守正常作息时间，不再熬夜了，也不再吃那些辛辣的食物了。

向死而生者生如夏花

陈延红（甘肃，网名延红，癌龄6年）

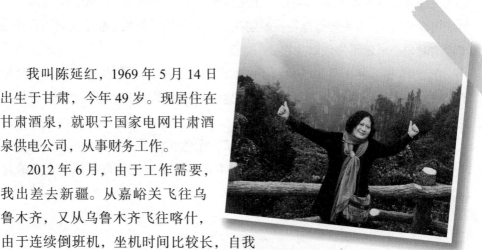

我叫陈延红，1969年5月14日出生于甘肃，今年49岁。现居住在甘肃酒泉，就职于国家电网甘肃酒泉供电公司，从事财务工作。

2012年6月，由于工作需要，我出差去新疆。从嘉峪关飞往乌鲁木齐，又从乌鲁木齐飞往喀什，由于连续倒班机，坐机时间比较长，自我感觉劳累，脖子不太舒服。我当时下意识地摸摸左颈部锁骨，发现长了一个疙瘩，大约有3～5cm，不疼不痒，摸着感觉还比较润滑。我又摸了另一侧，没有发现硬块。此时，心里忐忑不安。

飞机到喀什后，我听从喀什同学的建议去了喀什地区第二人民医院。做CT和加强CT，医生看了结果后建议住院。当时是出差状态，我没有在喀什医院治疗。

工作结束后，我返回兰州。在兰州陆军总院做PET-CT，结果显示是卵巢癌晚期，淋巴转移。当时兰州陆军总院无法手术，医生建议先化疗。

家里人知道这个情况以后，当即决定上北京。弟弟、姐姐还有老公陪同我一同上了北京协和医院，约看了北京协和医院的黄惠芳医生。在等了20天后，于2012年7月26日，由专家黄惠芳医生主刀，联合内科团队一起进行了根治手术。

我是那天的第一台手术，从早7：30一直到下午4：30出来。术后病理报告结果是："卵巢癌子宫内膜样癌四期，中低分化。"

术后10天接着就是化疗，化疗方案是紫杉醇＋卡铂。我对CA125指标比较敏感，术前 CA125 是 600U/mL，术后 300U/mL，化疗一次降为 100U/mL，第二次化疗后指标就在正常范围了。但是黄大夫一直让我坚持化疗 8 次。化疗 8 次后我的 CA125 指标是 5.17U/mL。全部的化疗结束后，又紧接着做了 28 次的盆腹部大放疗，内照 2 次。

治疗期间我还发过两次高烧，一次是在化疗中，一次是放疗中，均用冰袋成功降温。我在进行第二次化疗期间，有幸学习了郭林气功。郭林气功一直陪伴我治疗并给我身体非常大的帮助。我于 2013 年 4 月，治疗全部结束，当时的指标最好，在 3 ～ 4U/mL 之间。

全部的治疗结束后，我去巴马休养，并再次学习郭林气功一个月。此后，主要是在家里调养身体，不定期地去过一些空气好地方，如桂林、阳朔、北海、昆明、湘西等地，以修身养性、调养身体为主。当时的指标最好的时候是 3.4U/mL。自我感觉身体特别好，脸色也红润，我都觉得是不是当时给我诊断错了。

在手术三年后，我重返工作岗位，接管原来的财务工作。早晨练功，下午办公，有的时候单位有事，早上也上班处理一下。让我始料不及的是，上班后工作上的事情，远远超出我的想象，事情繁杂，有时还得出差，七情六欲受到干扰，郭林气功时不时被中断。

在上班半年之后，CA125 指标开始缓慢上升，感觉腹股沟的地方有点不太舒服，手感能摸到左腹股沟大约有个 2cm 的结节。

我当时就跟单位领导申请休假，放下手头工作到了北京，找到了黄慧芳大夫。当时黄大夫医嘱是再观察，我又返回家里进行休养，经中药调养，指标下降了一半。过了一段时间，发现又呈缓慢增长势态，我又返回北京协和医院做了 PET-CT，结果显示腹股沟有小结节，结论是"依据以往病史不排除转移"。

黄大夫要求我做活检。在我无所适从的时候，北京的汪洋大姐，帮助我分析并给予合理的指导意见。鉴于离家很远，往返来京不容易，况且兄弟、姊妹老公也上班，最后我决定先返回兰州。2015 年 9 月，我在兰州陆军总院做了一个 28 天的放疗，每日一次。我在北京时，CA125 最高值为 147U/mL，经过 28 次放疗后降到了 4.8U/mL。在放疗期间我一直坚持练郭林气功，应该说当时效果还是比较好的。

到了 2015 年冬，我在黄河边练功，不知道是不是冻感冒了，浑身没劲，但又不像是感冒症状。练功结束回家后就高烧昏迷不醒、呼吸困难。家里人急速将我送往兰州陆军总院呼吸急诊科进行急救。抢救的大夫，应该不知道我以往的病史，按照惯例，在我的额头、腋窝及腹股沟放了 5 ～ 6 个冰袋，抢救过来以后，又经过各方面检查，身体没有其他问题，我就办理了出院。

2017 年 2 月，CA125 指标又开始缓慢增长。从 2017 年 2 月份的 5.8U/mL 缓慢升到 10 月份的 23U/mL。我猜应该想还是腹股沟这个结节的问题。鉴于仍在正常指标范围内，所以我也没有做任何检查，如 MRI、CT 之类的，就是继续监测指标的变化，坚持练郭林气功和调整中药。

下面，我谈一下自己的体会，供姐妹参考和指教。

卵巢癌非常隐蔽，症状不明显，所以一定要提高防范意识。凡有腹胀情况，必须加以重视。得病前一段时间内，我肚子有时偶尔有点胀的感觉，我当时想可能是晚饭吃多了。往往第二天早晨起床后就没有这种症状了，也没有当回事。

康复路上一定要保持心情愉悦、身心放松，一定不能疲劳。反思我病情出现不稳定，出现反复的原因，就是三年后上班劳累、心情压抑造成的。我在2016 年坚决地离开工作岗位，安心地看病、练功、康复。重新回顾来路，审视自己，总结吸取抗癌成功者的经验教训！为自己寻找一条适合自己个体的综合抗癌之路！

信念的力量是康复的精神源泉。2012 年 7 月我在京等待手术期间，全家人心情沉重，情绪低落。当时姐姐的一个朋友推荐我们去见了一位姓孙的教授。孙教授一方面建议我学习郭林气功，另一方面从意念上给我及全家希望。孙教授曾经见证过一位恶性程度非常高的肿瘤患者，现在依然活得健硕。

孙教授说："你们家里人一定要有这么一个信念，即使十万个人里头能活一个，那一定是你！"当时我觉得孙教授给我们精神上注入了非常大的力量，全家人听了以后精神非常振奋。从那天开始，每晚用一定的时间意念冥想。我想着我的病一定会好；老公想着我老婆的病一定会好；孩子想着妈妈的病一定会好。我想人的精神的力量、家庭的关爱、亲人的呵护是抗病的源泉！

郭林气功为康复保驾护航。机缘巧合，经朋友介绍，我在第二次化疗后，在天坛公园向舒晓云和巨小淑老师学习了郭林气功，并且在治疗期间一直在练功辅助治疗。加上家里亲人的精心照料，营养也跟得上。前 7 个化疗没有打过升白针。化疗期间，仅在开始出现呕吐、乏力，基本上三四天就能就恢复过来。白细胞升得也快，这点可以说郭林气功功不可没。又先后和巴马基地坡月村的白萍及北京康复协会会长王健老师进行了郭林气功的辨证学习，我认为练郭林气功就是一个享受、调心的过程。

最后我要感谢群主诗旋，搭建这个平台给姐妹们一个家的感觉，有什么问题，姐妹们都相互能够交流，并从中获益！它像一个心灵加油站，时时给众姐妹心灵鸡汤与无限的正能量！让姐妹们相互搀扶鼓励正视自己，热爱生活体会幸福！

我将永远感恩单位领导、同事，感恩亲朋、好友、同学、邻里，他们在我治病中给予的经济捐助与精神抚慰！

永远感恩我的亲人对我不离不弃无微不至的关爱与精心呵护！永远感恩我的主治医生及中医大夫们，以及为我所有尽心尽力、不辞辛劳地教授我郭林气功的老师们，感恩群体抗癌的一路走来的功友病友们的激励！

正是由于人间这些大爱，才能让我坚定信念，相信自己能够坚持到今天，并无所畏惧、勇往直前、勇敢坚强面对不可未知的明天！

感恩这场突如其来的病痛，让自己放慢脚步，淡泊名利。我用心体会到一路的酸甜苦辣、人生百味的点点滴滴，我捡起曾被忽略太久的幸福生活！

正如印度诗人泰戈尔在《生如夏花》里写道："我听见回声，来自山谷和心间。以寂寞的镰刀收割空旷的灵魂，不断地重复决绝，又重复幸福，终有绿洲摇曳在沙漠。我相信自己，生来如同璀璨的夏日之花，不凋不败，妖冶如火，承受心跳的负荷和呼吸的累赘，乐此不疲。我听见音乐，来自月光和胴体，辅极端的诱饵捕获缥缈的唯美，一生充盈着激烈，又充盈着纯然，总有回忆贯穿于世间。我相信自己，死时如同静美的秋日落叶，不盛不乱，姿态如烟，即便枯萎也保留丰肌清骨的傲然，玄之又玄。我听见爱情，我相信爱情，爱情是一潭挣扎的蓝藻，如同一阵凄微的风，穿过我失血的静脉，驻守岁月的信念。我相信一切能够听见，甚至预见离散，遇见另一个自己，而有些瞬间无法把握，任凭东走西顾，逝去的必然不返。请看我头置簪花，一路走来一路盛开，频频遗漏一些，又深陷风霜雨雪的感动，般若波罗蜜，一声一声，生如夏花之绚烂，死如秋叶之精美，还在乎拥有什么？"

抗癌路上一路高歌

蒙海燕（四川，网名燕子，癌龄6年）

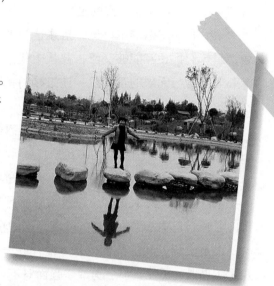

　　我是成都的燕子，真名蒙海燕。我是一名林业工人。我的性格活泼开朗，但容易着急，追求完美。我的爱好，是听音乐、唱歌、跳舞、打乒乓球，还有养花，这也是我闲暇时打发时间的一种方式。

　　2012 年春节后发现腹部肿胀，刚开始还以为是春节吃的海鲜不消化，就拿藿香正气水服用。吃了两天也没见什么效果。2 月 16 日无意中摸到右腹部有一个硬的如鸡蛋大的东西，当时以为是胃上的毛病，就去当地的内科就诊。

　　医院看过我的情况后，让我去做 CT 和 B 超检查。两项检查的结果出来后，医生马上叫我入院治疗，同时通知妇科医生会诊。妇科医生会诊后，马上叫我去华四川西医院治疗。当时，我就怀疑自己被"癌"上了。

　　2 月 17 日，我就去四川大学华西医院，检查的结果是卵巢癌。我彻底地懵了。没办法只有面对，哭也解决不了问题。

　　2 月 22 日做手术。手术切除了双侧卵巢、子宫、附件、大网膜，盆腔淋巴结、腹主淋巴结清扫。术中可见腹水约 200 毫升，双侧卵巢各见 10cm 大小的肿瘤，表面呈菜花样组织，侵及直肠、大网膜。病理报告：左右卵巢低分化浆液性乳头状腺癌，3 期 C。

　　我于 29 日出院。手术前 CA125 为 508U/mL，手术后为 86U/mL。

　　3 月 10 日，进行第一次化疗。方案是进口泰素 180mg+ 顺铂 80mg，7 个疗程，最后一个疗程是泰素 180mg+ 卡铂 450mg，其中腹腔灌注 5 次。手术后的第 8 次化疗于当年的 8 月结束。

2013 年，因成都房子装修，又是在夏天，每天早晨去，晚上回来，可能太劳累，在 2013 年 9 月 CA125 缓慢上升，到 2014 年 1 月，CA125 上升到 79.9U/mL。PET-CT 显示，直肠、右腋窝下淋巴结肿大，肝脏周围代谢升高。医生说是远端转移且多发，不能手术，只能化疗。于是又进行了 6 次化疗，方案是泰素 180mg+ 顺铂 210mg，6 次化疗，其中 4 次腹腔灌注，于 2014 年 5 月结束。CA125 降到 7.6U/mL。

到 2015 年 12 月，CA125 又升到 33.1U/mL。由于当时害怕指标又翻倍升，医院建议观察一个月或者口服依托泊苷化疗药，我选择口服，服用三个疗程后，CA125 指标降到 7.6U/mL，其中由于肝功受损，医院开保肝药"易善复"，休息到 8 月份，CA125 又升为 45.8U/mL，为了延长铂类药的使用间隔，又开始口服依托泊苷药，4 个月后也就是 11 月份，CA125 降到 8.7U/mL，开始休息停药。

到了 2016 年 3 月份，我的 CA125 指标又升到 88.3U/mL。CT 显示肝、盆腔结节增大，还有少量积液。又入院化疗 6 次，方案是泰素 180mg+ 顺铂 90mg，第 6 次因泰素缺药，改用泰素帝 + 卡铂 450mg，于 7 月份结束。

到 12 月份，CA125 又升为 66.8U/mL，CT 显示肝脏右叶下结节增大，结肠结节增大，脾脏结节影，右腋窝淋巴结增大。又入院化疗 6 次，方案是泰素帝 100mg+ 奥先达 120mg。于 2017 年 4 月 CA125 降到 8.4U/mL。治疗结束。

到了 2017 年 9 月份，CA125 又升到 62.5U/mL。为了延长铂类的间隔时间，又开始口服依托泊苷，CA125 降到 10U/mL 后停药。

2018 年 1 月出现肠梗阻，经治疗后缓解。3 月 CA125 又升到 126U/mL，医生说是复发。入院后化疗又出现更严重的肠梗阻，经治疗后肠梗阻缓解。现仍在治疗中。

这就是我这 6 年的治疗过程，其中我也服用中药，因为我的肝容易受损，所以中药是断断续续地吃。

我的经验就是糊里糊涂地活，开开心心地过好每一天，多一些爱好，分散自己的注意力。生活上能吃就多吃，特别是化疗后尽量吃有助于提高食欲的菜，才能把白细胞升起来。有的时候我还在想，如果不生这病，也许我还不会改掉我这急躁的坏毛病，多点阿 Q 精神，什么事只要不是最坏的结果，都是幸运的。

我的教训就是，不能劳累、不能生气、不能拿别人犯下的错惩罚自己。

　　值得感谢的是我的家人和朋友对我的关心和鼓励，感恩他们对我不离不弃的爱！

希望在心中，路在脚下

李金绒（陕西，网名自由飞翔，癌龄6年）

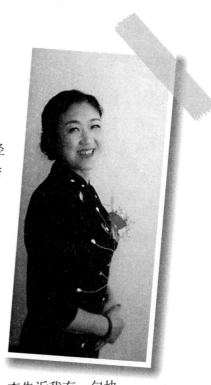

　　我来自陕西西安，是一名医务工作者。我的经历相对比较简单，手术、化疗。虽说走过一些弯路，但恢复得很好，术后康复至今。

　　2012 年的 7 月份我的双脚痛，尤其是脚后跟。我先后看过疼痛科、骨科、神经内科、血管外科，免疫科检查都没问题，我就做做理疗，在家休息了一段时间后脚不痛了，我就上班啦。

　　谁知过了 4 个月，11 月 14 号晚上腰部钻心的痛，因为是剧痛，我感觉这周围出问题了。想到妇科我立马出了一身冷汗，因为小问题不会痛成这样，第二天上班我就去妇科门诊，医生一查告诉我有一包块，让我做 B 超和肿瘤方面的检查，看到检查单我就明白啦，摊上大事儿了，可能快玩完啦！

　　B 超室直接告诉我是肿瘤，让我赶快住院手术。脚痛找到元凶了，因为妇科的反射区在脚后跟。我以最短的时间做完院前检查，办好住院手续，然后告诉家人我得癌了，手术要签字。

　　20 号我做的手术，卵巢癌减灭术，摘除双测附件、子宫、阑尾、大网膜，清扫淋巴；胃肠外科：直肠、结肠、肠系膜肿物切除，直肠前壁修补术。病理结果：双侧卵巢浆液性低分化腺癌 3 期 C。术后到化疗前这段时间是我犯病来最遭罪的时间。术后第三天开始发高烧 39°，肠胀气（半梗阻）、大量的盆腔积液、痰咳不出等一系列的并发症折磨的我奄奄一息了。这期间，呼吸科、胃肠科、影像科，还有临床药学都参与了会诊和治疗，最后是给身上插了好几个管子解决了这些问题。

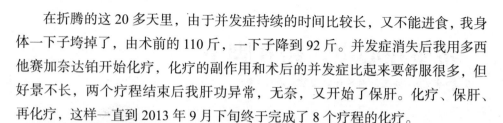

在折腾的这20多天里，由于并发症持续的时间比较长，又不能进食，我身体一下子垮掉了，由术前的110斤，一下子降到92斤。并发症消失后我用多西他赛加奈达铂开始化疗，化疗的副作用和术后的并发症比起来要舒服很多，但好景不长，两个疗程结束后我肝功异常，无奈，又开始了保肝。化疗、保肝、再化疗，这样一直到2013年9月下旬终于完成了8个疗程的化疗。

我术后这几年一直较稳定，下面我介绍一下这几年的一些体会和教训。

首先，我反省了一下自己得癌症的原因。遗传因素没法避免，但主要是性格原因。比较急躁，抗压和宣泄能力比较差，得病前几年睡眠一直不好，身体消耗比较大。

其次，在化疗期间有几个问题值得思考：

第一是保肝、升白的问题：建议大家在化疗一开始一定要重视升白和保肝，不要等到不正常了，才采取措施。我从术后就开始喝五红汤、鸽子汤、芸豆猪蹄汤等。化疗8个疗程，我白细胞、血小板基本正常。一开始化疗保肝没重视，第二次化疗后我的转氨酶就开始升高，导致后面肝功异常，保肝很辛苦。

第二是化疗的次数和周期：我个人认为，化疗的次数一定要结合自己的分期分型、身体情况而定、制定适合自己的化疗次数和用药剂量。我肝功损伤后就和医生沟通减小药量，而且每次保肝，保心、护胃肠的药都加上。化疗周期，在身体条件允许的情况下按照规定时间接受治疗，如果身体出现异常，一定要等恢复得差不多了再去放化疗，不要硬按周期规定而不顾正气恢复，这样即使治疗完成了，身体损伤一时半会很难恢复。我从第4次化疗开始间隔都在一个月以上，就这样我治疗结束一年多肝功才恢复正常。

第三是在恢复期注意的问题：根据自己的病情，身体状况，还有家庭的实际情况给自己制定一套适合自己的康复计划。不要跟风，别人的不一定适合你。我当时做过药敏，我对化疗药都不太敏感，这可能跟职业有关。当时我想，千万不能复发，一旦复发可能就麻烦了。为此在治疗期间就上网查询了后续的中医治疗，这几年一直间断的服中药，我每年春秋两季注射日达仙（注射用胸腺法新）。

我在住院的时候就有同事给我推荐巴马，我被它的五大要素吸引，在做完治疗一个月后就来到巴马。巴马的青山绿水深深地吸引了我，我爱上这里下决心在这里好好养生。清晨，我贪婪地呼吸着带有泥土和青草芳香的新鲜空气，沿着河边在高地磁的小道散步、练功、开怀大笑；中午，享用着绿色环保富硒食品；下午拿着乐器在美丽的盘阳河边吸氧、吹奏。巴马的生活丰富多彩，来自全国的候鸟朋友在这里养生，我也融入其中，还结交了不少的好朋友。在这里我不仅学会了葫芦丝、萨克斯，还先后参加了舞蹈队、乐队，生活充实快乐。由于生活单纯，远离喧闹，不操心闲事，身体也是一天比一天好。

第四饮食和运动的问题：我认为饮食调理应该分为两个阶段，一是治疗期什么都不要忌，以能吃、吃好为原则。我在不同的群里看到癌症患者忌口的，真是五花八门，试想我们经历了手术、放化疗后，体力和免疫力严重受损，如果饮食跟不上，后续的治疗和恢复就相对差。二是恢复期：基本上遵循癌症患者饮食指导原则。我这几年除了螃蟹不吃，牛羊肉、虾少吃，其他的没有严格忌口。但主要是多素少肉为主，总体吃的比较杂。

运动方面：我运动量相对不是很大，觉得累了就休息。得病的第一年我也是起早贪黑的习练郭林功，但老觉得累，而且腿脚肿，后来就缩短练功时间，增加静功（脑场和冥想疗法）感觉很舒服，食欲、睡眠都改善很多，后边就一直坚持。

第五潜意识：人潜能的激发，会直接影响生理状态，包括细胞、基因乃至更细小的生命元素的变化。良性的暗示和预期持续下去，就会使你的身体内部发生奇妙的良性改变。当时我看到我的分期、分型、药敏都不好，还有医生暗示我的生存期不会太长，我没有气馁，更没有绝望，我想通过强大的心理创造奇迹。清晨睁眼躺在床上，我会告诉我的五脏六腑你们都是我的心肝宝贝，咱们一起加油，走在练功路上我会大声宣读：从现在开始的每一天，我的身体都进入自我疗愈和康复状态，我的每一个细胞都充满活力，奇迹和爱会一直伴随着我。晚上做静功之前我会告诉身体里的小癌，你们以前是我的好孩子，是我做得不好影响了你们，做完脑场你们就会回到以前的小乖乖……每次和身体对话后我都觉得神清气爽、心情愉悦，身体也越来越好，这更加坚定了我战胜疾病的信心！

回顾这几年的抗癌历程，我觉得心态是最主要的。良好的心态胜过灵丹妙药。得癌以后每个人都要经历一个恐慌、面对、接受的过程，这个过程转变的越快，对自己的身体恢复越有利。记得我刚得病的时候也是万念俱灰，觉得路走到尽头了。在一次跟同学聊天的过程中，她就鼓励我说："不是没路了，是该拐弯儿啦？该换一种活法啦！"我一下子觉醒了，这几年我一直记着这句话，朝着自己设定的目标，一步一步往前走。我觉得这几年恢复的这么好，是我弯拐的及时，拐的彻底，学会了放下一切。当时我生病时孩子才上大二，老公身体也不是太好，但我还是依然决然的选择远行，远离喧闹，静心修养，目的就是为了以后二十年、三十年能和他们相伴。其次要有一颗感恩的心。感谢小癌让我放慢了脚步，感恩家人的付出和不离不弃，感谢亲朋好友的关心和帮助，感恩老天让我现在活的无忧无虑，感谢生活中遇到的所有……

抗癌路漫漫，其修远兮。希望在心中，路在脚下。让我们大家携起手来走出一条平坦健康之路，增加我们生命的长度的同时也提高我们生命的高度。

抗癌路上砥砺前行

杨俊英（陕西，网名蒲公英，癌龄6年）

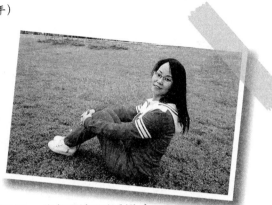

我叫杨俊英，网名蒲公英。1971
年出生，陕西省乾县一中教师。

2012 年 7 月 17 日下午 6 点多，
我感觉腰部不适。由于医院已经下
班，我就去一位朋友的诊所就诊。

当时，以妇科炎症治疗，输液两瓶后，非但腰部不适没有
缓解，而且下腹部越来越痛。当时接近夜间 10 点了，我赶紧去医院急诊科。医
生见我疼得那么厉害，以为是肾结石或是尿结石，但在检查后都排除了。于是
就去做 B 超和 CT，确诊卵巢囊肿蒂扭转，于是马上手术。

术中发现卵巢右侧包块顺时针 180°扭转，表面菜花状，有 2cm 破口，伴出
血。左侧也有包块。医生术中诊断为卵巢癌。在征得家属同意后行卵巢癌根治
术：切除子宫、附件、双卵巢、部分大网膜（当时没有切除阑尾）。左卵巢发
现有 3.5cm×2cm×1.8cm 灰白色肿物，右卵巢见 11cm×7cm×6cm 不规则肿物。
随后送检陕西省核工业二一五医院，病理诊断：双卵巢中分化浆液性腺癌。

术后 20 天后，在西安交通大学第一附属医院化疗，用的是多西他赛＋卡
铂，联合腹腔灌注。共做了 6 次化疗。

生病后，我开始回顾自己过去的生活，总结患癌的主要原因：

第一，凡事追求完美。我在一所省示范高中任教。在学校不论带班还是代
课，都是努力地干得非常出色，所以我一直带班主任、上高三课程。在繁重的
工作之余，家务全包。家里收拾得一尘不染，有人说我家像宾馆。我带着两个
孩子，给孩子做饭也要参考陕西台的"好管家"栏目，一定要让孩子的饮食既
有营养，又香甜可口。我从未在学校食堂买过饭，食堂的师傅总打趣地说我不
食人间烟火。

第二，过于劳累。我每天早上5:30起床，晚上1点休息。儿子上高中，他什么时候休息，我就什么时候休息。女儿上幼儿园，还得接送，加上每天的教学工作、所有家务，我每天基本上从起床到休息，一直高速旋转17～18个小时。

第三，情绪焦虑。由于儿子贪玩，学习成绩不太好。我在学校工作压力很大，顾不上给他辅导作业。所以，我的情绪每次随着儿子考试成绩大起大落。加之儿子2012年高考没考好，他的情绪低落，我的心情也特别压抑，从高考结束到生病就没出过门。这种不良情绪可能直接导致我身体虚弱，诱发了病情。

第四，饮食不合理。由于儿子喜欢吃肉，我也跟着吃。平时的饮食而且几乎天天都是大肉、鱼，水果、蔬菜等相对就少了。食物结构不科学，也是生病的重要原因之一。

从2012年手术到2016年第一次复发，在这4年多的时间里，我一直控制得比较好，总结起来有这么几点可以借鉴：

正确看待癌症。战略上藐视，战术上重视。不要被癌症吓到，它和高血压、糖尿病等一样，也是一种慢性病。但也不能轻视，因为这种病，最大的麻烦就是容易复发，特别是卵巢癌。有时我换种思维，觉得患癌在一定意义上也许是一件好事。我生病后，没有一丝恐慌，坦然接受。我想老天爷嫌我太累了，让我换种活法，我就顺应天意。生病后再也没有上班，停下脚步时才发现生活原来这么美！清晨的第一缕阳光、第一声鸟鸣、公园里的花呀、草呀，一切都是这样的美丽。我在节假日都出去旅游，欣赏祖国的大好河山。

良好的心态，在战胜疾病中占到百分之七八十。化疗期间，我把治病当作疗养。在床上躺的时间长了，我就让老公提着液体，我们哼着小曲在医院走廊散步。每天打完针就去医院对面的广场跳舞，把自己打扮得漂漂亮亮的，以至于护士找不到患者。

在治疗期间，安排好家里事务，才能做到安心、静心养病。2012年我生病时女儿6岁，刚好上小学一年级，老公希望女儿在身边上学。我毅然决定把女儿送到表姐家，让表姐带了一学期，我才能更好休养。

要有很好的医从性。对于治病，我们是门外汉，医生很专业，所以我们要相信医生，积极配合医生，这样才能取得较好的疗效。在我长达半年的化疗期间，只有我一人顺利完成了 6 次腹腔灌注。

调整了饮食和作息。早睡早起，少吃红肉，多吃白肉，多吃杂粮和果蔬。每天都吃杂粮粥或用杂粮打成米糊。吃的食物也较杂，但油炸、烟熏、腌制等垃圾食品从不沾边。

学会爱自己。记得手术后老公带我去超市，让我买自己喜欢吃的食物。我当时很茫然，都不知道自己喜欢吃什么。以前去超市老想着儿子、女儿喜欢吃什么，完全忽略了自己。从那以后，我就变得自私了，去超市时尽可能去挑自己喜欢吃的东西。

2016 年 7 月同学聚会，我们去黄柏塬玩。感觉那里景色不错，回来又陪老公和孩子去了。当天晚上朋友又打电话说定好了去新疆的火车票，所以第二天匆匆游完黄柏塬又赶回咸阳。当时就感觉很累，给老公说不想去新疆，但老公说我不去他们也不去，无奈那天下午又乘火车去新疆。

在新疆我们几家人租车游玩，每天跑 500 多公里，还不能午休。新疆的 7 月，晚上 10 点天黑，吃完晚饭休息，就快到凌晨 1 点。我多年来养成早上 6 点起床的习惯被打破，感觉严重睡眠不足，非常疲惫。8 月 4 日回家，10 日就因急性肾盂肾炎住院，这可能与在新疆旅游时憋尿有关。随后检查 CA125 升到 120U/mL，盆腔少量积液。医生让随诊观察。一个月后 CA125 升到 700U/mL，再过半个月又升到 1300U/mL。肺上有小结节，肝边缘也有些问题。于是又做了 4 次化疗。

这次惨痛的教训告诉我：太劳累就会导致复发。若要保持健康，就要听从来自身体的声音，要学会说"不"。

2017 年 7 月底，我肚脐右侧三寸处疼痛难忍，但 CA125 及影像检查一切正常，医生诊断为阑尾炎。在我们社区打了 5 天的抗生素，不见效。又在陕西中医药大学附属医院住院继续打了 5 天抗生素。身体越来越差，连走路的力气都没了。但老公还坚持让我住院。我就硬把老公和女儿支出去旅游，让儿子回来照顾我。老公刚走，第二天我就让儿子给我办出院。回来疼痛有些缓解，身体也有劲了。8 月份检查 CA125 上升到 34U/mL，影像检查一切尚好，医生让继续观察。但疼痛已经发展到肚脐两边，还有右下腹股沟。到 9 月份，CA125 上升到 148U/mL，MRI 检查膈下有积液，腹股沟有结节。于是又做了 4 次化疗。 *315*

　　总结第二次复发的原因：第一次复发治疗后没有进行任何康复治疗；基本纯素食，营养根本不够，导致身体虚弱；由于身体较弱，容易犯困，所以一直没有锻炼，每天只是干点家务。痛定思痛，现在从这些方面做起：荤素搭配，平衡营养；两个月一次巩固治疗，提高免疫力；学练郭林气功，坚持锻炼。

　　虽然我已经复发了两次，但我对未来还是充满希望。正如一位朋友所说："我们要接受有限的失望，不要放弃无限的希望！"

附录

从卵巢癌说到免疫治疗

我是河北唐山的患者家属"小白兔也有悲伤"。我的母亲从 2010 年诊断为卵巢癌，至今已有 8 年。这 8 年来，我家走了很多弯路，我也目睹过许多病友的生生死死，正因如此，我才知道抗癌路上每一点滴经验的宝贵。现在，我将我这几年来的学习心得和无数病友们用生命换来的经验教训细心整理，希望能让更多的患者受益。

需要注意的是，可能非医学专业的读者并不容易理解文章的一些内容，也往往没有充分的经验来判断自己是否适合免疫治疗，因此，文中的治疗方案望大家切勿盲目模仿，请与主治医生充分沟通后，再仔细斟酌下一步的治疗策略。

一、关于卵巢癌常见问题的集中解答

1. 肿瘤标志物的临床疑惑

在临床中，经常见到卵巢癌患者 CA125 敏感且降幅很好，但 CA724、CA199 等却异常升高。需要指出的是，CA724、CA199 并不能反映浆液性卵巢癌病情，除非是连续几次检查，超过正常范围后，还有成倍的上升，才需要特别关注。若浆液性卵巢癌患者 CA125 为阳性，则其他的肿瘤标志物没有太多的临床价值。

另外，特别说明一下 CA125 和 HE4。首先，CA125 的灵敏度优于 HE4，因此，CA125 更适合作为随访和病情变化的参考；而 HE4 的特异性高于 CA125，HE4 更适合用于卵巢癌与其他疾病的甄别。

虽然 CA125 更容易反映治疗效果，但容易受到良性肿瘤、腹膜炎、腹水、肠炎、肺炎等各类炎症，甚至心衰、糖尿病、月经来潮等多重因素影响，从而导致出现假阳性。但 HE4 就很难受到除年龄和绝经情况以外的其他因素影响，一旦 HE4 超过 150pmol/L，诊断为卵巢癌的特异性非常高。在浆液性、子宫内膜样癌、透明细胞癌中，CA125和HE4是较为敏感的肿瘤标志物；在黏液性癌中，较为敏感的是CA199。

2. 化疗是否耐药

一些患者初次化疗，CA125没降下来，患者急了，以为自己对化疗药物不敏感，但需要注意的是，第一次化疗后的CA125不总是准确的，很容易存在大量肿瘤细胞坏死，进入血液，暂时推高了CA125的现象，很多人第二次化疗就能降下去；可是少数患者，在手术后的第二次化疗后CA125还没能降下去，患者真的急了，有些医生也有点坐不住了，以为这下没跑了，真的是耐药了，别急，再加测个HE4，看看HE4的情况再说。因为有些患者手术后可能会有上文所提到的炎症等情况，造成CA125的假阳性，这时候再测个HE4，结合CA125联合判断，对治疗效果评价往往会更加准确。

3. 假阳性淋巴转移

有些患者，特别是复发的患者，去医院打化疗，本来影像检查没有淋巴结肿大，结果化疗后CA125明明降得很好，复查影像却出现了腹股沟、腹膜后等淋巴结节或肿大，有些医生认为："虽然CA125降了，但是出现新的转移，说明病情进展了，国际上都是以影像检查为准的。"但淋巴这个器官比较特殊，发炎或者遭遇免疫攻击（其实也是一种"发炎"）后经常会变大，导致临床上所见到的假进展，所以很多时候并不是出现新的淋巴转移了，而是之前就有淋巴转移，但是影像检查没看出来，化疗后淋巴病灶受到了有效攻击，从而导致的变大。比如在使用PD-1的时候，一些患者用药后别的地方病灶都小了，敏感肿瘤标志物也降了，淋巴转移灶却变大了，有些时候是假进展。话说回来，有些医院在手术时不喜欢给患者做淋巴清扫，不是一台完整的分期手术，这个时候我们就要额外关注一下，看看化疗后有没有淋巴的异常变大。如果有，我们就要仔细甄别是不是病灶，评估要不要追加二次手术。

4. 术后可疑包块

很多患者在术后没多久，复查超声时发现盆腔里又长了个包块，少数人还长得特别快，最快的我见过3个月就长到15cm的，患者拿到复查结果时大惊失色。别急，有些人手术后会出现包裹性积液或淋巴囊肿，这很正常，请再做一个彩超，并结合敏感肿瘤标志物来判断，如果出现复发，包块多显示血流信号，且敏感肿瘤标志物会先上升，如果敏感肿瘤标志物化疗后降幅很好，并且包块没有明显的血流信号，即便出现了新的占位（尽管长得快），也并不支持复发、未控这一结论。

5. 是否需要行 PET-CT 检查

PET-CT 是影像学的一项革命性技术，这一点毋庸置疑。尽管很贵，但是术前拍 PET-CT 很有必要，一方面是看转移情况，确定手术范围；另一方面看 SUV 值，辅助判断肿瘤活跃度和免疫识别情况（第二个方面多数医生不太关注）。因此术前拍 PET-CT 很有意义。但是术后完全缓解的时候，瘤子没了、肿瘤标志物正常，这时再拍 PET-CT 就完全没有必要了，也根本查不出异常；另外，如果生化复发（肿瘤标志物上升却没有 CT、MRI、超声等影像异常）的患者，拍 PET-CT 拍得早了，也往往发现不了什么。

6. 癌症复发的原因和流程

各大顶级杂志关于研究癌症复发的论文很多，但是能说出个所以然的很少，对于术后病情未控或者短期复发的患者，我们能以手术不干净、血行转移等来解释，但是完全缓解的患者，三五年后依然复发的并不少见，这是什么原因呢？

首先，我们来学习一下癌症复发的流程。患者一旦患癌，早在恶性肿瘤肉眼可见的那一天起，癌细胞就会每天以亿为单位，随着血液飘洒得浑身到处都是，很多时候，那些扩散的癌细胞并不是没有落地扎根，而是刚形成血供，就被无处不在的肿瘤特异性免疫给消灭掉。如果肿瘤免疫不再监控（关于肿瘤免疫后面会详细讲到），患者术后复发绝不会是寡转移，比如肝转，会呈现出"满天星"的特点。恶性肿瘤形成病灶的首要条件就是血供，这也是那些抑制血管生成的靶向药（阿帕替尼、贝伐珠单抗等）的作用原理所在。

那么问题来了，化疗药和 T 细胞大多需要经过血液流通，而很多潜伏着的癌细胞与血管是有一定距离的，哪怕只有 1～2 个细胞距离，就可能让化疗药杀不着、T 细胞过不去，但那些癌细胞单靠细胞间扩散的营养就能长期存活，这不就麻烦了吗？毕竟化疗不可能打一辈子，靶向药则更擅长筛选"耐药株"，而针对肿瘤的特异性免疫也可能会随着时间推移而衰竭，癌细胞在某些特定的情况下（如感染等）可能会诱发形成血供，这个时候一旦免疫衰竭了，悲剧

（复发）就因此产生了。因此，在卵巢癌乃至其他实体瘤的治疗中，这些潜伏着的癌细胞才是手术后最大的威胁。

7. 究竟是腹腔化疗（以下简称腹化）好还是静脉化疗好？

在卵巢癌NCCN指南中，腹化和静脉同为一线治疗，但由于腹化的副作用过大，因此从患者耐受的角度上考虑，多数医院采用静脉给药的方式化疗。那么，究竟是腹化好还是静脉化疗好，为什么？

我们要具体情况具体分析。①肿瘤越大，越适合静脉化疗。大肿瘤需要有充足的营养供应，需要血管来运输营养，因此静脉给药更合适。如果术后残留 ≥ 2cm，腹化效果较差。②腹水或术后残留 ≤ 1cm 的患者，更适合腹化。严重腹水的患者就不必多说了，许多患者是由于病灶广泛种植从而引发的腹水，这时候采用腹化效果较好；而鉴于卵巢癌易发生盆腔播散种植的特点，切净率越高的患者，采用腹化的方式更容易受益，能将残留的微小病灶以更高的化疗药物浓度杀灭。有证据显示，有些患者能因腹化受益长达十年以上。另外，多个研究结论均证实，术后残留较小的患者，腹化展现出从"不弱于"到"远优于"静脉化疗的生存数据优势。

另外，腹腔热灌注也很不错。一项由荷兰癌症中心组织的多中心、随机对照、三期临床试验中，术后关腹前做了一次腹腔热灌注＋术后常规静脉化疗的患者 VS 仅接受术后常规静脉化疗的患者，总生存期延长了近一年。

8. 如何看待偏方

身为卵巢癌家属中略有微名的"土专家"，我接触过数以千计的患者和家属，经历过数以百计的各类"奇幻"治疗手段的"洗礼"，不夸张地说，我比多数医生都更清楚妇科肿瘤患者和家属的无知和浅薄——妇科肿瘤患者和家属的专业性是各类癌种中最低的——对，你没看错，不是之一，而是最低。"中药""偏方""麦苗汁"是妇科病友们孜孜以求的"老三样"，而青龙衣、杨桃根、冬虫夏草、电疗、艾灸、针灸、拔罐、水果蔬菜泥、碱性食物、蝎子、蜈蚣……各类"治癌神器"更是数不胜数，能跟您讲上三天三夜。那么我们如何看待这些稀奇古怪、脑洞大开的奇葩治疗呢？

我们应首先承认，无论是什么癌，都有极少数患者存在无药自愈的情况，那么，自愈的患者在某个阶段吃了某药、练了某功、信了某教，就能视为治疗癌症的有效途径了么？显然不能。

打个比方：某日，三毛吃了个馒头，结果当日有雨；次日，三毛又吃了个馒头，结果当日再次有雨。因此，三毛得出结论，想求雨，吃馒头。

您自己看，这个结论荒唐不荒唐？

因此，癌症的治疗应该遵循以下次序：①西医；②中医；③气功；④食疗；⑤保健品；⑥巫医；⑦跳大神。切记，千万不要搞乱了顺序。

二、医院诊治的常见问题

作为患者家属来说，由于我接触了太多的病友，每当遇到治疗不规范的时候，就如鲠在喉。在这里，我列出最为常见的 6 大问题，并从危害程度逐一阐述。为避免争议，本节部分内容以 2017 版 NCCN 指南为参考标准。（NCCN 指南是癌症治疗的最高标准）

1. 腹腔镜手术

卵巢癌与其他癌种不同的是，一方面，即便是晚期患者也应该至少接受一次手术，即便是复发也支持多次手术；另一方面，卵巢癌手术比较复杂，打个形象的比喻，许多患者的病灶就如同在盆腹腔内撒了一把沙子，即便是开腹手术，想要追求无肉眼残留也是非常困难的，更何况腹腔镜。另外，腹腔镜手术做淋巴清扫，技术难度高，手术难度大，很多医院在给患者做腹腔镜手术的往往不清扫淋巴，这样就不是完整的分期手术了；腹腔镜视野比较窄，再加上手术操作不便，可能会造成术中瘤体破裂，分期由 1 期 A 变成 1 期 C。更可怕的是，个别医生为了腹腔镜而腹腔镜，盲目扩大适应范围，乃至给一些病灶广泛种植的晚期患者做腹腔镜手术，将会给患者预后带来极为不利的影响。毫不夸张地说，给任何分期的卵巢癌患者以腹腔镜（包括最新的达芬奇机器人）的形式行肿瘤细胞减灭术，等同于害人。此现象在四川、重庆、云南、广西等西南地区高发。

2. 新辅助化疗

受美国治疗策略影响和医院床位紧张等因素，一些有美国留学背景的妇科专家不喜欢做新辅助化疗，哪怕是四期患者也是直接手术，导致肿瘤难以完全减负。我们要看到，医学在进步，指南在更新，如今新辅助化疗的地位越来越高，即便是美国，采取新辅助化疗的卵巢癌患者比例也在迅速攀升。无论是NCCN 指南还是各种回顾性研究数据，均明确指出新辅助化疗与否不影响总生存率（OS）。但是减瘤程度对预后的影响却是巨大的，甚至有研究显示，四期患者术后残留大于 2cm，预后甚至劣于不手术。因此，如果术前评估难以达到满意的减瘤术，采取新辅助化疗是必要的措施。此现象在上海和部分自视甚高的省级医院高发。

3. 淋巴清扫

NCCN 指南明确指出，应对卵巢癌患者进行系统的淋巴清扫，乃至最好达到肾血管水平。但是一些医生并不喜欢给卵巢癌患者做系统的淋巴清扫。地市级三甲医院受手术水平限制，只能做淋巴切除，做不了淋巴清扫，这一点可以理解；但是某些省医院乃至少数业内专家，认为自己能够凭借经验，在术中判断淋巴是否转移，对淋巴结进行选择性切除，这一点是违背指南的行为，毕竟肉眼代替不了病理，一些术中看起来、摸起来正常的淋巴结，是无法排除转移的可能。尽管目前有研究显示，无明显淋巴转移患者，系统清扫淋巴与否，对预后无显著影响，但此类研究仅限于三期、四期患者。分期越早，手术范围越应扩大，以最大限度地消灭一切潜在病灶，最大限度地争取一次性治愈。另外，腹膜后淋巴结等周边血管并不丰富，化疗药物浓度难以满足治疗需求，单靠化疗难以彻底消灭病灶，因此从稳妥的角度上考虑，如有可能，因尽量清扫干净。此现象在上海、河南、云南、四川、广西等地区高发。

4.“自创”TC 方案

什么是 TC 方案？是紫杉醇＋卡铂。TC 方案在上皮性卵巢癌中是“江湖霸主”的地位，是数十年来、经过无数大数据反复验证过的最经典的方案，无论是有效率，还是无进展生存率（PFS）、OS，都是其他化疗方案所难以逾越的（最多持平，难以超越）。当然，TP 方案也不错，GOG158 等研究显示，TC 和TP 疗效无差异，但由于患者多难以耐受顺铂的副作用，因此 TP 只得将江湖地位拱手让出。但是在当下，全国大大小小的医院轰轰烈烈地拉开了“自创”TC方案的序幕，把卡铂换成洛铂、奈达铂、奥沙利铂，把传统紫杉醇换成紫杉醇酯质体、白蛋白紫杉醇，却仍宣称是“TC 方案”。有些是医生一厢情愿地认为三代铂“效果优于”二代铂，另外白蛋白、脂质体在一些研究中显示，有效率可能高一些、副作用可能小一些，但样本数据较少，且长期获益情况并未明确，也并未纳入指南一线方案。一线药物就是一线药物，按照治疗原则，我们没有理由上来就给初诊患者用二线甚至三线药。据我所知，像北京协和医院、北京大学人民医院这些卵巢癌诊治处于国内领先水平的医院，是严格遵循指南原则，绝不会给初诊者使用"自创 TC 方案"。

5. 过度治疗

过度治疗主要集中在两个方面。

第一，化疗打多了。自 2016 年起，NCCN 指南已将晚期卵巢癌患者化疗疗程数由原来的 6 ～ 8 疗程改为 6 疗程，相比较 6 个疗程，8 个周期化疗并不能改善患者预后，甚至 12 个周期化疗也并未显示出比 6 个周期化疗有生存期获益，但当前多数省、市级医院仍坚持为晚期患者打 8 个周期的化疗。

第二，复发治早了。指南明确指出，对于 CA125 等敏感肿瘤标志物升高的卵巢癌复发患者立即给予化疗，较出现临床症状或影像学复发再给予化疗并没有生存获益，但会带来生存质量的下降。多个回顾性研究数据显示：提前治疗组的总生存期反而会缩短 1 ～ 2 个月。但目前为单纯 CA125 升高的患者立即给予化疗的医院不在少数，此现象在地市级和部分省级医院高发。

6. 靶向和药敏

少数医院给初次治疗的卵巢癌患者推荐贝伐珠单抗、恩度、阿帕替尼等血管抑制类靶向药联合治疗。需要提醒的是，这些抗血管生成靶药物并不能减少复发概率，对总生存期的提升也并不明显。另外，少数医院推荐患者进行各种形式的化疗药敏测试，其中包括基因检测（基因检测的目的是用于指导靶向和免疫治疗，并不能指导化疗用药）。NCCN 指南明确指出，不建议卵巢癌通过体外药敏的方式选择化疗药物。曾经有患者坚持做药敏测试，显示紫杉醇不敏感，但主治仍然为患者选择 TC 方案，结果效果很好。此现象在部队医院，以及陕西、河南、东北等部分省级医院高发。

尽管少数医院存在这样或那样的问题，但我仍然要向所有的医生致敬。我的母亲是患者，我的妻子是医生，身为医生家属和患者家属的双重角色，我既了解病友们的恐惧与希冀，又了解医生们的奉献与无力。

"有时能治愈，常常是帮助，总是去安慰"。

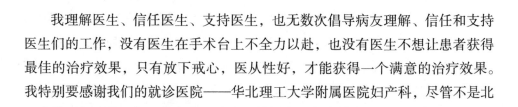

我理解医生、信任医生、支持医生，也无数次倡导病友理解、信任和支持医生们的工作，没有医生在手术台上不全力以赴，也没有医生不想让患者获得最佳的治疗效果，只有放下戒心，医从性好，才能获得一个满意的治疗效果。我特别要感谢我们的就诊医院——华北理工大学附属医院妇产科，尽管不是北上广的顶级医院，但医德高尚、治疗规范，令人非常信赖。

三、化疗耐药了如何另辟生路？

在现阶段国内治疗，卵巢癌一旦复发，就是生命不息、化疗不止。只要是常规治疗，早晚都会走到耐药这一步。那么，化疗耐药了，就真的没救了吗？就我目前掌握的知识看起来，有三种挽救途径。

一是更换化疗方案。TC方案耐药后，如果选择化疗，个人认为应首先考虑脂质体阿霉素＋奥沙利铂＋异环磷酰胺的化疗方案。

1. 紫杉醇和脂质体阿霉素的药理不同，在2017版指南中，脂质体阿霉素已跻身一线方案。

2. 奥沙利铂与卡铂、顺铂无交叉耐药，是一代、二代铂耐药后的首选铂类药物。

3. 异环磷酰胺能够在一定程度上抑制调节性T细胞，促进特异性肿瘤免疫发挥作用。此方案是某妇瘤科大咖的得意之作，是目前我所了解的，一线方案耐药后，有效率最高的二线方案。如果患者经济条件不佳，也可以考虑吉西他滨＋奥沙利铂或紫杉醇周疗（较高的循证医学证据）、吉西他滨周疗（病友实际使用效果较好）等，但如果连续两个药理不同的化疗方案无效，就应果断放弃化疗——NCCN指南明确指出，连续两个化疗方案无效，再次治疗有效的可能性就很低了。因此，我们千万不要跟化疗死磕，都耐药了，哪里还能磕得死肿瘤？磕得死的只有我们患者自己。

二是方兴未艾的靶向治疗。卵巢癌可能有效的靶向药有：尼拉帕尼、奥拉帕尼、雷卡帕尼、AZD1775、乐伐替尼、西地尼布、帕唑帕尼、阿帕替尼、贝伐珠单抗等。药物很多，但靶点只有三个：BRCA1/2、P53和VEGF靶点。

多数医院的"独门绝技"就是患者铂耐药后，再化疗时上点贝伐珠单抗。这个方案就不必多说了——初次使用多数有效，毕竟血管抑制类靶向药能够梳理肿瘤杂乱的血供，让化疗药物更顺畅地流通，再加上靶向药本身也有一定的效果，但问题是延长不了几个月的总生存期，性价比不是很高，但用于缓解腹水等症状时效果不错。在欧美，TC 方案耐药后，多数采用脂质体阿霉素＋贝伐珠单抗的治疗方案。而阿帕替尼、恩度这两种只有中国在售的"特供药"，则属于靶向药中的"邪教"。阿帕替尼副作用大、不便宜、不延长总生存期；恩度不便宜也就算了，更可怕的是效果好的罕见，希望大家慎重考虑。

在抗血管生成靶向药中，我个人最推荐的是乐伐替尼——史上最强抗血管生成靶向药。乐伐替尼，又名：E7080，英文名：lenvatinib，国内上市申请用名：仑伐替尼。该药在肝癌、非小细胞肺癌、肾癌、甲状腺癌等实体瘤中均展现出傲人疗效，但值得注意的是，此药在卵巢癌中并没有充分的临床数据可供参考，那么为什么我推荐它呢？答案很简单——许多贝伐珠单抗、帕唑帕尼已耐药的卵巢癌患者，再使用乐伐替尼时，多数有效。另外，据广大病友亲身体验，乐伐替尼是所有小分子抗血管生成靶向药中，最容易让患者耐受的（贝伐珠单抗除外，贝伐珠单抗属于大分子靶向药）。当然，与其他抗血管生成靶向药一样，它的缺点是耐药快，但是无进展生存期也比其他靶向药要长。

另外，我个人推荐所有的中晚期患者做基因检测。经济条件好的直接做全基因检测 ＋TMB（目前的市场价在 17000 元以内，以后的价格只会比这个便宜），经济条件一般的也尽量做一个 BRCA1/2＋ 微卫星不稳定性的基因检测（目前市场价不超过 3000 元）。

如果有 BRCA 突变的话，直接推荐吃奥拉帕尼，铂敏感期用于维持治疗，PFS 能高达 30.2 个月；如果属于浆液性且没有 BRCA 突变的话（多数患者没有 BRCA 突变），可以联合吃奥拉帕尼＋西地尼布（有无突变中位 PFS 均为 17.7 个月），或者尼拉帕尼（有 BRCA 突变的中位 PFS 为 21 个月，无突变则为 9.3 个月）。但值得注意的是，铂耐药的情况下，服用靶向药很难达到上述这种理想的 PFS。因此，个人建议，如果患者服用靶向药的时间超过了 1 年，可以再次尝试化疗（无铂期越长，再次化疗的有效率越高），通过靶向药和化疗轮换使用的方式，尽量延长患者的生存期。有研究显示，部分 PARP 抑制剂耐药后，不影响后续化疗效果。

另外，AZD1775（针对 P53 突变，大多数卵巢癌患者有此突变）联合化疗的效果也令人鼓舞，在某专门针对卵巢癌的二期临床试验中，招募了 24 名对铂类药物完全耐药，且 P53 突变的卵巢癌晚期患者，让她们接受 3 周一疗程的 AZD1775 联合卡铂治疗。结果显示，总的有效率为 43%，其中包括 6% 的患者肿瘤完全消失，有 1 人已经维持了 42 个月，迄今未见复发。

最后，我提供一个铂耐药后最经济的靶向方案：帕唑帕尼 + 环磷酰胺（译文来源于《协和妇产科文献月报》）。某多中心 1 期临床试验（n=16）显示，在复发的、铂耐药的上皮性（绝大多数卵巢癌患者为上皮性）卵巢、腹膜或输卵管癌中，每天口服 50mg 的环磷酰胺和 400 ～ 800mg 的帕唑帕尼（研究结论推荐 600mg），中位 PFS 和 OS 分别为 8.35 个月和 24.95 个月。无论是数据，还是性价比，都远胜贝伐珠单抗联合化疗的 6.8 个月和 16.6 个月。

三是火爆全球的 PD-1/PDL1 抑制剂。目前，关于卵巢癌使用 PD-1 的临床数据较少。以 PD-1 抗体（nivolumab）的二期临床为例，共招募了 20 名铂耐药的卵巢癌患者。结果显示，20 人中，总的疾病控制率（DCR）为 45%（9/20），其中包括了 2 名患者完全缓解，中位总生存期为 20 个月。但是值得注意的是，此研究纳入的 80% 患者存在 PD-L1 的高表达，但是这些高表达的患者中，却有 87.5% 的人对治疗无应答，这说明，与其他癌种不同，卵巢癌的 PD-L1 表达与 PD-1 疗效很可能并非正向关系（T 细胞分泌的 γ 干扰素影响 PD-L1 表达？），而多数卵巢癌病友的实际使用情况也支持这一结论。那么，什么类型的卵巢癌患者适合使用 PD-1 呢？根据现有的线索，如果患者经济条件一般，那就做一个 MSI 或 MMR（两者一致率 > 90%），如果经济条件好，那就干脆做一个 TMB（MSI 可视为 TMB 的亚组），如果属于微卫星不稳定（MSI-H）或高肿瘤突变负荷（TMB-H），可能使用 PD-1 更容易受益。FDA 已批准 PD-1 抑制剂可用于所有 MSI-H/dMMR 的实体瘤患者。

在 ASCO2015 报道的一项 1 期 B 研究中，筛选出了 75 名难治型或复发型卵巢癌患者，接受了 Avelumab 治疗（10mg/kg，2 周 / 次），总的疾病控制率为 54.7%，有效率为 14.7%，包括 2 名完全缓解。治疗亚组的研究显示，低肿瘤负荷（不大于 58mm）、既往治疗次数少（不大于 1 次）、铂敏感的患者有效率高。那么，根据这个研究，我们在什么情况下使用 PD-1 最可能受益呢？答案显而易见，在不考虑经济因素的前提下，第一次手术后（低肿瘤负荷），一旦化疗有效（既往治疗次数少、铂敏感），可能就是卵巢癌使用 PD-1 的最佳时期。如果经多线化疗耐药，且属于 MSS，这个时候再使用 PD-1 进行挽救性治疗，有效的可能性就微乎其微了。

另外，鉴于 PD-1 已经上市，因此，我再多谈一些关于 PD-1 的临床观察。

一是需要 6 个疗程后再评价疗效。免疫治疗不同于化疗和靶向，靶向药一般 2～3 周就能见效，但 PD-1 起效时间较长，一般需要 2～3 个月的作用时间。

二是临床中"假进展"并不鲜见，经常有患者使用 PD-1 后出现淋巴"假转移"和病灶"假增大"，有时是因为免疫细胞在病灶周围聚集导致影像检查误判，笔者曾接触过一位患者，连续 5 次 PD-1，病灶依然进展，但在第 6 次迎来了肿瘤缩小，目前患者已完全缓解（CR）。

三是评判疗效标准。可以参考肿瘤是否缩小，肿瘤标志物是否下降，症状或体感是否改善，PET-CT 代谢是否降低。但有且仅有肿瘤缩小方可视为治疗有效的金标准。近日也有研究指出，治疗前后，患者体内白介素 8 浓度降低超过 9.2%，可以判断 PD-1 治疗有效，特异性超过 90%（n=63）。

四是 PD-1 疗效预测线索，除了微卫星不稳定性（MSI）和肿瘤突变负荷（TMB）有全癌种的指导意义外（PD-L$_1$ 表达情况对包括卵巢癌在内的部分癌种并不适用），也可以通过其他一些线索推断，如 CD8+T 细胞数量越多，PD-1 有效率越高；另外，多个抑癌基因突变和错配修复基因缺陷与 TMB 和 PD-1 疗效呈正向关系，如：POLE、BRCA1/2、KRAS、TP53 等，但与之对应的是，多个驱动基因突变与 TMB 和 PD-1 疗效呈反向关系，如：ALK、EGFR 等。我们要知道，家族性遗传肿瘤患者往往携带错配修复基因缺陷和抑癌基因突变，因此，此类患者使用 PD-1 可能比普通患者群有效率更高，但仅可作为参考，并不能作为临床依据。

五是联合治疗。目前，各个癌种均在探索 PD-1 联合治疗策略，卵巢癌可以借鉴和参考的有：PD-1+ 化疗，PD-1+ 靶向，PD-1+ 放疗 / 介入，联合治疗是为了追求"1+1 > 2"的协同效果。无论是放疗、化疗、靶向疗法都有释放肿瘤抗原的作用，能够促进特异性免疫增效，特别是放疗，个人认为 PD-1+ 放疗将在各类联合方案中展现出一骑绝尘的风采，《柳叶刀》发布的重磅研究结果显示：接受过放疗的非小细胞患者再使用 PD-1 与仅使用 PD-1 的非小患者，联合放疗组的 PFS 翻倍。但是联合放疗要注意免疫性炎症，放疗照射到哪里，哪个器官出现免疫性炎症概率就会增大。以上联药方案均可以考虑再联合来那度胺（来那度胺是沙利度胺的升级版），来那度胺是一个特殊的药，可调节肿瘤免疫，并且具备一定的抑制肿瘤血管生成的功效，甚至有恶病质患者通过沙利度胺或来那度胺单药而逆转恶病质的个案。来那度胺剂量可考虑 10mg/ 日。

六是用药剂量和用药时间。需要特别指出的是，PD-1 不一定非要严格按照说明书的指导剂量使用，以 BMS 的 O 药为例，说明书的使用方法是 3mg/kg 或 240mg/kg 的固定剂量，但事实上 2mg/kg 已足够使用。其实早在 2010 年的 JCO 杂志上已有研究显示，1mg 的药物稳态浓度与 3mg、10mg 无明显差异，且高剂量组并未展现出明显的疗效优势。因此，如经济条件不佳且患者确实属于适用人群，可尝试低剂量用药。

PD-1 起效后，可酌情减少剂量、延长使用间隔；当治疗实现 CR 后，建议患者再至少巩固使用两次。但目前也有前瞻性临床显示，PD-1 用满 1 年后的患者，停药组与继续使用直至疾病进展组之间，PFS 存在显著差异，但 2 年生存率无统计学差异。这就带来了一个衍生问题，是否 PD-1 一旦有效，停药与不停药的患者之间，总生存期无明显差异？

四、不要跟化疗死磕

虽然我谈的是化疗耐药该如何另辟生路，但是我希望患者们要珍惜并保护好铂敏感，千万不要一个劲儿地跟化疗死磕，直到走投无路了才考虑靶向药或 PD-1 抑制剂。很多妇科医生认为"既然化疗有效，为何用靶向药？""靶向药是化疗耐药了再考虑的"。如果从血管抑制类靶向药（贝伐珠单抗、阿帕替尼等）来考虑，这一点是没有问题的，但现在，我们已经有了 PARP 抑制剂这一"新式武器"。

从数据来看，铂敏感期的复发性卵巢癌，无论是奥拉帕尼 30 个月的中位 PFS（BRCA 胚系突变型），还是奥拉帕尼＋西地尼布 17.7 个月的中位 PFS（BRCA 野生型），都是化疗所难以企及的，但是这些靶向药的 PFS 都有个前置定语——铂敏感。从广大病友的实际使用上来看，许多 BRCA 胚系突变丰度颇高的卵巢癌患者，经多线化疗失败后，再使用奥拉帕尼、尼拉帕尼或者奥拉帕尼＋西地尼布进行挽救性治疗，PFS 往往只有短短的三四个月。目前我观察到的有效的患者，最短的耐药记录为 2 周。因此，对于复发性卵巢癌患者来说，[化疗 +（铂敏感期）靶向 + 化疗……] 的 OS >[化疗、化疗……+（铂耐药期）靶向] 的 OS。综上所述，靶向药并非多线化疗失败后的救命稻草，而应在铂敏感期用于维持治疗。

上面这一段可能有点绕脑子，那么我振聋发聩地喊一声："请不要再固执地认为'靶向药是化疗耐药后再用'的鬼话了，好药要先用！"

而 PD-1 抑制剂更应先用。在 2017 年欧洲肿瘤学年会（ESMO）上，公布了一条爆炸性的消息：在非小细胞肺癌接受根治性同步放化疗治疗后，不等疾病进展就将 PD-1 抗体用于预防性治疗，PFS 相较于对照组延长 3 倍；而《新英格兰医学杂志》公布的 PD-1 抗体用于恶黑患者术后防复发治疗，同样大幅降低了复发风险。尽管卵巢癌的数据尚未完善，但免疫抑制剂不同于靶向药，PD-1 抗体针对各类癌种无论是作用原理，还是作用靶点，都是完全一致的，就患者利益最大化的角度，我们是否应该将 PD-1 抑制剂的优先度提前一些？这一点非常值得广大患者关注。

五、高中生都看得懂的肿瘤免疫的简要概述

其实，与一些妇科医生交流的过程中，每当谈到免疫的时候，经常会有人会告诉我："肿瘤免疫如今还是一种猜想，尚未得到证实。"这是委婉的说法。不委婉的时候，人家会直截了当地说："来来来，你指给我看，免疫在哪呢？"或者"我这有个恶病质的患者，请你借助免疫的力量，让它起死回生吧。"

天可怜见，我又不是神仙，哪里有本事逆转天命？于是，作为患者家属的我，下定决心，不怕牺牲，排除万难也要好好地写一写肿瘤免疫。

免疫虽然看不见、摸不着，但是在恶性肿瘤的出现、生长、治疗、复发乃至恶病质的全过程中，都起到了重要的作用。比如说当下大火的 PD-1，这种药物本身不攻击肿瘤，仅仅是阻断了肿瘤的一条信号通路（除了 PD-1/PD-L1 之外，还有 TIM-3 等其他的通路），解除了免疫抑制，但一些癌症患者就能因此借助自身的免疫力量，战胜了肿瘤，达到了完全缓解。如美国前总统卡特。这样的治疗效果，难道不是看得见、摸得着的吗？

在详述肿瘤免疫的临床表象之前，让我们首先学习一下肿瘤免疫的基础理论。

谈到肿瘤免疫，不得不谈及"树突状细胞"（简称DC细胞）——2011年诺贝尔医学奖的获奖成果。DC细胞是人体已知功能最强的抗原呈递细胞，它的作用是启动、调控并维持免疫应答中心，可表达Toll样受体，借助TLR识别病原体相关分子模式（PAMP），DC细胞会因此被活化而成熟，提供特异性免疫的报警信号，从而诱导辅助性T细胞特异性地攻击肿瘤。

一个完整的免疫环路是这样的：① 肿瘤细胞死亡释放抗原（放化疗或者是肿瘤细胞在生长中由于各种原因自发死亡）；② 树突细胞表达Toll样受体识别PAMP；③ 定向活化抗原呈递细胞和T细胞；④ T细胞运送至肿瘤；⑤ T细胞浸润肿瘤组织；⑥ T细胞识别肿瘤细胞；⑦ T细胞攻击肿瘤。

这是一个完整的免疫环路，因此，我们的各种免疫治疗都是在这条环路上的某个节点或者是某个节点的分支上做文章，比如说解除免疫屏蔽（免疫检查点治疗，PD-1、CTLA-4等），强化抗原呈递细胞功能（治疗中配合免疫佐剂，如白介素10、肿瘤坏死因子、γ干扰素等），体外扩增改造后的特异性T细胞并回输（如CAR-T和TCR-T），以及促进效应T细胞和巨噬细胞功能（放化疗联合使用激动剂）……

但是肿瘤在免疫逃逸的过程中往往不是只在一个节点或分支上出现了问题，因此，广大医学机构都在探索联合治疗的策略。

不仅如此，在临床中，肿瘤免疫始终都在有意无意地展现着自身的表象和特点，但相信大多数医生都没有注意到，或者说即便注意到了也往往充满了疑惑和不解，那么接下来，让我为您点上一根小小的蜡烛，点亮癌症治疗这片广袤的"黑暗森林"中，一隅小小的光亮视野。

1. 手术

在很多临床现象中，我们经常都能发现肿瘤免疫的存在，比如说手术。

尽管卵巢癌免疫原性较强，哪怕是中晚期有转移，也首选手术，哪怕有复发，只要铂敏感就支持多次手术，但仅仅靠手术肯定不能解决问题。很多对医学不太了解的患者和家属，思想都是直线性的——复发了就切了瘤子呗，长了肿瘤就切、又长了再切，如此往复循环，这样不就能长期生存了吗？

但是经验丰富的医生都知道，短期复发的（半年内）卵巢癌患者的手术是不能随便做的，非得先化疗，化疗后有良好应答才能考虑手术，如果贸然手术，没选好时机，后果将是灾难性的——远端转移—恶病质—持续消瘦或器官衰竭—死亡，从而导致生存期大幅缩短。因此，外科医生往往是拒绝做这样毫无意义的手术（造瘘等姑息手术除外）。

那么，盲目的多次手术缩短患者生存期的原因是什么呢？是因为免疫的持续衰竭。

肿瘤免疫需要特异性抗原的维持，每次手术减负，切掉瘤子的同时，也掐断了特异性抗原的来源，免疫自然也会随之下调，于是残存的免疫就无法控制新生的转移灶，就像割韭菜似的，割了一茬又长一茬，病情的爆发性进展就由此拉开帷幕。

所以说，卵巢癌短期复发后，我们往往先选择新辅助化疗，当看到有良好的化疗应答并且具备切缘无癌细胞，完整切除（R0）条件后，才果断采取手术根除。如果多次化疗，病情依然进展，绝大多数情况下是不会考虑手术的——切了还不如不切，即便是硬着头皮做了手术，患者的预后也不会好，于是就出现了几乎各类癌种都存在的"开关术"现象——肚子打开又缝上，一丁点儿瘤子也不切。

很多患者不理解，切一点少一点，一点都不切，不是白挨这一刀了吗？如果事实真的像患者和家属想的这样，医生怎么可能不做呢？

2. 放疗

肿瘤免疫在放疗中也有体现，举个最简单的例子：放疗的远端效应（或异位效应）。少数肝转移的卵巢癌患者，如果我们用放疗或者射频去攻击肝上的病灶（不管其他的地方），过一段时间我们会发现，一些患者不仅肝脏上的病灶消失了，连带着没有被照射到的肿瘤也跟着缩小，神奇吗？

新理论为这一现象做出了说明：如果有免疫识别肿瘤的前提下，放疗在杀伤肝转病灶的同时，会释放大量肿瘤抗原，经过一系列的抗原呈递后，免疫对肿瘤的特异性识别将被进一步激活，人体其他部位的病灶自然会受到免疫的同步攻击。对于卵巢癌来说，一旦放疗产生了明显的远端效应，经验丰富的医生就会意识到，手术时机来临了。

在此，我特别讲一下放疗在卵巢癌中的应用。首先要强调的是，放疗在卵巢癌的地位很低，NCCN 指南中涉及放疗的只有一句话："WART 已经不再作为初始治疗或巩固治疗的选择"。放疗在卵巢癌的临床应用中，多为缓解梗阻等姑息治疗，原因很简单：

一是放疗后很可能会造成肠道等器官粘连，增加手术难度，影响术后愈合，患者基本上就没有再次手术的机会了，而卵巢癌是少见的可行间歇性手术和多次手术的癌种之一。

二是卵巢癌多为广泛转移，如果在全身治疗无效的情况下采用放疗，被照射到的局部病灶确实会暂时缩小，但是其他病灶往往会继续进展，甚至出现新生转移，导致生存期缩短。另外，只有极少数患者才能产生放疗的"远端效应"，这种拼人品的"一锤子买卖"并不适合临床应用。

那么，我们什么时候用放疗比较合适呢？我讲两个医案，希望大家能够据此得到启示：

例 1，卵巢癌患者，1 年后复发，颈部淋巴结孤立转移，经化疗将 CA125 降至正常范围后，对病灶行根治性放疗，患者迄今 2 年多仍未复发。

例 2，卵巢癌患者，2 年后复发，复发后三次化疗 SD，又空窗两年半后，多处转移，其中肝转病灶达 15cm，CA125 > 3000U/mL。经谨慎评估，对患者肝转病灶行根治性放疗，肝转病灶缩小至 3cm（有无活性待 PET–CT 排除），CA125 降至 45U/mL，该患者目前仍在接受治疗。

第一个医案大家都好理解，像这种孤立复发的铂敏感患者，我们既可以按照指南推荐的方式，选择手术 + 化疗（首选），又可以在全身治疗（化疗）有效的前提下，选择局部治疗（放疗），像这种铂敏感又孤立复发的患者，多数具备良好的肿瘤免疫识别，有机会争取到一个比较满意的缓解期。

但第二个医案相信很多医生都捏了一把汗，如此巨大的肝转病灶，贸然放疗很可能导致严重后果，但需要说明的是，该患者尽管两年半前化疗效果不佳，但如此漫长的空窗期后（证据一：罕有复发患者能空窗维持两年），肝转进展到了 15cm 却仍未诱发恶病质和黄疸等肝转移症状，且一般情况良好（证据二：罕有如此病情患者却无明显症状），说明仍有较好的肿瘤免疫识别，再加上放疗科给力，家属积极争取，多方合力才取得如此治疗效果。其实这个时候，该患者应采用 PD–1 接续治疗，但其经济条件并不允许，令人扼腕叹息。

而近日 Nature 发表了一篇重磅研究论文，对第二个医案的治疗效果提供了部分旁证。该论文对 82 位生存期超过 6 年的胰腺癌患者进行了分析，结果发现，与普通胰腺癌患者相比，这些"超级幸运儿"的肿瘤组织中包含更多的细胞毒性 T 细胞和成熟巨噬细胞（免疫识别并抑制肿瘤），同时也具有更多的异常蛋白（"外源"特征较强，易被免疫识别）。

尽管我们没有对第二个医案的肿瘤组织进行详细分析，但该名患者很可能具备论文中那些"超级幸运儿"的特征，因此才能在广泛转移的情况下，仅对局部病灶进行杀伤，就能获得一个良好的治疗效果。

细细想来，该名患者的肿瘤微环境变化可能如下：放疗直接杀伤肿瘤，促进大量抗原释放，产生局部炎症（吸引免疫细胞聚集），肿瘤特异性免疫得到进一步激活，T 细胞浸润肿瘤组织并对全身肿瘤进行有效遏制。

至于为什么推荐患者采用 PD-1 接续治疗，原因很简单：我们都知道，基因指导蛋白合成，异常蛋白较多的背后，往往代表着肿瘤突变负荷（TMB）较高，而 TMB 与 PD-1 疗效呈正向关系，因此，该患者很可能因 PD-1 受益。

当然，这一切的前提是具备良好的肿瘤免疫识别。如果肿瘤免疫逃逸，那么贸然放疗可能会导致病情的另一个走向，极端情况如下：放疗直接杀伤肿瘤，促进大量抗原释放，产生局部炎症，患者先天免疫亢奋（表现为白细胞升高、中性粒细胞扩增），因不具备良好的肿瘤免疫识别，因此后天特异性免疫无法接续（表现为淋巴细胞百分比和绝对值受到挤压），直接导致全身代谢紊乱，接下来，要么是器官衰竭，要么是恶病质的长期消耗，最终都会导致患者的生存期缩短。

因此，多数情况下，只有在全身肿瘤得到控制的前提下，我们才会对局部病灶进行处理（放疗 / 介入）。

3. 化疗

在卵巢癌 NCCN 指南中，也有一个奇特的现象，相信很多人都难以理解：对于 CA125 等敏感肿瘤标志物升高的卵巢癌复发患者，立即给予化疗，较出现临床症状或影像学复发再给予化疗并没有生存获益。有数据显示：提前治疗组的总生存期反而会缩短 1～2 个月。

按照常理来推断，任何疾病都应该"早发现、早治疗、早受益"的，怎么积极干预、提前治疗反而对病情无益呢？

经过上面的学习，答案显而易见——出现临床症状后，免疫或多或少会识别肿瘤（有可能是出现症状了，免疫会发现肿瘤，也有可能是因为肿瘤被低效类型的免疫攻击，导致出现了症状），这个时候再治疗，就有机会借助免疫的力量。但免疫不是万能的，本来我们患了癌症，就说明免疫识别比较弱，再加上癌细胞不像细菌、病毒一样那么"外源"的，而是人体自身长出来的"内源"，因此免疫对肿瘤的攻击会有些犹豫（伤害自身怎么办），而随着多线治疗和时间推移，免疫早晚会把肿瘤抗原当作自身抗原保护起来，不再攻击。比如说患者盆腔里长个大瘤子，一直化疗也不手术，这样的情况下，免疫早晚会把肿瘤的抗原当作自身的抗原保护起来，从而导致耐药。

因此，当绝大部分卵巢癌患者连续用了 2 个化疗方案依然无效的情况下，哪怕我们换药理完全不同的化疗方案，也很难再有效了。所以 NCCN 指南指出，曾接受连续两种以上不同化疗方案而无临床获益的患者，再次治疗时获益的可能性很小。

这个时候，无论我们再采取什么样的杀伤手段，都难以得到一个持续应答的效果。比如放疗，放疗肯定会让受照射的肿瘤受到损伤，但是如果免疫逃逸了，肿瘤还是会反弹，就像人体的正常组织一样，受到损伤后会分泌大量的细胞修复因子，就如同我们胳膊上挨了一刀后伤口会重新愈合一样，但恶性肿瘤会反弹得更大、更快。

六、免疫治疗的再思考

我相信许多妇瘤科医生都遇到过术后的一种奇怪现象：晚期卵巢癌患者手术后由于各种原因拒绝化疗（常规治疗的思维中，术后化疗要越快越好），当时，她的一些肿瘤标志物是敏感且超过正常范围的，过一段时间来复查，肿瘤标志物居然下降了很多（甚至有个别术后不化疗的中晚期患者多年后来复查，居然一直未复发）。

从理论上来说，手术后不是会造成身体创伤，必然会促进潜伏的癌细胞形成血供，导致病情进展的吗？怎么什么都没干，一段时间后肿瘤标志物居然下降了呢？这完全不科学嘛。

在现实中，我们往往以"个体差异"这种模糊的说法来解释这一现象，那么，究竟是什么样的个体差异导致的呢？

我们都知道特异性抗原的数量是影响免疫的重要因素，那么我们通过手术拿掉了病灶，会导致病情出现两种走向：

第一种，术前有良好的免疫识别，手术拿掉了病灶，可以在术后短期形成以多（T细胞多）打少（肿瘤细胞少）的局面，最后形成免疫记忆，达到临床治愈。

第二种，术前免疫识别很差，手术拿掉了病灶，本来就很少的特异性T细胞的数量进一步减少，更加打不过残余的肿瘤细胞，由于抗原数量减少而下调的免疫无力阻止潜伏的癌细胞的生成，于是在术后三个月到半年内的时间里，病情出现了爆发性进展。

让我们回到上面那个问题：为什么那位拒绝术后化疗的患者，过一段时间来复查，肿瘤标志物却降低了呢？答案显而易见，她术前免疫对肿瘤识别的好，术后形成了以多打少的局面，而且免疫每杀死一个新生的潜伏病灶，都会得到一个刺激，以维持住这种特异性免疫的持续攻击，因此，在没有术后打化疗的情况下，她的肿瘤标志物却降低了。

听了我上述的这些言论后，您会不会瞠目结舌，认为上述文字是一派胡言呢？别急，我有大数据作为支撑。

一项回顾性、观察性队列研究根据美国国立癌症数据1998～2011年间的资料，分析卵巢癌初次手术后开始化疗的时间对预后的影响。

图中第一个表格，是只考虑化疗单因素的统计数据（第二个是多因素），手术50天后再化疗的，居然中位生存期和5年生存率最高！不是术后化疗越快越好吗？怎么拖了50天后再化疗，生存期反而长了呢？那么，我们究竟应该在术后何时开始化疗才最合适？

首先，我们可以肯定地说，如果上述那位拒绝化疗的患者在术后第一时间化疗，肯定是弊大于利的，原因很简单，化疗药物会杀伤活跃细胞，因此我们化疗期间会脱发、会出现消化道反应，但是T细胞也是活跃的，也会遭受化疗的无差别攻击，在T细胞占上风的时候进行无差别攻击，自然是弊大于利。

那么我们免疫识别得很好，不化疗行不行？绝大多数情况下肯定也不行，

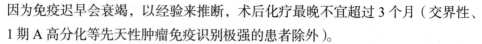
因为免疫迟早会衰竭，以经验来推断，术后化疗最晚不宜超过3个月（交界性、1期A高分化等先天性肿瘤免疫识别极强的患者除外）。

怎么判断免疫识别的好坏呢？

《Nature》杂志曾发表过一篇综述，提出了一种全新的肿瘤免疫分类：

免疫炎症型：对应的是之前的"热肿瘤"，在肿瘤实质中存在表达CD4和CD8的T细胞，通常伴有髓样细胞和单核细胞免疫细胞定位在肿瘤细胞附近，肿瘤样品可以在浸润性免疫细胞上显示PD–L1染色，少量样本中可见肿瘤细胞PD–L1染色。

免疫豁免型：存在丰富的免疫细胞，免疫细胞不穿透这些肿瘤的实质，而是保留在围绕肿瘤细胞巢的基质中用PD–L1 / PD–1抑制剂治疗后，基质相关T细胞可以显示活化和增殖的证据，但不能浸润，临床反应不典型。

免疫沙漠型：对应的是之前的"冷肿瘤"，肿瘤的实质和基质中均未存在T细胞，对PD–L1/PD–1抑制剂治疗无应答。

我们在这里探讨一下，这三种免疫类型，分别表达的是何种免疫状态。

免疫炎症型：这是我们绝大多数卵巢癌患者在初诊时的免疫状态，免疫一般都能识别肿瘤，所以我们卵巢癌患者初次化疗大多都有良好的治疗应答，即便是有些化疗耐药的患者，也有机会恢复铂敏感，或者可能通过PD–1药物恰好解除了相应的免疫抑制（PD–L1通路）而受益（约15%）。

免疫豁免型：这是我们一些卵巢癌患者在经过各类治疗而彻底耐药后的免疫状态，这个时候虽然有局部炎症，T细胞会过来看看情况，但是并不能识别肿瘤了，已经把肿瘤抗原当作自身抗原保护起来了，因此T细胞不能浸润，任何治疗都无法得到一个持续应答的效果。

免疫沙漠型：免疫压根儿就没识别肿瘤，这种免疫类型在卵巢癌中应该是比较少见的。一来卵巢癌本身的免疫原性就较强，二来我接触过的卵巢癌病友中，只要免疫组化的报告中涉及，基本上多多少少都有免疫细胞浸润。

其实，早在《Nature》的这篇综述发表之前，国内就已经有一些患者通过特殊途径的染色来判断预后和指导治疗，与《Nature》的肿瘤免疫分类比较相似。其中，如果能看到肿瘤代谢不活跃，存在大量的T细胞浸润肿瘤内部，形成了明显的占位拮抗，将肿瘤分割并蚕食，这样的患者的预后是最好的（类似免疫炎症型），如果手术干净的话，T细胞绝大多数情况下能形成以多打少的局面，预后远优于其他两个免疫类型的患者。

另外，《JAMA Oncology》也曾发表了一项研究证实：CD8+肿瘤浸润淋巴细胞越多，高级别浆液性卵巢癌患者生存时间越长。

现实是无奈的，目前国内多数医院都无法提供这种为肿瘤免疫分类的服务，即便是做了特殊染色，病理科也往往没有充足的经验来判断肿瘤免疫究竟属于哪个类型，因此，我们只能根据一些临床线索来推断：

1. 化疗应答好（敏感肿瘤标志物断崖式下跌）。

2. PET-CT最大SUV值较低或者KI67低。

3. 术前化疗一段时间后，淋巴百分比和绝对值均有明显提升。

满足这三点的患者，有可能属于强免疫的类型。

以上三点我来逐一解释一下：

第一点，化疗应答好。

"化疗应答好"就无须多言了，像卵巢癌，约80%的患者对化疗敏感，但一些多次复发的患者，免疫识别已经很差了，化疗应答肯定不会好，自然不属于强免疫。但是化疗效果好也不一定代表免疫识别好，比如小细胞肺癌患者，多数初次化疗效果同样很好，但实际上免疫识别却往往很差（甚至存在免疫沙漠型——压根就没有免疫识别）。这样的问题同样可能在卵巢癌患者中存在。

第二点，糖代谢和增殖较低。

其实SUV和KI67二者是正向关系，SUV是癌细胞的糖代谢，KI67是癌细胞的增殖情况。糖代谢高会促进肿瘤细胞增殖，肿瘤细胞增殖也需要糖代谢支持，就好比"吃得越多、长得越胖，长得越胖、吃得越多"。

肿瘤免疫中最佳的是TH1型免疫（细胞免疫），TH1细胞会分泌γ干扰素，γ干扰素会抑制肿瘤代谢，自然会造成SUV和KI67的双低，所以在临床上我们看到，一些卵巢癌患者确诊时拍了一次PET-CT，新辅助化疗后又拍了一次PET，第二次的SUV值降低了。

但凡事也不绝对，肿瘤免疫还有TH2/TH17型（或者更多），但这些免疫类型无法分泌γ干扰素，并不能抑制肿瘤代谢。说到这里，我想把话题再延伸一些，谈一谈肿瘤的免疫过激。有人会问，肿瘤免疫过激不是很好吗？杀杀杀、杀癌细胞啊，如果是TH1型的话，确实很好，患者体感会迅速恢复，肿瘤标志物会大幅降低，但问题来了，倘若我们是TH2/TH17类型的呢？

尽管免疫对肿瘤进行了有效杀伤，但是在没有γ干扰素的参与下，肿瘤会分泌大量的细胞修复因子，肿瘤标志物和肿瘤大小可能会先下降、再反弹，产生局部炎症，导致症状加重、体感变差（一些患者甚至会迅速进入濒死状态），当在临床上看到这种情况时，我们往往会认为上一阶段的治疗失败了，但也不全然这样。

如果我们对这样的情况踩踩刹车，上点泼尼松、甲强龙等糖皮质激素，抑制一下局部炎症，增强净杀伤效率，是有机会逆转病情的（有真实案例存在），但这种操作需要高水平的医生来判断和实施，常规使用激素，比如说甲强龙，一般最多也就是200毫克，但这种"刹车"很可能需要更大的剂量，因此，激素使用后的消化道出血、股骨头坏死等可能出现的副作用也应该在我们的考虑之中。

第三点 淋巴百分比和淋巴绝对值的提升

一个完整的免疫过程，从血常规来看，应该先是中性粒细胞高（发现敌人），再是单核高（抗原呈递），最后是淋巴高（出来打仗）。但这一点也只能辅助判断，毕竟存在太多的干扰因素和个体差异了，有人先天性淋巴细胞绝对值就高，而且我们身上的一丁点感染都可能造成淋巴细胞的增多，更何况化疗还会对白细胞（包括中性粒细胞、淋巴细胞等）造成打压，因此只能作为辅助判断的参考。

不过一些患者在化疗后，淋巴细胞和绝对值出现双飙升，甚至接近或达到了超敏的水平，与此同时，CA125断崖式下跌，从数百被直接压到了个位数，在排除了病毒性感染等特殊情况外，这个时候再死板的按照指南的21～28天/次化疗来操作，对免疫细胞和癌细胞进行无差别攻击，会不会起到反作用？这一点尤其需要我们注意。

肿瘤免疫助攻放疗。

放疗也是同理，对于部分进展期癌种的放疗来说，已有很多关于分割方式和放疗剂量的临床研究，但是数十年来仍未确定最优方案，到底是"高剂量、低分割"还是"低剂量、高分割"，学界始终在争论不休。

在下不才，在此发表一些业余人士的看法。在我看来，鞋子合不合脚，应该看脚，而不是看鞋。放疗方案的选择不仅要看肿瘤类型，更要看患者个人的肿瘤免疫状态，如果对某类肿瘤的患者全部采用某一固定的放疗方案，肯定是有失偏颇的，也绝不会得出标准答案——川菜好吃还是粤菜好吃？这种个体化的问题哪里会有标准答案。

但如果我们把肿瘤免疫状态作为界定标准，就有可能得出一个满意的结论。

强免疫者应选择高剂量、低分割放疗。避免长程放疗反复杀死前期已进入病灶的免疫细胞，从而导致疗效减弱。

弱免疫者应选择低剂量、高分割放疗。一是避免因短程大剂量放疗造成大量肿瘤抗原释放，导致患者直接进入恶病质状态；二是小剂量长程放疗有助于逐步刺激肿瘤免疫，毕竟"罗马不是一天建成的"；三是弱免疫患者的生理状态往往不佳，低剂量、高分割放疗能最大限度地降低毒副作用。

当然，对于肿瘤免疫强弱的界定，需要综合考虑如免疫细胞浸润、肿瘤代谢、肿瘤突变负荷等在内的多重因素。

总结：学习不息生命不止

考虑到妇科病友群体的实际情况，相信把肿瘤免疫天真地理解为中药"扶正"、气功"凝阳"、宗教"辟邪"的朋友不在少数。癌症的治疗与玄幻小说不同，循证医学需要理论支撑和数据验证的双重保险。当前，理论推陈出新、新药层出不穷，在我们举棋不定的时候，应当把肿瘤免疫纳入我们的思考范畴，有效优化治疗手段的选择。

其实，讲了这么多，我们可以看到，卵巢癌的治疗手段有很多，即便是复发，我们也可以通过很多手段来延长患者的生存期。但在现实中，治疗卵巢癌的两大法宝就是手术和化疗，而且往往是生命不息、化疗不止。因此，我们要加强学习，多请教医生，多请教经验丰富的病友，多翻阅医学论文，多观看一些妇瘤科大咖的交流讲座视频，多关注点最前沿的治疗进展。

因为，患者就是我们自己，或是我们的至亲，我们没有理由让任何人，比自己还用心！

跋

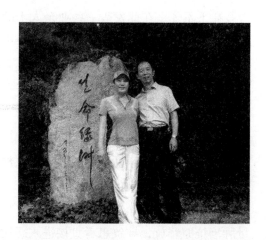

　　人最宝贵的是生命，健康是生命的基础。癌症是健康的天敌，更是挡在健康中国前面的一道难题。据2013年全国肿瘤登记结果显示，目前我国癌症发病率为235/10万，死亡率为144.3/10万。癌症高发，不仅严重地威胁人民健康，而且残酷地摧毁家庭幸福。防癌抗癌，刻不容缓。

　　2017年10月9日，李克强总理在国务院常务会议上首次明确要求："要集中优势力量开展疑难高发癌症治疗专项重点攻关！"

　　中国政府向攻克癌症难关吹响了冲锋号，深受亿万人民衷心拥护。攻克癌症难题，关系国计民生，关系全面建成小康社会，关系每个公民身体健康。近年来，各种媒体，诸如电视、电台、报纸、图书、杂志乃至公众微信等，有关抗癌的经验总结与科学普及日益加大，有力地推动社会形成了防癌抗癌的健康意识和健康行动。

　　攻克癌症，需要全民关心，更需要人人奉献。5年前的秋天，我妻子突发卵巢癌，由此一家人在恐惧中煎熬，惶惶不可终日。在这一千多个日日夜夜里，坚强的妻子在痛苦中挣扎，为了求生，自我激励，用血泪写出了《为爱而活——一个"女汉子"的抗癌日志》。这本书，既激励着家人，也激励着无数患者。

　　今天，她又隆重地推出《抗癌有道——80位卵巢癌患者6年以上康复实录》这部以"卵巢癌精英群"的个案经验和集体智慧形成的力作，是她和姐妹们用血泪、生命和大爱凝聚而成的抗癌实录，非常适用于卵巢癌患者参考。

　　2013年9月26日，她在北京军区总医院做了第一次手术，然后接受了6

次痛不欲生的化疗。对于癌症治疗知识一无所知的我们，在她出院后都不停地搜集有关抗癌信息，企图通过参考一些成功的抗癌案例，找到我们需要的康复良方。但是，我们在网上只能阅读到一些推销什么灵芝、冬虫夏草及所谓名中医自己研制的抗癌药等广告信息。各大医院推出的信息更是可悲，无非是一些为自家医院做广告的名医介绍，吹得天花乱坠的。这些信息不仅对我们毫无帮助，相反为我们本已恐惧的心理增加了巨大的无形压力。为了消除濒临崩溃的恐惧，我们寻求著名的心理学家帮助，他给我们指出了一条练郭林气功、服用中药调理和依靠群体抗癌的道路。由此我妻子开始在八一湖抗癌乐园学习郭林气功，并通过互联网参加了多个癌友微信群和QQ群，同时遍访名医，服用中药。

疾风知劲草，逆境见人格。一个患者要坚强起来，必须完全依靠来自内生的力量。我妻子能够走出恐惧，源自她在化疗期间忍痛撰写了一篇篇抗癌日志，这些日志以自我激励方式振作起她的人生斗志。同时，在出院后，她为了走向康复，苦练郭林气功，苦研《郭林日记》，遍访各地传授郭林气功的名师。因受不少抗癌前辈的指导，她对练气功几乎到了入迷的程度。无论刮风下雨，还是酷暑严寒，她每天都带病勤学苦练，从不懈怠。为了找到再世华佗，我们只要看到或者听到哪位中医治好了谁，就不惜代价地上门求访。我也说不清，她到底吃了多少所谓的"灵丹妙药"。为了群体抗癌，她加入了数家癌友微信群、QQ群后，反因她的《为爱而活——一个"女汉子"的抗癌日志》在癌友圈的影响巨大，受名所累，不仅未能从群中获得有效的抗癌知识和方法，却成了众多病友寻求精神救助的倾诉对象。为了安慰他人，她不惜牺牲自己的休息，听一个个病友喋喋不休地哭诉，然后与人分忧。因为这些，她居然成为抗癌圈里的"明星"，粉丝达数万之众。

按照心理学家的指导，她已经很尽力，很优秀了，但是仍未能阻止一年后的复发。在癌症病中，卵巢癌的复发率居妇科癌症之首。刚走出恐惧的她，面对复发打击，一种难言的恐惧、彷徨、悲观和失望，几乎将我们的信心彻底击碎。无奈之下，可怜的妻子只得重新接受一次又一次的化疗。第二次化疗结束后，不到半年，又再次复发。这时，她开始对郭林气功和所谓的名中医产生了怀疑。同时，为了减少负能量的刺激，我和几位好友都力劝她退出所有的癌友群，以便让复杂而纠结的心灵保持一些宁静，一些淡定。

2015 年夏天，妻子正在接受第三次化疗。经朋友介绍，我们来到美国休斯敦一家号称可以"让癌症变为历史"的世界顶级癌症治疗中心。当时，由于她在国内的化疗，已经将 CA125 降到正常值的临界点，所以我们到美国基本上是来花高费购买高档医疗服务的。她在指标正常后，又做两次复查，还检测了基因，美国医生告诉我们："邱，癌细胞已经处于休眠状态，你的身体，一切都恢复到正常状态了，祝贺你可以回国了！"

这是多么振奋人心的喜讯，我记得妻子的眼泪哗地一下溢出眼眶，像孩子一样紧紧地抱着我，双手在不停地颤抖，半天说不出话来。后来，她被这里治病的华人们邀请在集会中发表演讲，她那振奋人心的精彩演讲被病友圈疯传。

谁知回国半年后，再一次复发，而且复发的周期有缩短趋势。很奇怪，经过三次复发之后，我们却不再恐惧了。妻子像一名老战士，淡定地走出了心理阴霾。她认识到，癌症只是一个慢性病，只要勤检查，一发现苗头就及时采取措施，是完全可以控制的。同时，她再次焕发出强大的正能量，以练习郭林气功强健体魄，用中药调理减轻化疗副作用。

2016 年初，她感到没有病友之间的交流，独自探索，孤陋寡闻，计划创建一个富有正能量的卵巢癌精英微信群。不久，她将此想法付诸行动，并得到众姐妹的大力支持。

是年 6 月初，面对再次复发，妻子选择出国治疗。因为她感觉上次在美国的医疗服务很人性化，加之她的主治医生尼可是美国著名的卵巢癌科研项目的带头人，"登月计划"的大牌专家。谁知，这次来到美国不再幸运，一是这位专家已调走，二是在美国常见的卵巢癌治疗方法非常单一，除了化疗就是化疗。几次化疗下来，指标下降缓慢，让人心急如焚。与此同时，我们看到住在同一个地方的来美国治病的中国病友，一个个叫苦不迭，因此也觉这样化疗不是办法，于是当机立断打道回国。

回国之后，继续化疗。在化疗效果日益减退的情况下，吴楠主任提出一个重要的调整方案。他认为复发的根本原因是腹内存在问题，病根不除，化疗的作用是有限的。由此他建议停止化疗，改口服药，以延缓用药周期，争取为人民医院崔恒教授做二次手术留出足够时间。

　　面对这一重大改变，妻子开始有些犹豫不决，但卵巢癌精英群"纪者"的成功经验，最终让她下定决心。这一回，她成了精英群抗癌经验的直接受益者。

　　开始，我对妻子创办"卵巢癌精英群"是颇有顾虑的。因为除了以前受累复发的教训外，我非常了解她热道心肠的为人秉性。不论做什么事，她都全力以赴，更不用说为了她要实现一个宏大的目标。

　　为什么这样说？因为在撰写《为爱而活——一个"女汉子"的抗癌日志》时，她就向我提出要遍访全国百名以上的抗癌达人，希望用自己的这支笔将她们的抗癌经验总结出来，以此为健康的人们正确认识癌症，预防癌症，为新生癌症患者勇敢面对和积极治疗，提供可供借鉴的经验。后来我们真的去过上海、天津、无锡、南京、常州、武汉、北海、海口、三亚、潮州，以及张家口等地，确实见过不少的抗癌达人。但是，这些患者很难总结出自己是如何康复的，即使能说出一些经验，但多是卵巢癌之外的案例。尽管她将所见所闻的经验、心得均记入日志，很多文字发表在她的QQ群中，成为广大癌友相互传看的深度好文，但零零散散的没有什么针对性和实用性。我想，她要亲自创办这个群，受累是一定的，受益恐怕未必。尽管我苦口婆心地阻挠，而她依然坚持自己的观点和做法。

　　卵巢癌精英群建立后，我就在她身边聆听精英们的精彩演讲，尤其是在静谧的夜晚，那来自手机微信窗口的断断续续的经验分享，都是由6年以上成功抗癌经验的姐妹主讲，然后大家围绕报告人的经历和心得体会，深入展开案例分析和讨论。虽然大家都分布在五湖四海，有的在海峡对岸，甚至在异国他乡，几乎从未谋面，但是她们融洽得像一家人，如同亲姐妹，所有问题无所回避，所有伤痛无所隐私。在陈述和讨论时，其情感投入之深，热情之大，超出想象。

　　她们每周在固定的时间分享抗癌经验，其情景十分感人。时有如泣如诉的血泪史诉说，时有激烈的某一问题争论；时有如释重负的长吁短叹，时有得胜而归的开怀大笑；时而嘈嘈杂杂，时而默默无语，真像白居易《琵琶行》描述的："大弦嘈嘈如急雨，小弦切切如私语。嘈嘈切切错杂弹，大珠小珠落玉盘。间关莺语花底滑，幽咽泉流水下滩。水泉冷涩弦疑绝，疑绝不通声暂歇。别有幽愁暗恨生，此时无声胜有声。"

在她们的真实故事叙述中，我的心灵被这些抗癌英雄姐妹的坚毅、执着、勇敢、智慧、阳光、豁达、无私、仁爱等人格品质，以及她们对生命的敬畏与执着精神深深地震撼！她们曾经都是命运的幸运者，女强人。有的是出色的三八红旗手，有的是普通工人、农民，有的是大学教授，有的是著名的医生，有的是公司主管，有的是退休职员，但同时又都是家庭主妇，是妻子和母亲，她们有家，有责任，有大爱。在患病以后，她们收敛起好胜心，不得不将人生的宝贵精力和时间用来和癌症做斗争。每当我听到她们在演讲时以"活着就是王道""姐妹们加油"相互激励时，我黯然泪下。

抗癌是一个世界性难题，需要医患双方一起合力攻克。具体说来，医生的工作重点在于治疗，而治疗之外的康复则是患者自己的事情。当今世界的医生在癌症患者的手术、化疗方面，已经形成了相对固定的模式，似乎中外差别不是很大。如果说有所差异的话，那就是因为中国人口众多，中国医生的临床经验远胜于国外。对于患者而言，中外都是一样的，出院后的康复治疗，医生顾及不了那么多，尤其是在中国，光是医院的患者就够医生忙的，所以"三分治七分养"是不二法则。尽管癌症患者出院后的康复治疗比在医院治疗更复杂，更持久，更立体，但要解决这一问题，恐怕目前的中西医都还没有特别的办法。

我欣喜地发现，我妻子创建的这个精英群，正是依靠互联网平台，以传递正能量、交流有效康复经验为宗旨，以抱团取暖、经验共鉴、教训互取、精神互励的方式，通过个人陈述抗癌经历、交流抗癌心得、分析讨论，凝聚起众姐妹的智慧和力量，以自我拯救为动力，自发地探索着在医院治疗之外的抗癌方法和康复道路。

这本书精选了最近两年中百位精英姐妹的精选的 80 位演讲记录，作为众姐妹人生智慧的结晶，真实地反映了每一位抗癌达人艰辛的抗癌经历和抗癌心得，不仅反映了她们对生命的执着，对人生的思考，对家人的挚爱，而且通过诸多个性化成功案例，深刻地揭示了卵巢癌的一些共性问题与特征，对每一位在术后或复发后的康复性治疗都是很有帮助的。

通读此书，我为精英群姐妹的人格力量震撼。因为这些康复姐妹在无私奉献自己的宝贵经验时，都是对曾经撕心裂肺的治病历史的痛苦回忆，有如重新扒开自己的痛苦伤口，让大家细看，让大家一起剖析，这伤口是如何撕开又如何慢慢愈合的。这样做是为了让更多的姐妹不再有伤口，不再有疼。在她们的叙述过程中，尤其是在健康资本重大损失所产生的内在精神打击，让她们再作这种伤心回忆时，再坚强的姐妹也忍不住号啕大哭。然而，哭过之后她们依然不会忘记演讲的主题，交流的责任。她们陈述抗癌路上的坎坎坷坷，感恩每一位曾经帮助和关心过自己的亲人朋友和医生，哪怕是一些微小的细节，她们的记忆都是如此深刻。当接受其他姐妹们提出疑问时，她们总是那样毫不掩饰、毫无保留地将自己的治疗隐私和盘托出。这是何等宽厚、何等无私的人间大爱！

最近，妻子有心将众姐妹的精彩演讲实录结集出版，曾问我是否支持。我对妻子说，这本书是众精英姐妹用心、用血、用生命铸就的一本人间大爱之书，如能将所讲的宝贵经验汇集在一起，加以整理出版，也许是一部帮助卵巢癌患者走向康复的"千金方"。因为，凡是聆听了这些演讲的病友，即使是已有5年、10年乃至20年以上卵巢癌病友，无不从中获益。在医疗科学日益进步的今天，癌症已经不等于死亡，而是一个长久的慢性病。既然是一种特殊的慢性病，那么任何一位已经康复的患者在任何时候都不能有任何的麻痹大意，必须时时提高警惕，必须在不同时期适当地学习和运用有针对性的康复治疗方法，尽管每个人的案例不可复制，但有益的经验都有借鉴价值。因此，我非常乐意支持妻子出版此书，为卵巢癌患者及其家属献上一份大爱。

为了出版此书，妻子忙前忙后，动员已经做过演讲的姐妹将记录员曾经记录下来的文稿进行修订，并且要求每一位作者针对自己的新认识、新经验，对某些似是而非的旧观点做出尽可能科学一些的诠释，对曾经怨恨的误诊医生、不太负责的医院彻底放下，以更加包容的心态和达观的人生态度看待自己生病和治疗，以更加客观的态度去分析生病治疗后的康复经验，以便为更多的姐妹提供有益的参考和借鉴。

妻子主编的这本书，依靠互联网互动模式，对探索一种癌症患者的康复经验做出了成功尝试，具有开创性。她准备拿出部分资金资助出版，并决心将这一公益事业进行到底，努力办好精英群，相继推出续集。我想，尽管妻子也是一位普通患者，但她有此善心、有此大爱，难道不是做丈夫的骄傲吗？人生在世，能够快乐地活一天，就应该有活一天的人生价值。其实，人生有无价值真的不在乎寿命的长短，而在于你一生为社会、为他人做了什么有意义的事情。在这部极具人生大爱精神和助益生命绽放精彩的奇书即将出版之际，我为妻子邱巍的善心感动，也为众姐妹无私献出大爱的精神震撼。

在此，我衷心祝愿精英群的姐妹们永远健康，愿天下姐妹们人人健康快乐！

毕　诚

2017 年 12 月 22 日